中西医结合诊疗与康复系列丛书

总主编 李 冀 于 波 吴树亮

耳鼻喉科疾病诊疗与康复

主编 李 岩 郑 岩

科学出版社

北 京

内 容 简 介

本书为"中西医结合诊疗与康复系列丛书"之一,旨在帮助临床医生,尤其是年轻医生建立中西医结合思维方式,较好地掌握耳鼻喉疾病的辨证要点,见微知著、去伪存真,把握疾病的本质,选择恰当的治法和方剂,临证加减,变证转方。本书分为绪论、耳部疾病、鼻部疾病和咽喉部疾病四大模块,介绍了疾病的中医、西医基础理论,以及对耳部、鼻部、咽喉部疾病的病因病机、临床表现、诊断、鉴别诊断、西医治疗、中医辨证论治、中医特色技术治疗、康复治疗、预防调护等方面进行了归纳,更加突出了中医药治疗耳鼻喉科疾病的优势和特色,从而更好地指导临床治疗,以提高防治疾病的效果。

本书适于广大耳鼻喉科工作者及医学爱好者参考阅读。

图书在版编目(CIP)数据

耳鼻喉科疾病诊疗与康复 / 李岩,郑岩主编. —北京:科学出版社,2021.11

(中西医结合诊疗与康复系列丛书 / 李冀,于波,吴树亮主编)

ISBN 978-7-03-070788-8

Ⅰ. ①耳… Ⅱ. ①李… ②郑… Ⅲ. ①耳鼻咽喉病-诊疗 ②耳鼻咽喉病-康复 Ⅳ. ① R76

中国版本图书馆 CIP 数据核字(2021)第 244356 号

责任编辑:刘 亚 / 责任校对:申晓焕
责任印制:徐晓晨 / 封面设计:蓝正设计

科 学 出 版 社 出版
北京东黄城根北街 16 号
邮政编码:100717
http://www.sciencep.com

北京中科印刷有限公司 印刷
科学出版社发行 各地新华书店经销
*
2021 年 11 月第 一 版 开本:787×1092 1/16
2021 年 11 月第一次印刷 印张:14 1/2
字数:344 000
定价:88.00 元
(如有印装质量问题,我社负责调换)

中西医结合诊疗与康复系列丛书

编　委　会

总主编　李　冀　于　波　吴树亮

编　委　（以姓氏笔画为序）

于　波　哈尔滨医科大学

于　梅　黑龙江省中医药科学院

马　兰　哈尔滨医科大学附属第二医院

王贵玉　中国科学院大学附属肿瘤医院

王培军　哈尔滨医科大学附属口腔医学院

冯晓玲　黑龙江中医药大学附属第一医院

乔　虹　哈尔滨医科大学附属第二医院

刘述川　哈尔滨医科大学附属第一医院

刘建宇　哈尔滨医科大学附属第二医院

关景明　哈尔滨医科大学附属第二医院

杜丽坤　黑龙江中医药大学附属第一医院

李　岩　黑龙江中医药大学附属第一医院

李　冀　黑龙江中医药大学

吴树亮　哈尔滨医科大学

赵　惠　黑龙江中医药大学附属第二医院

徐世东　哈尔滨医科大学附属肿瘤医院

徐京育　黑龙江中医药大学附属第一医院

崔清波　哈尔滨医科大学附属第六医院

程为平　黑龙江中医药大学附属第一医院

耳鼻喉科疾病诊疗与康复

编委会

总　序

中医被誉为"古老的东方智慧"，它蕴含着中国古代人民同疾病作斗争的过程中积累的临床经验和理论知识，是在古代朴素的唯物论和辩证法思想指导下，通过长期医疗实践逐步形成并不断发展的医学理论体系。近年来，随着理论研究的不断深入和技术的不断发展，中医学焕发勃勃生机，尤其是在新冠肺炎疫情以来，中医药抗疫效果显著，中医药的疗效日益得到公众的认可，人们深刻认识到中医药的独特地位。

中西医结合是中国传统医学与现代医学现实并存的必然结果，是科学发展和科学研究走向交叉、综合、系统化、国际化和多元化的必然趋势。旨在互相取长补短、提高临床疗效、发展新的医疗模式、创新医学理论、弘扬中华传统医药文化，以丰富世界医学，贡献全人类。

2021年6月30日，国家卫生健康委、国家中医药局、中央军委后勤保障部卫生局联合发布《关于进一步加强综合医院中医药工作推动中西医协同发展的意见》，给中西医结合带来了前所未有的发展契机，这也必将带来对中西医结合人才培养和知识储备的巨大需求。鉴于此，我们集合了中医和西医领域的专家学者，从中西医结合的角度，精心编写了这套"中西医结合诊疗与康复系列丛书"，以飨读者（分册书名见下页）。希望本丛书能为广大医疗工作者解决中西医结合领域的诸多问题提供思路和方法，能对我国中西医结合事业的发展有所裨益。

丛书编委会
2021年7月

中西医结合诊疗与康复系列丛书

消化系统疾病诊疗与康复

神经系统疾病诊疗与康复

内分泌疾病诊疗与康复

血液病诊疗与康复

冠心病诊疗与康复

脑卒中诊疗与康复

肾脏疾病诊疗与康复

肺癌诊疗与康复

耳鼻喉科疾病诊疗与康复

临床罕见病诊疗与康复

口腔疾病诊疗与康复

胃肠肿瘤术后诊疗与康复

骨科疾病诊疗与康复

妇产科疾病诊疗与康复

儿科疾病诊疗与康复

老年病诊疗与康复

目　录

第一章

绪　论

一、中医耳鼻咽喉疾病的概念及命名原则

（一）概念

中医耳鼻咽喉科学是运用中医基本理论和方法研究人体耳、鼻、咽、喉的生理、病理及其疾病防治规律的一门临床学科。它既有中医学的一般共同特点，又具有自己的专科特色，以整体观念为指导思想，以脏腑经络学说为理论基础，吸取了现代先进的诊疗技术与方法，强调辨病与辨证相结合、局部辨证与整体辨证相结合、内治与外治相结合。

（二）命名原则

1. 按发病部位命名　发病在耳部的如耳前发、耳前瘘、耳门瘘管、耳前瘘管、耳疖、耳疔、耳疮、耳生疮、耳内生疮、旋耳疮、耳胀、耳闭、耳眩晕等；发病在鼻部的如鼻疔、鼻疮、鼻生疮、鼻中生疮、鼻䘌、鼻衄、鼻渊、鼻窒等；发病在咽喉部的如单乳蛾、双乳蛾、喉关痈、咽关痈、单喉痈、双喉痈、骑关痈、外关痈、单关痈、急咽痹、急喉痹、慢咽痹、慢喉痹、会厌痈、下喉痈等。

2. 按疾病症状特点命名　如耳前瘘管因耳流脓而被古代医家命名为耳瘘、耳漏；外耳道的疼痛红肿名为耳肿、耳卒肿、耳肿痛；耳道内流黄色水样分泌物，且耳痒、皮肤潮红、脱屑名为旋耳疮、黄水疮、浸淫疮；耳内闷胀感名为耳内气满、耳中生风、耳鸣如风声、气奔两耳、气进奔耳、耳胀痛、重听；耳内流脓名为脓耳、聤耳、耳湿、耳沁、耳中有脓、震耳、囊耳、内漏、聤聋、耳聋有脓、湿聋，而耳内流脓臭秽名为耳疳、冱耳；头晕目眩、天旋地转，甚或恶心呕吐名为耳眩晕、真眩晕、冒眩、眩晕、头眩、掉眩、脑转、头晕、昏晕；耳鸣又名颅鸣、脑鸣、蝉鸣；鼻前孔及附近皮肤红肿痛痒、糜烂渗液名为赤鼻、疳鼻、淫沥疮；经常性鼻塞名为鼻窒、鼻塞、鼻塞气息不通、鼻塞不闻香臭、鼻聋、鼻齆；鼻内干燥甚或鼻黏膜萎缩、鼻腔宽大的疾病称为鼻槁、臭鼻证；阵发性和反复发作打喷嚏、流清涕、鼻痒的疾病又名鼽、嚏、鼽嚏；鼻出血又名鼻洪、鼻大衄、脑衄；鼻流浊涕、量多的疾病名为急鼻渊、脑泻、脑崩；浊涕量多臭秽，病情迁延难愈又名慢鼻渊、脑漏、脑渗、控脑砂；咽部红肿疼痛、张嘴吞咽困难又名肿烂喉痈；咽部异物阻塞感名为梅核气、咽中如有炙脔、咽中如炙肉脔、咽喉不利、咽喉中如有物妨闷、咽喉中如有物噎塞、咽中如梗、咽中介介如梗状；突然间声音嘶哑名为瘖、急

喉瘤、喑哑、声喝、声嘶、暴言难、卒失音、暴喑、卒喑、猝哑、失音；声音嘶哑反复迁延不愈名为慢喉瘤、久瘤、久无音、喉破、声散。

3. 按脏腑所属关系命名 如耳疖因病位在耳，而肾主耳，且肾在五行五色中属黑，故又名黑丁、黑疔、肾疔；脓耳又名肾疳；鼻疖因病位在鼻，而鼻属肺，肺在色为白，故又名白疔、白丁、白刃疔。

4. 按疾病形态命名 如旋耳疮又名镟疮、鸦啗疮；乳蛾又名连珠乳蛾、烂乳蛾、烂头乳蛾、活乳蛾、死乳蛾、乳蛾核；慢喉痹又名帘珠喉痹、帘珠喉。

5. 按疾病发生的年龄命名 如小儿旋耳疮又名月食疮、月食、月蚀、月蚀疳、月蚀疳疮。

6. 按疾病发生的病因病机命名 如耳胀又名风聋、气闭耳聋、邪闭；脓耳又名风耳、耳疯毒、毒聋；耳眩晕又名风眩、风头眩；耳聋又名气聋、厥聋、火聋、热聋、虚聋、劳聋、药聋；耳鸣又名耳虚鸣；鼻疳又名疳虫蚀鼻；伤风鼻塞又名中风、感寒、伤风、感冒；鼻出血又名红汗、经行鼻衄、倒经、逆经、伤寒鼻衄、虚劳鼻衄、时气鼻衄、温病衄血、热病鼻衄、折伤衄、酒食衄、五脏衄、惊衄；乳蛾又名风热乳蛾、阴虚乳蛾、虚火乳蛾；急喉痹又名风热喉痹、风热喉、风寒喉痹；慢喉痹又名格阳喉痹、阳虚喉痹、阴虚喉痹、虚火喉痹；慢喉瘤又名虚哑喉、哑劳、金伤声碎、久嗽声哑、久病失音、虚损瘤。

7. 按疾病的发病特点命名 如耳胀又名卒聋、久聋、渐聋；突发性耳聋又名暴聋；耳鸣又名暴鸣、渐鸣；鼻衄又名鼻久衄、鼻衄不止；喉痹又名猛疽。

8. 按疾病发生的经络命名 鼻衄又名太阳衄、阳明衄。

9. 按疾病的阴阳属性命名 耳聋又名阴聋、阳聋；乳蛾又名阴蛾、阳蛾。

10. 按病位的色泽命名 急喉痹因咽部黏膜红肿故又名红喉；喉痈又名大红喉痈。

二、中医耳鼻咽喉疾病的病因病机

《三因极一病证方论·五科凡例》中记载："凡治病，先须识因，不知其因源无目。"因此，确定病因是诊治疾病的先决条件。

（一）耳鼻咽喉疾病的主要病因

1. 六淫 即风、寒、暑、湿、燥、火六气发生异常变化，成为导致人体疾病发生的一类致病因素。

（1）风邪

1）风为阳邪，轻扬开泄，易袭阳位。《素问·太阴阳明论》曰："伤于风者，上先受之。"耳鼻咽喉诸窍皆位于头面部，属上属阳，因此最易为风邪所伤。风伤诸窍，开泄腠理，鼓胀肌膜，则可致鼻塞、头痛、耳胀耳痛、咽痛、声嘶等。

2）风性善行而数变。《素问·风论》曰："风者，善行而数变。"指出风邪具有善动不居，游移不定，变幻无常，致病迅速的特性。若风中咽络，则咽肌麻痹，吞咽困难；若风火、风痰壅闭喉窍，则可致咽喉肿塞，呼吸困难而发急喉风；若风中耳脉，闭塞耳窍，则可致耳聋、耳鸣等。

3）风性主动。《素问·阴阳应象大论》曰："风胜则动。"指出风邪具有动摇不定的特性。耳主位觉，司平衡，喜静厌动，若风中耳窍，则可致耳主位觉失常，体失平衡，而发眩晕。

4）风为百病之长。《素问·风论》中记载："风者，百病之长也。"《临证指南医案》中曰："盖六气之中，惟风能全兼五气，如兼寒则曰风寒，兼暑则曰暑风，兼湿则曰风湿，兼燥则曰风燥，兼火则曰风火。盖因风能鼓荡此五气而伤人，故曰百病之长。"因此，风邪多夹杂他邪而客于人体，伤及诸窍，从而形成风寒、风湿、风燥等不同的外感证候。若风邪夹寒伤及诸窍，则可致鼻塞、打喷嚏、流清涕，或耳胀闷、听力减退、咽喉肿痛、声音嘶哑等；若风邪夹热伤及诸窍，则可致鼻塞黄涕、耳痛、咽喉灼痛、声嘶等；若风邪夹湿伤及诸窍，则可致耳闷重听、鼓室积液、耳窍肌肤肿烂湿痒等；若风邪夹燥伤及诸窍，则可致耳窍肌肤干痒、鼻干、咽喉干燥等。

（2）寒邪

1）寒为阴邪，易伤阳气。耳鼻咽喉诸窍属阳，具有喜温恶寒的特点，而寒为阴邪，最易损伤阳窍。若寒邪伤耳，则可见耳闷重听；若寒邪客鼻，窍失温通，则可见鼻塞、流清涕；若寒邪伤咽，则可致咽部不适，肌膜淡白肿胀；若寒邪伤喉，则可致喉部不利、声嘶等。

2）寒性凝滞，寒性收引。耳鼻咽喉诸窍为经脉、血脉多聚之处，具有喜温喜通的特性，而寒邪主凝滞收引，易客于血脉而致气血不通，凝而成瘀。若寒邪客于耳窍，致耳脉凝滞，则可见久聋、眩晕久作等；若寒邪客于鼻窍，致鼻脉不畅，则可见持续鼻塞、鼻甲肥大等；若寒邪客于咽部，凝滞血脉，则可见咽部不利、喉核肥大等；若寒邪客于喉窍，致气血不畅，则可见慢喉瘖等。

（3）暑邪

1）暑为阳邪，其性炎热。《类证治裁·暑症》中曰："暑为阳邪，感之者从口鼻入，先阻上焦气分，则为头胀脘闷。"由此可知，暑热之邪从口鼻而入，伤津耗液，则可致口鼻干燥、咽喉干燥不适等；又因暑热伤津，诸窍失于濡养，则可致慢喉瘖、慢喉瘖等病。

2）暑为阳邪，其性升散。《医述·杂证汇参·暑》中曰："暑证则口鼻必流血。"暑为阳邪，其性升散，鼻属阳窍，血脉旺盛，若暑热过盛，伤及鼻窍，迫血妄行，则可致鼻衄。

3）暑多夹湿。夏季气候炎热，且多雨而潮湿，因此暑邪致病多夹湿邪为患，若暑湿之邪滞留耳窍，蒸腐肌膜气血，则可致脓耳、耳疖、耳疮等病。

（4）湿邪

1）湿为阴邪，易损伤阳气，阻遏气机。耳鼻咽喉诸窍皆属清阳之窍，喜清恶浊，若气机运行正常，清阳上升，浊阴下降，则诸窍清灵。若湿邪侵袭，阻遏气机，不能升清降浊，则诸窍病变。若湿邪伤及耳窍，则可见耳部溃烂流水、耳闷重听、中耳积液、眩晕等；若湿邪伤及鼻窍，则可见鼻塞声重、流涕白黏；若湿邪伤及咽部，则可见咽部不利、喉核肥大等；若湿邪伤及喉部，则可见喉部不适、声带水肿或生长结节等。

2）湿性黏滞。湿性黏滞，致病易滞留不去，故湿邪所致疾病一般都具有病程较长、反复发作或缠绵难愈的特点，如湿邪滞留耳窍所致的耳疮、旋耳疮、耳闭、慢脓耳等，滞留鼻窍所致的鼻窒、鼻衄、慢鼻渊、鼻息肉等，滞留咽部所致的慢喉瘖、慢乳蛾等，滞留于喉部所致的慢喉瘖、声带结节等病皆有此特点。

（5）燥邪

1）燥性干涩，易伤津液。《素问·阴阳应象大论》曰："燥胜则干。"燥邪为干涩之病邪，侵袭人体，最易损伤津液，从而出现各种干燥、涩滞的症状。若燥邪伤耳，耳窍肌肤失于濡养，则可见耳窍肌肤干燥、瘙痒、脱屑，甚或皲裂等；若燥邪伤鼻，鼻失滋养，则可见鼻干少涕、鼻内肌膜干燥，甚或萎缩等；若燥邪伤咽，咽失濡养，则可见咽干、咽部肌膜干燥，甚或萎缩等；若燥邪伤喉，则可见喉干声嘶、干咳等。

2）燥易伤肺。肺开窍于鼻，燥邪侵袭人体多从口鼻而入，故最易伤及肺津，从而影响肺气之宣降，致使肺津无以散布，诸窍失养而发病。

（6）火邪

1）火为阳邪，其性趋上。火性趋上，火热之邪最易侵害人体上部，而耳鼻咽喉诸窍居上属阳，故最易受损。《灵枢·痈疽》中记载："热盛则肉腐，肉腐则为脓。"因此，火热之邪侵袭耳鼻咽喉诸窍可见咽喉肿痛、耳内肿痛或流脓、鼻流浊涕等症。此外，火热之邪上扰清窍，亦可导致耳鸣、耳聋、眩晕等病。

2）火热易炼液为痰。火热炽盛，最易生痰，火与痰结，易生痰火、痰热之患，而痰火、痰热之邪最易上犯诸窍，而发为急喉瘖、急喉风、暴聋等病。

3）火热易生风动血。火热之邪侵袭，燔灼肝经，耗伤阴血，筋脉失养，筋急阳旺则易生风，风火相煽，致热极生风，而发耳鼻咽喉之急危重症。如黄耳伤寒、鼻疔走黄等。

火热之邪侵犯血脉，易灼伤脉络，迫血妄行，引起各种出血证，如火热之邪客于鼻窍，可致鼻衄；若火热之邪客于耳窍，则可致耳衄；若火热之邪客于咽喉脉络，则可致咯血、咽喉出血等。

2. 时邪疫疠 是一类具有强烈传染性的致病邪气，具有发病急、传播快、毒性强、病情重的致病特点。其侵入途径多从口鼻而入，因此疾病早期多有不同程度的鼻及咽喉症状，如鼻塞、打喷嚏、流涕、咽痛、声嘶等，若疫疠之气滞留于咽喉，则可致咽喉部红肿，甚或阻塞咽喉部而出现吞咽、呼吸困难等危重证候，如白喉、疫喉痧等。

3. 异气 指污浊的气体，如汽车尾气、工业废气、各种有毒的化学气体、花粉、粉尘等，随呼吸经口鼻而入，损伤诸窍而导致多种疾病出现。

4. 外伤致病 耳鼻咽喉诸窍均位于头面部突出位置，易受跌仆、撞击、金刃所伤。此外，手术、噪声、激光、微波等理化因素亦可导致耳鼻咽喉疾病。

5. 异物所伤 各类异物误入外耳道、鼻腔，或鱼刺、骨类等梗于咽喉部均可致病，若有较大异物窒塞于咽喉部亦可导致吞咽、呼吸困难等严重病证。

6. 饮食所伤

（1）过食辛辣：辛辣刺激类食物可直接刺激咽喉肌膜，使其抗病能力下降，易受外邪侵袭；此外，辛辣刺激类食物属大辛大热之品，过食则使脏腑内生火热之邪，上蒸诸窍而为病。若火热蕴积于肺胃，上蒸鼻窍，则可致鼻疔、鼻流浊涕、鼻衄等；若火热蕴积肺脾胃，上蒸咽喉，则可致咽喉肿痛，喉核肿大等。

（2）过食生冷、肥甘厚味：过食生冷之品，易损伤脾胃，致使脾胃虚寒，气血生化不足，诸窍失养而发病。此外，过食生冷、肥甘厚味，易滋生痰湿，若痰湿之邪上泛耳窍，则可发为耳鸣、耳聋、眩晕等病；若上泛鼻窍，则可发为鼻窒等病；若上泛于咽喉，则可发喉瘤等。

7. 劳倦内伤 劳逸失节、房劳过度、久病劳损均可耗伤气血津液，导致脏腑功能失调而发生耳鼻咽喉疾病。喉为发声之官，若发生过度或用嗓不节，则可直接劳伤嗓喉，致使嗓喉失养而出现声音不扬、声嘶，甚或日久聚生痰包等疾病。

8. 情志不调 《三因极一病证方论·三因论》中曰："七情，人之常性，动之则先伤脏腑郁发。"指出七情致病，多先伤及脏腑，致其功能失调，气机紊乱，阴阳失调，气血失常，而后进一步影响耳鼻咽喉诸窍。若情志不调，郁怒伤肝，肝失疏泄，气郁化火，上犯诸窍，可致耳鸣、耳聋、耳痛等；若思虑过度，伤及脾脏，致脾失健运，不能升清降浊，则易引发多种耳鼻咽喉疾病。

9. 官窍间疾病相传 耳鼻咽喉诸窍相互连通，一窍有病，若不及时治疗，或邪气势猛，病情进一步加重，也可传与他窍。如伤风鼻塞，若治疗不彻底，邪毒窜耳，可致耳胀耳闭。

（二）耳鼻咽喉疾病的主要病机

1. 实证

（1）外邪侵袭：外感六淫或时行疫疠，可致多种耳鼻咽喉疾病。若风寒或风热之邪，侵犯肺卫，致肺失宣降，邪毒上犯诸窍，可致耳胀、伤风鼻塞、喉痹、喉痛等；若风热之邪夹湿上犯于耳窍，则可发为旋耳疮；若燥邪犯肺，耗伤阴液，鼻窍失于滋养，则可发为鼻槁；若时行疫疠侵袭咽喉，则可致白喉、疫喉痧等病。

（2）脏腑火热：各种原因所导致的脏腑火热之邪上蒸于清窍，可致多种耳鼻咽喉疾病。如肺经蕴热，上犯鼻窍，可致鼻鼽、鼻衄等；胃热炽盛，上攻咽喉，可致喉痹、乳蛾、喉痛等；肝胆火热上犯耳窍，可致耳疖、耳疮、耳胀、脓耳、耳鸣、耳聋等；胆腑郁热上犯鼻窍，可致鼻渊；心火上炎，损伤鼻窍脉络，则可致鼻衄。

（3）痰湿困结：肺、脾、肾三脏功能失调，痰湿内生，可致多种耳鼻咽喉疾病。若痰湿困聚于耳，则可致耳廓痰包；若困聚于鼻，则可致鼻痰包；若困聚于咽喉，可致梅核气等。

（4）气滞血瘀：外伤可致血瘀，如耳损伤、鼻损伤、咽喉损伤等；久病入络亦可导致气滞血瘀，阻滞清窍脉络，而发为耳闭、耳鸣、耳聋、鼻窒、喉瘖等。

2. 虚证

（1）肺脏虚损

1）肺气虚：卫外不固，则可发为鼻鼽等病；肺气虚，无力鼓动声门，则可发为喉瘖。

2）肺阴虚：鼻及咽喉失于濡养，则可发为鼻槁、喉痹、乳蛾等。

（2）脾气虚弱：脾为后天之本、气血生化之源，若脾气虚，则生化不足，诸窍失于濡养而发为多种耳鼻咽喉疾病。如脾气虚，清阳不升，无以濡养耳窍，则发为耳鸣、耳聋、耳眩晕；脾气虚，宗气生成不足，无力鼓动声门，而发为喉瘖；脾气虚，气不摄血，而发为鼻衄；脾虚生化不足，鼻窍失养，而发为鼻鼽。

（3）肾脏亏虚

1）肾阴虚：肾精亏虚，耳窍失养，发为耳鸣、耳聋、耳眩晕；肾阴虚，鼻窍失养，发为鼻槁；肾阴虚，虚火上炎，灼伤鼻窍脉络，则可致鼻衄。

2）肾阳虚：肾阳亏虚，寒水上泛，可致耳眩晕；肾阳不足，鼻失温煦，可发为鼻鼽。

3. 虚实夹杂证 即为正虚邪滞之证，多见于耳鼻咽喉的慢性疾病。如肺脾气虚，邪滞鼻窍，可发为鼻窒；脾气虚弱，湿浊内困，可发为鼻渊、耳闭、脓耳等。

三、中医耳鼻咽喉疾病的辨证思路

辨证论治是中医学的特色与精华，是诊治疾病过程中应当遵循的原则，主要包括八纲辨证、脏腑辨证、气血津液辨证、六经辨证、卫气营血辨证、三焦辨证、病性辨证、经络辨证等，这些辨证方法从不同方面对疾病进行了分析，为诊治提供了依据。耳鼻咽喉科疾病的辨证同样应遵循上述方法，但由于自身的发病规律与特点，故对上述方法的运用有所偏重，常用的主要有八纲辨证、脏腑辨证和卫气营血辨证。

（一）八纲辨证

八纲，即表、里、寒、热、虚、实、阴、阳八个纲领。它能把错综复杂的临床表现，分别概括为表证、里证、寒证、热证、虚证、实证，再进一步归纳为阴证、阳证两大类。从疾病的病位来说，总离不开表或里；从疾病的基本性质来说，一般不外乎寒与热；从疾病的邪正斗争关系来说，不外乎虚与实；从疾病的类别来说，都可归属阴与阳。在古代，八纲辨证就已受到各医家的重视，如王执中《伤寒正脉》中曰："治病八字，虚实阴阳表里寒热，八字不分，杀人反掌。"张景岳《景岳全书·传忠录》中曰："阴阳既明，则表与里对，虚与实对，寒与热对，明此六变，明此阴阳，则天下之病，固不能出此八者。"因此，八纲辨证是中医辨证的纲领，亦是耳鼻咽喉科所运用的辨证方法的总纲。

1. 表里

（1）表证：指邪气经皮毛、口鼻侵入机体的初期阶段，在耳鼻咽喉科较为常见，一般多见于病位在外耳、外鼻等表浅部位的疾病，以及一些急性的耳鼻咽喉疾病的初期。此类疾病起病急、病位浅、病程短、病情轻、易治愈。多因六淫邪气侵袭耳鼻咽喉诸窍，营卫失调，可出现恶寒发热、诸窍不适感觉。

（2）里证：指病变部位在内，脏腑、气血、骨髓等受病所反映的证候，在耳鼻咽喉疾病中表现复杂，内容广泛，病位不定，多发生于内耳、鼻窦等深在部位，以及一些外感疾病的中后期。此类疾病发病缓，病位深，病程长，病情重，易迁延不愈。多因邪毒炽盛，直接入里，侵犯脏腑，伤及诸窍之气血，燔灼肌膜，蒸腐壅遏气血，阻闭诸窍而致；或因情志内伤、饮食劳倦、痰饮、瘀血等因素，直接损伤脏腑气血，或脏腑气血功能紊乱，伤及诸窍所致。凡非表证即为里证。

（3）表里同病：此种证候在耳鼻咽喉疾病中较为多见，多因表证未解，邪气入里化热，或脏腑诸窍素有蕴热，复感外邪，致使表里同病。六淫侵袭人体，邪毒炽盛，正不胜邪，则表证未解，邪气已入里化热，或素有蕴热，复感寒邪，寒热相互搏结而致。

2. 寒热

（1）寒证：指感受寒邪，或阳虚阴盛，导致机体功能活动衰退所表现的具有冷、凉特点的证候。阳气不足，诸窍肌膜失于温煦；温则助阳，寒则伤阳，也因此出现分泌物清稀、疼痛、遇热得解等症状。

（2）热证：指感受热邪，或脏腑阳气亢盛，或阴虚阳亢，导致机体功能活动亢进所表现的具有温、热特点的证候。火热客窍，或阴虚内热，热盛伤津，诸窍失于濡润则表现为黏膜干燥不润、患处红肿光亮等火热之证。

3. 虚实

（1）虚证：指人体阴阳、气血、津液、精髓等正气亏虚，而邪气不著，表现为不足、松弛、衰退特征的各种证候。阴精、气血虚衰则上气不足，髓海空虚，诸窍无以充养；气虚则诸窍失养，正气不足，无力抗邪，则诸症迁延日久不愈，因此一系列虚证即可出现。

（2）实证：指人体感受外邪，或疾病过程中阴阳气血失调，体内病理产物蓄积，以邪气盛、正气不虚为基本病理，表现为有余、亢盛、停聚特征的各种证候。邪客诸窍，邪气壅遏气血，蒸灼肌膜，邪实气盛，即可出现红肿疼痛，脓腐等症状。

4. 阴阳 阴阳是八纲中的总纲，是辨别疾病属性的两个纲领，可以统括其余六纲。凡见抑制、沉静、衰退、晦暗等表现的里证、寒证、虚证，以及症状表现于内的、向下的、不易发现的，或病邪性质为阴邪致病、病情变化较慢者，均属阴证范畴；凡见兴奋、躁动、亢进、明亮等表现的表证、热证、实证，以及症状表现于外的、向上的、容易发现的，或病邪性质为阳邪致病、病情变化较快者，均属阳证范畴。

（二）脏腑辨证

脏腑辨证是中医辨证中很重要的部分，是各种辨证的归属。临证时不仅要辨表里寒热虚实阴阳，也要辨归属脏腑的寒热虚实，这样才能体现出辨证的最基本的意义。脏腑辨证包括脏病辨证、腑病辨证及脏腑兼病辨证。而在耳鼻咽喉疾病中，诸窍与脏的关系更为密切，因此脏病辨证应用更多。此处着重介绍脏病辨证。

1. 肝（胆）脏辨证

肝藏血，主疏泄，调畅气机。胆脉可循耳周而入耳中；肝脉经喉而循至鼻咽部；其支脉环唇内，其筋脉络舌本；肝主动，助耳位觉；咽为肝之使，胆气通脑贯鼻；肝气调畅声音，助耳鼻咽喉通畅。肝胆功能失调，而致气郁，风、火、湿热内生，干犯诸窍，则可致耳鼻咽喉失畅失用而为病。肝胆病变对耳鼻咽喉诸窍的影响，主要表现在肝气郁结、肝火上炎、肝胆湿热等几个方面。

2. 心病辨证 心藏神，主血脉、开窍于耳，助听、主嗅觉，为声音之主，心主舌。心的功能失调所致的耳鼻咽喉口腔病证主要表现在心火亢盛、心经郁热、心脉瘀阻、心血亏虚等几个方面。

3. 脾（胃）病辨证 脾胃同属中焦，为气血生化之源，主升清降浊，纳化饮食。脾胃生化气血，升清对于维持耳鼻咽喉诸窍的清阳之性有着重要作用。脾胃病变对耳鼻咽喉诸窍的影响主要表现为脾胃积热或火热、痰湿中阻、脾胃气虚及胃阴不足等几个方面。

4. 肺病辨证 肺主气，司呼吸，主宣发肃降；肺气通行于耳鼻咽喉诸窍，有主鼻助嗅、助耳清灵、助咽通畅、主司发声等功能。肺病对耳鼻咽喉诸窍的影响主要表现在肺经风寒、风热、燥热及肺经蕴热、痰热、肺气虚、肺阴虚等几个方面。

5. 肾病辨证 肾藏精，滋养耳鼻咽喉诸窍，主司诸窍的生成与发育；且肾主耳，为听觉之本；肾助嗅觉与助鼻通利；肾为声音之根；主牙齿。故肾精充盛、阴阳和调，则耳聪、鼻通、咽利、声洪、齿坚。肾病对耳鼻咽喉口齿的影响主要表现在肾精不足、阴阳虚衰等几个方面。

（三）卫气营血辨证

1. 卫分证 指温热邪侵袭肌表，卫气功能失调，肺失宣降，以发热、微恶风寒、脉浮数、局部疼痛、痞塞不通等为主要表现。

2. 气分证 指温热病邪内传脏腑，正盛邪炽，阳热亢盛所表现的里实热证候。邪入气分、正邪相争，阳热亢盛、壅遏气血，腐肉成脓。局部以红肿热痛，分泌物秽浊等为主要症状。

3. 营分证 指温热病邪内陷，营阴受损，心神被扰，以身热夜甚、心烦不寐、斑疹隐隐、舌绛等为主要表现。邪热入营，营阴被劫，真阴受损；热毒腐灼营血，正气受损，脓毒走窜。

局部以皮肤紫暗、疼痛剧烈、分泌物脓腐臭秽等为主要症状。

4. 血分证 指温热病邪深入血分，耗血、伤阴、动血、动风，以发热、谵语神昏、抽搐或手足蠕动、斑疹、吐衄、舌质深绛等为主要表现。热入血分，燔灼阴血，血热沸腾，迫血妄行；血热灼肝，热极生风。局部以出血、黏膜充血干燥、血色深红、舌质红绛、肢体不自主颤动为主要症状。

四、中医耳鼻咽喉疾病的治疗方法

（一）内治法

内治法即通过内服药物以达到扶正祛邪，调理阴阳，平和气血，调节脏腑，使疾病得以治愈的一种方法，由于耳鼻咽喉是人体的一部分，其病变多与脏腑功能失调有关。因此，内治法是治疗耳鼻咽喉疾病的主要治疗方法之一。但在运用内治法时，必须从整体观念出发，以四诊八纲为基础，进行局部与全身辨证，抓住疾病的本质，结合病情轻、重、缓、急变化，在审证求因，审因论治的原则指导下，拟定治则，选择各种不同的治法。现将耳鼻咽喉科常用的内治法归纳介绍如下：

1. 通窍法 即用具有轻清、辛散、芳香、走窜特性的药物，治疗耳鼻咽喉疾病引起的清窍闭塞而产生的鼻塞、耳鸣、耳聋、耳胀闷感等症状，使透邪外出，疏畅气机，清除壅滞，从而达到耳鼻咽喉诸窍通利的目的。此法属治标之法，临床上应根据导致耳鼻咽喉病不同的病因病机，在治本的同时按通窍药的特长分别选择配用。常用的通窍法如下：

（1）芳香通窍：选用轻清而芳香通窍的药物，以祛邪散壅，宣通闭塞之孔窍。由于邪毒壅滞清窍，出现耳堵塞感，耳听不聪，或鼻塞，嗅觉不灵等，多配合本法使用。常用药如苍耳子、辛夷花、白芷、石菖蒲、川芎、细辛、薄荷等。

（2）化浊通窍：选用气味芳香，具有化湿浊作用的药物，以宣化湿浊，疏畅气机。由于湿浊内阻中焦，运化失职，升清无权，湿浊之邪上犯清窍而致脓耳流脓缠绵不愈，鼻流浊涕不止，眩晕呕恶等，可配合本法使用。常用药物如藿香、佩兰、厚朴、砂仁、陈皮、白豆蔻、草豆蔻等。

（3）升阳通窍：选用具有升清阳之气，透邪通窍作用的药物以协助补气药升举阳气，托邪宣窍。因肺脾气虚，清阳不升，外邪滞留，浊阴上干清窍，症见耳内胀闷堵塞日久不愈，耳聋渐重，鼻窍窒塞日久，或鼻渊流涕难止，鼻鼽喷嚏频作等，常用本法配合人参、黄芪、白术等补气药同用。常用药物如柴胡、升麻、葛根。

（4）利湿通窍：选用健脾利水渗湿的药物组方，用于治疗水湿停聚官窍的病证，症见耳道渗液、鼓室积液、脓耳流脓、鼻渊涕流难止及耳眩晕等。常用药物如茯苓、泽泻、薏苡仁、车前子、猪苓等，本法多配合补气理气药同用，代表方如五苓散。

2. 利咽法 选用具有利咽作用的药物为主组方，用于治疗各类病因所导致的咽喉肿痛。若为风热外袭所致，常选用疏风散邪、清热利咽之品，如荆芥、薄荷、牛蒡子、蝉衣等；若肺胃热盛所致，常选用清热解毒、消肿利咽之品，如板蓝根、山豆根、穿心莲、蒲公英等；若为痰热壅盛所致，常选用清热化痰利咽之品，如射干、桔梗、浙贝母、瓜蒌仁等；若为阴虚火旺所致，常选用养阴清热利咽之品，如玄参、麦冬、天冬、沙参等。

3. 化痰法 适用于痰邪上犯耳鼻咽喉诸窍而致的病证，如耳眩晕、耳胀耳闭、喉痹、乳蛾、喉瘤、痰包及肿瘤等。因痰邪致病有寒痰、热痰、痰湿之异，故在治疗时分别选用温化寒痰、清热化痰、燥湿化痰之法。

（1）温化寒痰：常用药有半夏、天南星、白附子、白芥子等，临床应用时常与健脾温燥的药物配伍，代表方如小半夏汤。

（2）清热化痰：适用于痰热上蒸诸窍所致之耳鸣、耳聋、急喉痹及肿瘤等病，常用药有贝母、瓜蒌仁、前胡、竹茹、天竺黄、猫爪草等，代表方如清气化痰丸、加味二陈汤、雄黄解毒丸等。

（3）燥湿化痰：适用于湿痰上泛所致的耳廓痰包、耳眩晕、鼻息肉、慢喉痹、慢喉瘤等病，代表方如二陈汤、导痰汤、涤痰汤等。

4. 祛瘀法 适用于气血瘀阻所致之耳鼻咽喉疾病，如耳鼻咽喉外伤、耳鼻咽喉肿瘤、耳鸣耳聋、鼻窒、乳蛾、喉痹、喉瘤等，多选用通血脉、祛瘀滞为主要作用的药物为主组方，或配合主方使用。瘀血致病亦有寒热虚实之别，若热瘀致病，多表现为局部红肿、疼痛剧烈，治宜清热活血、化瘀止痛，常用方药如仙方活命饮等；若寒瘀、虚瘀、气滞血瘀致病，则治宜活血散寒、化瘀通络，或益气活血，或活血化瘀、行气通窍，常用方剂有血府逐瘀汤、会厌逐瘀汤、补阳还五汤等；若因跌仆损伤，或病久入络，瘀血内停所致，则治宜活血祛瘀，通经活络，代表方如桃仁承气汤等。

5. 开音法 适用于邪滞喉窍，致声门开合不利所导致的以声音不扬或声音嘶哑为主症的喉部疾病，属治标之法。声嘶之证大体可分为虚、实两类，实证宜用散邪、清热、化痰、活血等法，虚证宜用益气、养阴等法。临床上除了辨证治疗外，还应配合利喉开音，以增强主方通闭开音的作用，常用药如薄荷、蝉衣、桔梗、射干、马勃、胖大海、木蝴蝶、郁金、诃子等。

6. 消痈排脓法 用于治疗耳鼻咽喉的痈疮疖肿。

（1）清热解毒消痈：以清解里热的药物为主组方，用于治疗火热邪毒壅盛，上蒸官窍之耳道肌肤红肿、鼓膜充血、鼻窍红肿疼痛、咽喉红肿疼痛甚或化脓等。常用方如五味消毒饮、黄连解毒汤。

（2）散瘀排脓：以清热解毒，活血祛瘀，透脓溃坚的药物为主组方，用于治疗热毒壅聚，气滞血瘀而致的痈疮疖肿，如鼻疔、耳疖、咽喉痈等。对痈肿未成脓者，可使之消散，脓已成者有散瘀排脓作用。常用方如仙方活命饮、四妙勇安汤等。

（3）托毒排脓：以祛邪解毒，养血补气的药物为主组方，用于治疗气血不足、邪毒滞留所致的流脓经久不止的病证。常用方如托里消毒散。

7. 疏肝解郁法 选用行气、化痰、疏肝解郁的药物组方，用于治疗七情所伤，肝气不舒，气滞痰凝所致的咽喉病，症见喉中梗梗不利，如有炙脔，吐之不出，吞之不下，胸中痞闷等，常用药物如半夏、厚朴、郁金、素馨花等，代表方如半夏厚朴汤。

（二）外治法

外治法是直接作用于患部的一种治疗方法，属治标之法，临床多配合内治法应用，但由于外治法可使药物直达病所，临床起效快、疗效佳，故也是不可忽视的疗法之一。

1. 耳病常用外治法

（1）清洁法：选用生理盐水、过氧化氢溶液或清热解毒、排脓除腐、收敛生肌类的药物制成的液体制剂，洗涤患处，以除去外耳或外耳道的脓液、痂块、耵聍，以达到清洁局部的作用，同时亦为进行其他疗法的基础疗法之一。多用于脓耳、耳疮、旋耳疮、耳瘘等。常用药物如板蓝根、鱼腥草、苦参、黄柏、蛇床子等，可单味煎水取液应用。

（2）滴耳法：是将药液直接滴入外耳道或中耳内以发挥其治疗作用的一种方法，亦是耳科最常用的一种外治法。适用于耳疖、耳疮、脓耳等病，常用药物如抗生素类滴耳液、黄连滴耳液等。

（3）吹药法：是将药物研成极细粉末，用纸筒或吹粉器将其吹至外耳患处或耳内，以发挥治疗作用的一种方法。适用于耳疮、旋耳疮、慢脓耳等病。药物粉剂必须制成极细粉末，且药物应选用易溶解者。耳内吹药前必须预先将脓液清除干净，或每次用药前均需清理干净上次吹入之剩留药物，以免积留结块而妨碍引流。每次用量不宜多，吹入药粉薄薄一层即可。穿孔小，脓液多者忌用本法，因粉剂可堵塞穿孔，妨碍引流。

（4）涂敷法：是将药物涂抹或贴敷于患部以发挥治疗作用的一种方法。适用于外耳及耳周病变，如耳疖、耳疮、旋耳疮、耳后疽等，故药物选用以清热解毒、消肿止痛之品为主，如黄连解毒膏或青黛散、紫金锭等。

2. 鼻病常用外治法

（1）滴鼻法：是将药物制成滴鼻药液，滴入鼻腔，以发挥其治疗作用的一种外治法，是鼻病外治法中最常用的方法之一。滴鼻药有各种不同的治疗作用，如消肿通鼻窍、除涕清洁鼻腔、滋润鼻腔黏膜及止血等，用于治疗各种鼻腔疾病，可根据病情选用。

（2）吹药法：是将药物研至极细药末，吹入鼻腔，以达治疗目的的一种方法。吹鼻药粉有不同治疗作用，如消肿通鼻窍、滋润鼻腔黏膜、止血等，可用于治疗各类鼻腔疾患。吹药时嘱患者屏住呼吸，以免将药粉喷出或者吸入肺部，引起呛咳。

（3）雾化吸入法：是将药物加工制成溶液，通过超声雾化器的作用变成微小雾滴吸入鼻腔内，起到清热解毒，消肿通鼻窍的作用。常用药如苍耳子散煎剂、小柴胡注射液、香丹注射液等。

（4）塞鼻法：是将药物塞放入鼻腔内以达到治疗目的的一种方法，可用于各种鼻病，如鼻塞、嗅觉不灵、鼻衄等。常用浸有药液的药纱条，或凡士林纱条。

（5）涂敷法：是将药物直接涂敷于患处以达到治疗局部病变目的的一种方法，主要适用于外鼻病变及部分鼻腔疾病。常用药物有四黄散、紫金锭、黄连膏、玉露膏、明矾散、硇砂散等。

（6）洗鼻法：是用微温的生理盐水，或温开水，或具有清热解毒排脓功效的中药液冲洗鼻腔，以清除鼻腔内的脓涕痂皮。适用于鼻槁、鼻渊等病。

（7）鼻腔负压置换法：是用间歇吸引法抽出鼻窦内空气，在窦腔内形成负压，停止吸引时，在大气压的作用下，滴入鼻腔的药液可以经窦口流入窦腔，从而达到治疗目的，适用于鼻渊。常用的药物有双黄连注射液、糜蛋白酶、盐酸氨溴索等。在临床上此法是针对鼻渊运用广泛、局部治疗效果明显的方法之一。

3. 咽喉病常用外治法

（1）吹药法：是将药物制成极细粉末，吹布于咽喉患处，以达到治疗目的的一种方法。可用于治疗各种急慢性咽喉疾病。常用药如喉风散、西瓜霜等。咽喉部吹药时应避免吸气，以免将粉末吸入气管内发生呛咳。吹药时用力要轻，要求药粉均匀散布于患处周围。

（2）含漱法：选用适宜的药物煎水取液或配制溶液，以漱洗咽喉口腔局部，达到清热解毒、祛腐止痛、清洁局部的作用。常用的药物多为清热解毒、消肿化腐之品，如漱口方、爽喉液、金银花甘草液等、稀白醋漱口液等。

（3）噙化法：是将药物含于口内或口咽部，使其在口内慢慢溶化咽下，使药液较长时间作用于患处，从而达到治疗咽喉病的目的。本法应用方便，是治疗咽喉疾患较常用的外治法之一。常用药如六神丸、草珊瑚含片、健民咽喉片、铁笛丸、咽喉丸、银黄含片等。

（4）雾化吸入法：将选用的药物加工制成溶液，通过超声雾化器的作用变成微小雾滴吸入咽喉口腔内，起到清热解毒、消肿止痛、滋润咽喉的作用。常用药如金银花甘草汤、柑橘汤等。

（5）敷贴法：是用药物敷贴于患部或循经所取部位，以治疗咽喉病而致的面部或颈部红肿疼痛的一种治疗方法，多用清热解毒、消肿止痛类药物，如四黄散、如意金黄散等。如因于阳虚所致的咽喉病，用吴茱萸末或用附子捣烂敷足心，以引火归元达到治疗目的。

（6）烙治法：是用特制的烙铁烧烙患处，以达到祛除病邪，化瘀散结，消除病变组织目的的一种方法，适用于虚火乳蛾、石蛾。烙治法是中医的特色疗法。

（7）放血疗法：是用小刀或是梅花针在患者的特定部位，如耳尖、扁桃体、大椎、舌下等点刺放血治疗。适用于乳蛾、暴瘖、急喉痹等病。需要注意的是：凝血功能低下的患者尽量不选择此法，避免出现出血不止等并发症，且医生也需密切关注患者的出血量。

（三）针灸

1. 体针 选用与耳鼻咽喉疾病有关经络的穴位，常采用辨证循经取穴或近端与远端相结合的取穴方法。常用穴位如下：

耳病常用穴位：手少阳三焦经的中渚、外关、翳风、天牖、耳门；足少阳胆经的听会、正营、侠溪、上关；手太阳小肠经的听宫穴；手太阴肺经的少商穴；手少阴心经的神门、曲池；手阳明大肠经的曲池、迎香、合谷；督脉的百会、神庭。

鼻病常用的穴位：手太阴肺经的天府、少商；手阳明大肠经的二间、偏历、迎香；足阳明胃经的上巨虚；足太阳膀胱经的眉冲、五枕、天柱；足少阳胆经的目窗、承灵、风池；督脉的囟会、上星、素髎；奇穴的印堂、鼻通。

咽喉病常用穴位：手太阴肺经的列缺、鱼际、少商；手阳明大肠经的商阳、合谷、曲池、扶突；足阳明胃经的人迎、气舍、内庭；手太阳小肠经的少泽、天窗、天容；足少阴肾经的涌泉、照海；手少阳三焦经的关冲、中渚、支沟、四渎；督脉的哑门、风池；任脉的天突。

2. 穴位注射 是在穴位中进行药物注射，通过针刺与药液对穴位的刺激及药理作用，从而调整机体的功能，改善病理状态的一种治疗方法。

耳病穴位注射多用于治疗耳鸣、耳聋，选用上述耳区邻近的穴位1~2穴，根据病情，注入调补气血，通经活络，行气祛瘀的药物，如黄芪、当归、川芎、红花、丹参等注射液，每穴注入0.5~1ml，每日或隔日1次，一般5~10次为一疗程。

鼻病穴位注射多用于治疗鼻窒、鼻渊、鼻鼽、嗅觉不灵等。从上述针刺穴位选择1~2穴，按疾病虚实不同，实证、热证，可选用鱼腥草注射液、柴胡注射液、红花注射液、丹参注射液等，以清热解毒，凉血活血，消肿通窍；虚证可选用当归注射液、川芎注射液、黄芪注射液，或维生素B_1、维生素B_{12}等，以补血养血，温经通窍。每次每穴注入0.5ml，每日或隔日1次，一般以 5～10 次为一疗程。

咽喉病穴位注射多用于治疗乳蛾、喉痹、喉痛等病而致咽喉红肿疼痛、声嘶等。药物选用有虚实之不同，实证可选用丹参、红花、柴胡、鱼腥草、板蓝根等注射液，虚证可选用当归、川芎、黄芪及维生素 B_1、维生素 B_{12} 等注射液。

3. 揿针 即微型针灸针，其外形如极小的图钉，针体直径仅为 0.25mm，针长仅为 2mm。通过浅表组织穴位埋针，即时改善临床症状并达到 24 小时持续"针灸治疗"的效果。其运用现代电化学效应理论，揿针刺入体内就会产生微电流，从而改变局部的电位差；同时刺入体内的揿针会释放出微量元素，从而改变局部的浓度差，继而改变了相应的神经及组织，从而产生疗效，是传统医学和现代电化学效应的完美结合。同传统针灸相比，"揿针"使用方便、无痛感，随时随地可操作，临床效果也能让患者满意，因此在临床上更能让人接受，运用也越来越广泛。取穴与穴位注射相似。

4. 耳针 由于人体的经脉直接或间接聚会于耳，人体各器官组织与耳有着广泛的联系，因此，人体各部器官组织在耳壳上均有其相应的分区与穴位，换言之，就是耳壳各部分分别隶属于人体各脏腑器官，称之为耳穴。耳针疗法是指针刺耳穴以防治疾病的一种方法，具有奏效迅速、操作简便等优点。

耳科疾病常用耳穴：内耳、肾、内分泌、枕、神门、肾上腺、口、颊等。常用于治疗耳鸣、耳聋、耳胀、耳闭、耳眩晕、脓耳等病。

鼻科疾病常用耳穴：外鼻、内鼻、下屏尖、额、内分泌、肺、脾等。常用于治疗鼻塞、流涕、鼻鼽、鼻渊、鼻槁、鼻衄、头痛等。

咽喉科疾病常用的耳穴：咽喉、耳轮 1～6 区、扁桃体、耳下根、内分泌、肾上腺、肺、脾、肝等。常用于治疗喉痹、乳蛾、喉瘤等咽喉急慢性炎症疾病，咽喉红肿疼痛。

5. 穴位埋线 是将铬制羊肠线埋植在穴位内，利用羊肠线对穴位的持续性刺激作用，从而达到治疗目的的一种方法。迎香穴位埋线：常用于治疗鼻槁、鼻鼽、嗅觉失灵等；喉结旁或天突穴位埋线：常用于治疗声门闭合不全、声带麻痹的声嘶。

6. 针刺放血 用三棱针点刺放血，针刺放血有活血通经、泄热开窍、消肿止痛的作用。咽喉红肿疼痛、高热，常取少商、商阳、耳背、耳尖、耳垂等。此外，咽喉局部红肿较甚，病情重，吞咽、呼吸不利者，也可运用此法放血泄热。

（四）推拿、按摩、导引法

1. 耳部的按摩方法

（1）咽鼓管自行吹张法：用于治疗耳胀、耳闭之耳鸣、重听、耳膜内陷、咽鼓管不通者。其方法是调整好呼吸，闭唇合齿，用拇、食二指捏紧双前鼻孔，然后用力鼓气，使气体经咽鼓管咽口进入中耳内。此时可感觉到鼓膜突然向外鼓出，并有轰然之声。

（2）鼓膜按摩法：用于治疗耳闭之耳鸣、耳聋、耳膜内陷者。其方法是用中指尖插入外耳道口，轻轻按压，一按一放，或用中指尖在外耳道轻轻摇动十余次，待外耳道的空气排出后即突然拔出，如此重复多次。也可用两手中指，分别按压耳屏，使其掩盖住外耳道口，一按一放，有节奏地重复数十次。

（3）鸣天鼓：用于防治耳聋耳鸣。其方法是调整好呼吸，先用两手掌按摩耳廓，再用两手掌心紧贴两外耳道，两手食、中、无名、小指对称地横按在枕部，两中指相接触，再将两食指翘起放在中指上,然后把食指从中指上用力滑下,重重地叩击脑后枕部。此时可闻及洪亮清晰之声,响如击鼓。先左手 24 次,再右手 24 次,最后双手同时叩击 48 次。

2. 鼻部按摩法　用于鼻塞、流涕之证。鼻背按摩方法是用两手鱼际部搓热,分别于鼻背由鼻根向迎香穴往返按摩,至有热感为度,然后再分别由攒竹向太阳穴推拿,使局部有热感。每日 3 次。迎香穴按摩用食指于迎香穴上点、压、揉、按,每日 3 次,以觉鼻内舒适为度。

3. 咽喉部按摩法

(1)声嘶失音的按摩法:取穴部位重点在人迎穴、水突穴、局部敏感压痛点,以及咽喉部三条侧线:第一侧线,喉结旁开 1 分处直下;第三侧线,喉结旁开 1.5 寸直下;第二侧线,在第一、三侧线中间。操作时,患者取坐位或仰卧位,医者先于患者咽喉部三条侧线行一指推法或拿法,往返数次,也可配合揉法。然后在人迎、水突穴及敏感压痛点处采用揉法。手法宜轻快柔和,不可粗暴用力。

(2)咽喉疼痛的按摩:取穴风池、风府、天突、曲池、合谷、肩井。操作时患者取仰卧位,先在喉结两旁及天突穴处用推拿或一指推揉手法,上下往返数次。再取坐位,按揉风池、风府、肩井等穴,配合拿风池、肩井、曲池、合谷等。

(五)其他疗法

1. 超短波理疗　超短波治疗属于高频电疗法范畴,是指用波长为 1~10m,频率为 30~300MHz 的高频振荡电流在人体所产生的电场作用进行治疗疾病的方法。在耳鼻咽喉科,用于治疗急性咽炎、急性扁桃体炎、急性喉炎、急性外耳道炎、中耳炎等疾病效果较好。

2. 冷冻治疗　是利用制冷剂产生 0℃ 以下低温,冷冻局部活体组织使之破坏来治疗某些疾病的一种方法。冷冻治疗在耳鼻咽喉科的适应证:①耳部疾病如耳廓假性囊肿、耳廓疣、耳部血管瘤、乳头状瘤等。鼻部疾病如慢性单纯性鼻炎、慢性肥厚性鼻炎、变应性鼻炎等。咽喉部疾病如慢性咽炎,慢性扁桃体炎,舌咽神经痛,咽部血管瘤、乳头状瘤、囊肿等。

3. 激光治疗　激光手术治疗常用方式有两种,即 CO_2 激光治疗与 YAG 激光治疗,常用于治疗慢性肥厚性鼻炎、滤泡性咽炎、咽部及喉部良性肿瘤等。

4. 射频治疗　是利用电磁波作用于人体组织,产生内生热效应,使组织蛋白凝固、萎缩、脱落或消失,从而达到使增生性病变组织相应缩小或消除的治疗目的。应用射频技术治疗的耳鼻咽喉疾病有鼻部疾病如慢性肥厚性鼻炎、鼻息肉、变应性鼻炎、血管运动性鼻炎、鼻出血、鼻腔血管瘤、鼻前庭赘生物等;咽喉部疾病如鼻咽良性肿瘤、腺样体残留、扁桃体良性肿瘤、慢性扁桃体炎、慢性肥厚性咽炎、会厌囊肿、声带息肉及小结、喉乳头状瘤等;耳部疾病如外耳道新生物或息肉、肉芽、副耳、耳前瘘管、耳廓假性囊肿等。

5. 微波治疗　微波是一种高频电磁波,医疗应用的电磁波其频率范围一般在 500~2500kHz。耳鼻喉科微波治疗常用于治疗耳鼻喉科疾病如鼻出血,下鼻甲黏膜肥厚及中鼻甲息肉样变,变应性鼻炎,血管运动性鼻炎,肥厚性咽炎,舌扁桃体肥大,鼻咽、喉息肉,小血管瘤,乳头状瘤等。

6. 等离子治疗　等离子射频消融技术的作用机制是定向射频能量对特定的靶组织进行破坏及成形。其工作原理是通过 100kHz 的强射频电场使刀头电极周围的电解液转变为等离子状态,形成 50~100μm 的等离子体薄层,这些在强大磁场下获得足够动能的自由带电粒子,能打断组织中的有机分子键,这种分解作用造成组织气化消融,生成氧气、氮气等低分子量气体,在40～50℃低温下对靶组织形成切割和消融效果。因此该技术又称为等离子消融或低温消融，当电场能量较低时，组织对射频的阻抗上升，导致热效应在 60～70℃的温度下达到组织收缩或止血效果，同时不破坏细胞活性。适用于耳鼻喉科的慢性鼻炎、腺样体肥大、慢性扁桃体炎、喉癌等疾病。

（李　岩）

第二章

耳 部 疾 病

第一节　先天性耳前瘘管

先天性耳前瘘管（congenital preauricular fistula）是胚胎时期的第一鳃沟融合不全所形成的遗留痕迹，是耳科常见的先天性畸形之一。据文献报告，东方人一般较白色人种易患本病。国外报告本病的发生率在 1% 左右。陈金辉等对青岛医学院附属医院出生的 1932 例婴儿进行出生缺陷监测，发现先天性耳前瘘管的发生率为 3.9%。本病为一种遗传性疾病，高建中等（1991）通过家系调查认为先天性耳前瘘管的遗传方式属常染色体显性遗传，有时有外显不全。本病与性别的关系国内报告不一，近年的调查多显示男女发生本病的机会均等。先天性耳前瘘管单侧发病多于双侧[1]，单侧发病率为 1.3%，双侧发病率为 0.3%[2]。瘘管管口多位于耳轮脚前，为狭细的盲管，管内有许多分支，管的深浅、长短不一，管壁衬以复层扁平上皮，有毛囊、汗腺及皮脂腺等。

先天性耳前瘘管为外耳发育不良所遗留的一种临床常见外耳疾病，单侧病变多于双侧。本病属于中医学"耳门漏管""耳瘘"范畴。

一、病 因 病 机

（一）西医病因病理

1. 病因　本病因胎儿发育过程中第 1、2 腮弓的耳廓原基融合不全所致。

2. 病理　瘘管为一狭窄盲管，可穿过耳轮脚或耳廓软骨，深达外耳道狭部或乳突表面。管壁为复层扁平上皮，皮下结缔组织中含毛囊、汗腺和皮脂腺，管腔内常有脱落上皮等混合而成的鳞屑，有臭味。继发感染时呈化脓性炎症改变。

（二）中医病因病机

肾主耳，足少阳胆经从耳后入耳中，出走耳前。本病的产生，首缘于母体胎中肾气不足，先天禀赋受损，影响耳部发育，出生后缺损成瘘，遗留耳前窦道，日久浊邪结聚，复因感受风热之邪，外邪引动内聚浊气而成，可发为痈肿；或久病伤正，邪毒滞留，瘘口溢脓时发时止，经久不愈而致。

二、临床表现

（一）症状

本病一般无明显自觉症状，偶有局部发痒，可有少许分泌物自管口溢出。若继发感染则有局部红肿、疼痛及流脓；感染可反复发作，致使局部皮肤溃烂、迁延不愈。

（二）体征

单耳或双耳见瘘口微细凹陷，多位于耳轮脚前，少数可在耳廓三角窝或耳甲腔部；可有少量白色皮脂样物溢出。继发感染时，局部红肿溢脓，甚则形成脓肿，脓溃成漏孔，并可反复发作，局部形成瘢痕。

三、诊　断

（一）病史

先天性耳前瘘管是胚胎时期的第一鳃沟融合不全所形成的遗迹，是耳科常见的先天性畸形之一，瘘管口及周围可出现瘙痒、分泌物溢出病史，或局部皮肤脓肿反复发作史。

（二）症状

未感染者一般无症状，或偶有局部皮肤瘙痒，可有少许分泌物自管口溢出。发生感染者局部有红肿、疼痛及流脓；感染可反复发作，致使局部皮肤红肿溃烂、流脓，迁延不愈。

（三）检查

（1）检查可见瘘管开口多位于耳轮脚的前缘，少数亦可位于屏间切迹至同侧口角的连线上，或位于耳廓、耳垂等少见部位。未感染者，瘘口周围皮肤如常，挤压瘘口可有少许灰白色分泌物溢出。

（2）急性感染者局部可充血、水肿及压痛，成脓者有波动感；长期反复感染者局部可有肉芽组织及瘢痕形成，可有溢脓孔。

（3）先天性耳前瘘管短者仅数毫米，个别长者可达外耳道软骨部前壁、腮腺及乳突表面，部分瘘管有分支。瘘管长、伸展远者可发生深部感染，在外耳道、乳突及颞肌形成脓肿，故尤需注意检查瘘管管口，以防误诊。

（4）先天性耳前瘘管感染的主要致病菌为厌氧菌及金黄色葡萄球菌等。

四、鉴别诊断

本病需与第一腮瘘相鉴别；若继发感染，应与耳前淋巴结炎及一般疖肿相鉴别。

五、西医治疗

无症状者一般可不做处理。一旦继发感染，应积极抗感染治疗，选用敏感抗生素，辅之以外用药治疗。若感染久不愈合，或反复发生感染者，则需手术切除瘘管[3]。

六、中医辨证论治

（一）辨证要点

1. 辨表里 若耳瘘瘘口周围骤起红肿疼痛，且沿瘘管走向扩散，瘘口可有脓液溢出，或伴有发热，舌边尖红，苔薄黄，脉浮数，为禀赋缺损，复感火热外邪致病，属于表证；若外邪入里引犯，素体正虚，无力抗邪外出，致邪毒留而不去，日久耗伤气血，正虚邪滞，故瘘口长期渗出清稀脓液，或见面色无华，少气乏力，舌淡，苔白，脉沉细，则为里证。

2. 辨虚实 耳瘘可分为实证和虚实夹杂证两大类，实证有因于火热邪毒，风热侵袭，起病急、病程短者，患处红肿疼痛，流黄白黏脓；虚实夹杂证有因于禀赋不足，肾气亏损或后天失养，气血亏虚，邪毒滞留不去，腐蚀皮肉而成瘘，以致溃口经久不愈，反复发作，脓液长流，质地清稀。

3. 辨脏腑 若小儿先天耳瘘，伴五迟五软，发育不良等症者，病位多在肾，属先天禀赋不足，肾气亏损；若耳瘘伴倦怠乏力，脘腹胀满或直肠脱垂，下利泄泻等，病位多在脾胃，属脾胃虚弱，无以化生气血，致颞颥间肌肤失养，腠理不密而发病。

（二）治疗原则

耳瘘可分为实证和虚实夹杂证两大类，一般来说，起病急、病程短者以实证为多见，常见于风热侵袭等证型；病程较长、反复发作者以虚证为多见，如先天禀赋不足，肾气亏损或后天失养，气血亏虚等。先天遗留瘘管，加以火热邪毒侵袭，致气血瘀滞，化腐成脓，故见瘘口红肿疼痛，有脓液溢出，治宜疏风清热，解毒排脓。素体正虚，无力抗邪外出，致邪毒留而不去，日久耗伤气血。先天禀赋不足，肾气亏损或后天失养，气血亏虚，复感外邪，正虚邪滞，故瘘口长期渗出清稀脓液，治宜扶正祛邪，托毒排脓。

（三）分型论治

1. 风热侵袭证

主要证候：瘘管口及周围红肿，按之疼痛，有少量脓液溢出，小儿可有发热等，舌尖红，苔薄黄，脉数。

证候分析：先天遗留瘘管，加以风热邪毒侵袭，致气血瘀滞，化腐成脓，故见瘘口红肿疼痛，有脓液溢出。小儿稚阳不胜外邪，营卫失调，故有发热等；舌尖红，苔薄黄，脉数均为风热外袭之征。

治法：疏风清热，解毒排脓。

代表方：五味消毒饮加减。

本方为治疗痈疽疔疮的代表方，方中金银花、菊花疏风清热，蒲公英、地丁、天葵子解毒消肿。可于方中加白芷、皂角刺等以增强消肿排脓功效。小儿发热者，可合用银翘散。若肝胆蕴热，复感风热，瘘管红肿疼痛明显，或已溃烂流脓、黄稠量多，发热头痛者，可用龙胆泻肝汤加减，以清泄肝胆，直折其势，解毒消肿。

2. 正虚邪恋证

主要证候：瘘口长期渗流不止，脓质稀薄，局部微肿微痛；可见面色无华，少气乏力，舌淡，苔白，脉沉细。

证候分析：素体正虚，无力抗邪外出，致邪毒留而不去，日久耗伤气血。正虚邪滞，故瘘口长期渗出清稀脓液；邪气不盛，故局部肿痛不甚；气血不足，故见面色无华，少气乏力。舌淡，苔白，脉沉细乃气血不足之征。

治法：扶正祛邪，托毒排脓。

代表方：托里消毒散加减。

方中黄芪、党参、白术、茯苓益气托毒；白芍、当归、川芎补血生肌；金银花、连翘清解余毒；桔梗、皂角刺、白芷排脓外出。脓稀量多者，可加制附子、薏苡仁温阳利水；局部暗红发硬者，加红花、桃仁散瘀消肿。

（四）特色疗法

1. 中成药治疗

（1）五味消毒饮丸（水蜜丸）：一次 30～40 丸，一日 3 次，温开水送服。用于火热邪毒初起之耳瘘。

（2）龙胆泻肝丸：水丸一次 6g，一日 2 次，口服。用于肝胆蕴热，实火上炎型耳瘘。

（3）补中益气丸：大蜜丸一次 1 丸，小蜜丸一次 9g，水蜜丸一次 6g，一日 2～3 次。用于气虚邪陷，中气不足型耳瘘。

（4）紫金锭：外用。醋磨调敷患处。

（5）如意金黄散：外用。红肿、烦热、疼痛者，用清茶调敷；漫肿无头者，用醋或葱酒调敷；亦可用植物油或蜂蜜调敷，一日数次。

2. 针灸疗法

（1）体针：取穴大椎、耳尖、少商等穴，以清火泻热；伴脓肿热势盛、高热难退者，可用三棱针点刺放血；肾气不足者，可加肾俞、太溪、关元；气血亏虚者，可加足三里、气海、脾俞、三阴交。

（2）穴位敷贴：吴茱萸、乌头尖、大黄三味为末，温水调和，贴敷于涌泉穴，以引火下行，用于火毒上犯所致的耳瘘。

（3）灸法：肾气不足者灸肾俞、关元。气血亏虚者，可加足三里、脾俞等穴位。

（4）挂线疗法：耳瘘长期流脓，经久不愈者，可用治瘘外塞药敷于瘘口，待脓液渐减或干净后，用药线插入瘘道，然后用生肌散调敷。

3. 其他疗法

（1）切开排脓：瘘口周围脓肿形成者，应切开排脓，放置引流条。

（2）超短波治疗及微波治疗：可用于辅助先天性耳前瘘管感染的治疗，促进炎症消退。

（3）手术治疗：控制感染后，可行瘘管切除术。

七、康 复 治 疗

（一）心理治疗

先天性耳前瘘管属于胚胎时期发育不全所形成的先天性外耳畸形，一般在未感染前无不良症状，感染后疼痛剧烈，且病程长，治疗过程痛苦，故患者多有恐惧及沮丧情绪，对治疗丧失信心，为缓解这种不良情绪，在治疗过程中首先应建立密切的医患关系，医患间建立友好和睦的关系，对患者讲解疾病发生过程、治疗前景，耐心疏导，共同分担治疗方案可能对其造成的心理压力，使患者得到精神上的安慰和情绪上的稳定。

（二）饮食疗法

饮食首先禁忌辛辣刺激食物、禁忌饮酒，以防资助火热，加重病情。避免进食油腻食物如狗肉、羊肉、油炸食品等，以免伤及脾胃，生痰化湿。应清淡饮食，多吃新鲜的蔬菜、水果及高纤维食物。

（三）日常护理

先天性耳前瘘管未感染前应避免平时挤压、揉捏及抠挖刺激瘘管口，防止感染出现。如有分泌物自瘘管口排出，可以用医用棉签蘸取过氧化氢溶液轻柔擦拭分泌物，防止分泌物阻塞瘘管口而造成感染。感染后如有脓肿破溃，伤口处应避免沾水。

八、预防与调护

（1）耳瘘未染毒时，应注意局部清洁，忌挤压及搔刮，以防感染。
（2）积极治疗脓耳，以免脓汁流窜形成瘘管。
（3）耳瘘长期流脓不止者，应每日清洁后敷药，直至脓液干净为止。

参 考 文 献

[1] AN S Y，CHOI H G，LEE J S，et al. Analysis of inci-dence and genetic predisposition of preauricular sinus [J]. Int J Pediatr Otorhinolaryngol，2014，78：2255-2257.

[2] 周萍，陈金辉，黄婷，等. 先天性耳前瘘管的研究进展 [J]. 临床耳鼻咽喉头颈外科杂志，2019，33（5）：474-477.

[3] 陈金辉，章哪哪，蒲明，等. 脓肿期耳前瘘管一期瘘管切除与切排后延期瘘管切除的疗效比较 [J]. 武汉大学学报（医学版），2013，34（5）：724-726.

（王殿一）

第二节 耳廓假囊肿

耳廓假囊肿是耳廓外侧前面上半部的无痛性囊肿样隆起，好发于 30～40 岁男性，多发生于一侧耳廓[1]。多位于舟状窝、三角窝，肿胀范围清楚，皮肤色泽正常，一般无痛，可有胀感、灼热感或痒感，穿刺可抽出淡黄清液。病因不明，可能与反复轻微外伤如压迫、触摸等机械刺激有关。亦有研究发现，耳廓假囊肿的发生与机体局部自身免疫有一定关系[2]。病理证明积液位于软骨内，而非软骨膜与软骨之间，故又称耳廓软骨间积液[3]。耳廓假囊肿治疗的关键在于防止囊液再生使囊壁粘连愈合[4]。不规范的治疗或囊肿反复发作，常引起耳廓增厚甚至畸形，严重影响患耳外观[5]。

耳廓假囊肿（pseudocyst of auricle），是指耳廓上半部外侧前面的局限性隆起。内有浆液性渗出液，形成囊肿样隆起。本病又名耳廓浆液性软骨膜炎（serous perichondritis of auricle）、耳廓非化脓性软骨膜炎（non-suppurative perichondritis of auricle）、耳廓软骨膜间积液（intracartilage effusion of auricle）等。耳廓假囊肿相当于祖国医学"耳壳流痰"（auricular flowing phlegm）范畴。

一、病 因 病 机

（一）西医病因病理

1. 病因 本病病因尚未明确，目前认为与机械性刺激如硬枕压迫，无意触摸、挤压等有关，造成局部微循环障碍，引起组织间的无菌性炎性渗出而发病。

2. 病理 常见耳廓外侧面出现一个半球形的无痛囊性隆起，囊肿可大可小，囊肿切面依次包括皮肤、皮下组织、软骨膜及与其紧密相连的软骨层，组织病理检查可见软骨层厚薄不一，囊大者软骨层薄，甚至不完整，间断处由纤维组织取代；囊小者，软骨层内面被覆一层浆液纤维素，其表面无上皮细胞结构，故为假性囊肿，实为耳廓软骨间积液。

（二）中医病因病机

本病因风邪兼夹痰湿上窜耳壳而致。多因脾胃虚弱，痰湿内生，加之风邪外犯，夹痰湿上窜耳壳，痰浊凝滞而成。

二、临 床 表 现

（一）症状

发病突然，常常偶然发现耳廓前面上方局限性隆起，由小逐渐增大，肤色不变，常无痛感，可有胀感、灼热感或痒感。若继发感染则有隆起处肤色变红、灼热疼痛或胀痛感。

（二）体征

初期可见患侧耳廓外侧面皮肤表面呈半球形的无痛囊性隆起，可大可小，有张力，有透光性，穿刺抽取物常为透明的淡黄色液体，感染后液体可呈浑浊脓性或血性。若迁延日久液体机化稠厚，逐渐转为固体，与耳廓软骨紧密结合，导致耳廓增厚变形，产生类似瘢痕状增生，触之变硬，表面凹凸不平，俗称"开花耳朵"。

三、诊　　断

（一）病史

耳廓假囊肿多与耳廓机械性刺激、挤压有关，如过度揉捏耳廓；亦常见于从事对抗性运动类项目的运动员，如摔跤运动员。

（二）症状

发病突然，常常偶然发现耳廓前面上方局限性隆起，由小逐渐增大，肤色不变，常无痛感，可有胀感、灼热感或痒感。若继发感染则有隆起处肤色变红、灼热疼痛或胀痛感。日久机化后，则无明显症状。

（三）检查

（1）一般多发于单耳，常见耳甲腔、耳甲艇、舟状窝、三角窝等处皮肤呈半球形的无痛囊性隆起，可大可小，有张力，按之柔软，有透光性，穿刺抽取物常为透明的淡黄色液体，抽后隆起消退，但不久又渗出隆起。感染后液体可呈浑浊脓性或血性。

（2）若迁延日久液体机化稠厚，逐渐转为固体，与耳廓软骨紧密结合，导致耳廓增厚变硬，产生类似瘢痕状增生，表面凹凸不平。

（3）初期耳廓透光试验阳性，穿刺抽出淡黄色液体，细菌学检查培养无细菌生长。

四、鉴 别 诊 断

本病应与化脓性耳廓软骨膜炎相鉴别。该病多有耳部外伤史，局部红肿显著、疼痛剧烈。检查耳廓局部红肿疼痛、触痛明显，肿胀较实而缺乏弹性，范围较宽，穿刺可抽出脓性液体，培养有细菌生长。病变严重者可导致耳廓软骨坏死、畸形。

五、西 医 治 疗

本病以尽早局部治疗为主，消除积液，促进愈合，避免复发，防止继发感染。

（一）抽液、加压包扎

在严格无菌条件下，用注射器穿刺抽尽囊液，然后用石膏固定或绷带加压包扎，应注意，应用石膏固定前，应在外耳道留置表面光滑的阻塞物，待石膏完全凝固前取下阻塞物，以避免石膏流入外耳道，造成外耳道阻塞，影响患者听力。

（二）注药法

可在抽净囊液后，选用硬化剂、15%高渗盐水或50%葡萄糖溶液适量做囊腔内注射，然后加压包扎。复发者，可激光打孔，清除积液，然后加压包扎。

（三）预防感染

如果局部出现胀痛应使用抗生素预防感染。

（四）手术治疗

反复发作难愈者，可手术开窗，清除积液和肉芽后加压包扎。日久耳廓增厚畸形者，以手术整形、改善外观为主。

六、中医辨证论治

（一）辨证要点

本病病位多在脾胃，中焦运化功能失调，痰浊内生，复感风邪，夹痰浊上窜耳廓，痰浊凝滞，困结于耳。

（二）治疗原则

本病以外治法为主，治疗过程中要注意无菌操作，避免染毒，并尽早施行治疗，防止日久机化，难以施治。在本病初期，可辅以中药祛痰散结，疏风通络，以助脾胃运化痰湿、消退积液。

（三）分型论治

痰浊凝滞，困结耳壳证

主要证候：无意中发现耳廓前面某一部分局限性肿起，肿处皮色不变，不热不痛，按之柔软，透光度好。穿刺可抽出淡黄色液体，抽后肿消，但不久又复肿起。一般无明显全身症状，苔微黄腻，脉滑。

证候分析：脾胃失调，湿浊内生，复感外邪，风邪夹痰浊上窜耳廓，故耳廓突然肿起；痰浊属阴邪，其性凝滞，故结而为肿，皮色不红、不热、不痛；苔腻、脉滑均是痰浊之征。

治法：祛痰散结，疏风通络。

代表方：二陈汤加减。

常用药：半夏、橘红、茯苓、生姜、乌梅、甘草。

以二陈汤燥湿化痰，方中半夏、橘红理气行滞，燥湿化痰，茯苓健脾渗湿，生姜、乌梅和胃敛气，甘草健脾和中。可选加竹茹、枳实、胆南星等，以加强祛痰之力；若局部麻痒、胀，选加僵蚕、地龙、丝瓜络、丹参、柴胡等，以疏风活血通络；若见纳食欠佳，可选加砂仁、白术、神曲、山楂等，以健脾行气消食。

（四）特色疗法

1. 中成药治疗

（1）二陈丸：水丸一次 9～15g，一日 2 次，口服。浓缩丸一次 12～16 丸，一日 3 次，口服。

（2）如意金黄散：外用。红肿、烦热、疼痛者，用清茶调敷，一日数次。

2. 针灸疗法 抽除囊液后，用艾条悬灸 5 分钟，然后再加压包扎。

3. 其他疗法

（1）理疗：初起可选用超短波、红外线局部照射。

（2）磁疗：用磁铁异极相对贴敷于囊肿内外两侧，加压固定，维持 1～2 周。

（3）用玄明粉溶液湿敷。

七、康 复 治 疗

（一）心理治疗

由于耳廓假囊肿日久后囊包内的液体会机化变硬，使耳廓增厚、变形，影响耳廓形态美观，导致患者丧失自信，产生自卑、焦虑或偏激心理，故应尽早治疗，以免造成耳廓畸形，并加强与患者的沟通交流，使患者理解耳廓外形原本就有很多的沟回凸起，轻微机化增厚的耳廓形态，对患者的生活质量及外形美观影响不大，使患者避免过度焦虑。

（二）饮食疗法

饮食禁忌辛辣、甜腻、寒凉食物，以免妨碍脾胃运化，生痰化湿，加重病情。应清淡饮食。

（三）日常护理

本病一旦发生，肿处不宜反复挤压、揉按，以防增加机械性刺激，促使反复渗出，肿处扩大，加重病情。耳廓假囊肿一般不宜切开引流，以免染毒而转为断耳疮，穿刺抽液前应严格消毒，注意无菌操作，以防染毒。若使用石膏固定，应保证固定时间不得少于 10 天，在此期间，洗澡、睡眠时应注意保护耳部固定的石膏，防止石膏提前脱落，导致疾病复发。如石膏过早脱落，应叮嘱患者及时复诊，再次行穿刺、石膏固定。

八、预防与调护

（1）平日应避免过久、过重按压、揉捏耳廓，就寝时避免使用过硬的枕物，减少耳廓假囊肿的出现。

（2）及时治疗，一般预后良好，但若迁延日久或反复发作，可使耳廓畸形，影响外形美观。

参 考 文 献

[1] 黄选兆. 耳鼻咽喉科学 [M]. 第 4 版. 北京：人民卫生出版社，1998：240.

[2] 陈乾美，费樱，赵田芬，等. 耳廓假性囊肿与机体免疫功能的关系 [J]. 临床耳鼻咽喉科杂志，2001，
   15（7）：304-305.

[3] 孔维佳，王斌全. 耳鼻咽喉科学（七年制）[M]. 北京：人民卫生出版社，2002：445.

[4] 黄选兆，汪吉宝. 实用耳鼻咽喉科学 [M]. 北京：人民卫生出版社，1998：829-883.

[5] 叶青. 囊壁搔刮后加十字缝扎治疗耳廓假囊肿临床体会 [J]. 当代临床医刊，2020，33（2）：183-184.

（王殿一）

第三节　外耳道炎及疖

外耳道感染包括外耳道炎及疖，它们的主要致病菌为各种化脓性细菌。关于耳部感染的细菌学及药物敏感性分析的结果并不相同[1]，金玉兰等[1-3] 对外耳道分泌物进行细菌学分析的研究表明，外耳道感染常见致病菌以金黄色葡萄球菌（38.5%）居首位，其次为铜绿假单胞菌（19.2%）、产气肠杆菌（15.4%）；慢性中耳炎常见致病菌以金黄色葡萄球菌（47.4%）居首位，其次为肺炎克雷伯菌肺炎亚种（25.0%）、铜绿假单胞菌（25.0%）；陈致怀等[4] 的研究结果中铜绿假单胞菌居首位，其次为大肠杆菌、变形杆菌及金黄色葡萄球菌等；江广理等[5] 报道的317 例患者中以凝固酶阴性葡萄球菌为主，其次为金黄色葡萄球菌、铜绿假单胞菌、奇异变形杆菌；张秀秀等[6] 报道，常见致病菌以金黄色葡萄球菌居首位，其次为耐甲氧西林凝固酶阴性葡萄球菌，而革兰氏阴性菌的检出率较低，主要为铜绿假单胞菌和肺炎克雷伯菌。

外耳道炎（external otitis）是外耳道皮肤及皮下组织的弥漫性感染性炎症。是耳鼻咽喉科的常见病、多发病。根据病程可将外耳道炎分为急性弥漫性外耳道炎和慢性外耳道炎。

外耳道疖（furuncle of external acoustic meatus）是外耳道皮肤的局限性化脓性炎症。

外耳道炎属于中医学"耳疮"范畴，外耳道疖属于中医学"耳疖"范畴。

一、病因病机

（一）西医病因病理

1. 病因　常见致病菌有金黄色葡萄球菌、链球菌、铜绿假单胞菌和变形杆菌等。多因外耳道皮肤及其附属器受损，水浸泡，化脓性中耳炎脓液刺激，或在患糖尿病及其他全身慢性疾病情况下，局部抵抗力下降，继发该类细菌感染，导致外耳道皮肤局限性化脓性病变，或外耳道皮肤弥漫性急、慢性炎症。

2. 病理　急性弥漫性外耳道炎表现为局部皮肤水肿，大量多形核白细胞浸润，上皮细胞呈海绵样变，皮肤表面渗液、脱屑。早期皮脂腺分泌受抑制，耵聍腺扩张，腺体内充盈脓液。慢性期为外耳道皮肤及皮下组织的弥漫性非特异性炎症，可以表现为以增生为主的病理改变。

外耳道疖则表现为外耳道皮肤毛囊、皮脂腺或汗腺的急性化脓性病变，有脓肿形成。

（二）中医病因病机

1. 风热邪毒侵袭 挖耳搔痒、污水入耳，或脓液浸渍，耳道肌肤损伤，卫外不固，风热邪毒侵袭，搏结于耳，致生耳疖耳疮。

2. 肝胆湿热蒸灼 过食肥甘厚味，或辛辣炙煿之品，肝胆湿热内蕴，循经上蒸耳道，壅遏经脉，致生耳疖耳疮。

3. 血虚邪毒滞留 久病耳疮，风湿热毒暗耗阴血，或素体脾胃虚弱，化生不足，血不养肤，正不胜邪，邪毒滞留耳道，导致病程缠绵。

二、临 床 表 现

（一）症状

（1）外耳道炎：初期耳道发痒灼热，继而耳痛，耳胀不适，甚则耳闭耳堵，听力下降。若转为慢性，则以耳痒不适为主，或时有耳微痛。

（2）外耳道疖：起病即耳痛较剧，常放射至同侧头部，张口、咀嚼，或碰触患耳时疼痛加重，常因痛难眠。若疖肿过大，堵塞外耳道，可有耳堵耳闷感，妨碍听力。

（二）体征

（1）急性外耳道炎以外耳道皮肤弥漫性红肿，外耳道腔变窄为特征，可伴表皮糜烂，有脓性渗出物；转为慢性后，外耳道皮肤粗糙增厚、脱屑，或有少量分泌物，甚则外耳道狭窄，鼓膜浑浊增厚，标志不清。

（2）外耳道疖以局限性皮肤红肿突起，肿胀之处顶部出现脓头为特征；脓肿成熟溃破后，外耳道内有少量脓血流出；可伴有耳周淋巴结肿大、压痛。

三、诊 断

（一）病史

本病患者常有挖耳史；游泳、洗头、洗澡时不洁的水长期刺激外耳道皮肤；化脓性中耳炎长期流脓浸泡外耳道皮肤；外耳道异物、耵聍栓塞病史；或有影响全身免疫力的疾病史、糖尿病病史。

（二）症状

1. 外耳道炎 急性者发病初期耳内有灼热感，随病情发展，耳内胀痛，疼痛逐渐加剧，甚至坐卧不宁，咀嚼或说话时加重。外耳道有分泌物流出，并逐渐增多，初期是稀薄的分泌物，逐渐变稠成脓性。慢性者常感耳痒不适，不时有少量分泌物流出。如由于游泳、洗澡水进入外耳道，或挖耳损伤外耳道可转为急性感染，可有急性弥漫性外耳道炎的症状。

2. 外耳道炎并发症

（1）耳道狭窄：外耳道炎的反复急性发作和长期慢性外耳道炎，可使局部皮肤发生严重的纤维增生，以致耳道狭窄。

（2）传导性听力下降：急性期外耳道肿胀、耳道狭窄和鼓膜增厚均可引起程度不等的传导性听力损失。

3. 外耳道疖　早期耳部疼痛剧烈，如疖在外耳道前壁，咀嚼或说话时，疼痛加重。耳疖破溃，有稠脓流出，可混有血液，脓液污染刺激附近皮肤，可发生多发脓肿。根据耳疖发生部位可引起耳前或耳后淋巴结肿胀疼痛。耳疖如在外耳道后壁，皮肤肿胀水肿可蔓延到耳后，使后沟消失，耳廓耸立。严重者体温升高，全身不适。

4. 软骨膜炎　化脓性软骨膜炎为耳廓软骨膜和软骨的急性化脓性炎症，可引起软骨坏死导致耳廓畸形。

（三）检查

（1）外耳道炎：急性者有耳屏压痛和耳廓牵拉痛。外耳道弥漫性充血，肿胀，潮湿，有时可见小脓疱。外耳道内有分泌物，早期是稀薄的浆液性分泌物，晚期变稠或呈脓性。如外耳道肿胀不重，可用小耳镜看到鼓膜，鼓膜可呈粉红色，也可大致正常。如肿胀严重，则看不到鼓膜，或不能窥其全貌。如病情严重，耳廓周围可肿胀，耳周淋巴结肿胀或压痛。慢性者外耳道皮肤多增厚，有痂皮附着，撕脱后外耳道皮肤呈渗血状。外耳道内可有少量稠厚的分泌物，或外耳道潮湿，有白色豆渣状分泌物堆积在外耳道深部。将分泌物作细菌培养和药物敏感试验有助于了解感染的微生物种类和对其敏感的药物。

（2）外耳道疖：有明显的耳屏压痛和耳廓牵拉痛。外耳道软骨部有局限性红肿隆起，或在肿胀的中央有白色脓栓。疖形成后探针触之有波动感。如已流脓，脓液很稠。白细胞检查可有白细胞升高。

（3）听力学检查：影响听力者，听力检查示传导性聋。

四、鉴别诊断

1. 急性乳突炎和慢性化脓性中耳炎耳后骨膜下脓肿

（1）一般没有耳屏压痛和耳廓牵引痛。

（2）由于外耳道没有黏液腺，因此，外耳道疖的脓液中不含黏液，脓液稠，有时含脓栓；而中耳乳突炎的脓液较稀，含有黏液。

（3）外耳道疖可有耳前淋巴结肿大和压痛，而急性乳突炎和慢性化脓性中耳炎耳后骨膜下脓肿不会引起耳前淋巴结肿大。

（4）如疖不大或已破溃，可擦干外耳道脓液，用耳镜观察鼓膜，如鼓膜完整，多提示中耳无感染。

（5）听力检查外耳道疖听力损失不如中耳乳突炎重。

（6）乳突 X 线示乳突气房模糊。

2. 化脓性中耳炎　急性化脓性中耳炎听力减退明显，可有全身症状；早期有剧烈耳痛，流脓后耳痛缓解；检查可见鼓膜红肿或穿孔；脓液呈黏脓性。慢性化脓性中耳炎鼓膜穿孔，听力明显下降，流黏脓性脓液。当急、慢性化脓性中耳炎的脓液刺激引起急、慢性外耳道炎，慢性化脓性中耳炎松弛部穿孔被干痂覆盖时，或各自症状不典型，需将脓液或干痂清除干净，根据上述特点仔细检查，必要时暂时局部给药，并嘱患者随诊。

3. 急、慢性外耳道湿疹或急性药物性皮炎 大量水样分泌物、外耳道奇痒是急性湿疹和急性药物过敏的主要特征，一般无耳痛，检查时可见外耳道肿胀，有丘疹或水疱。慢性外耳道湿疹局部奇痒，并有脱屑，可有外耳道潮湿，清理后见鼓膜完整。

五、西 医 治 疗

本病治疗应局部治疗与全身治疗相结合，以抗炎、消肿、止痛为基本原则，配合辨证论治，能有效促进病变愈合，防止转变为慢性。一般选用敏感的抗生素口服或肌内注射，严重者静脉滴注，以有效控制感染。多选用大环内酯类、头孢菌素类、青霉素类抗生素。可适当配合止痛剂局部或全身应用。慢性外耳道炎应保持耳道局部清洁，局部应用激素类药物。

六、中医辨证论治

（一）辨证要点

1. 辨表里 若耳疮耳疖骤起疼痛，为外邪初犯，或伴有头痛、发热、恶寒、舌质红、苔薄黄、脉浮数，此为风热湿邪袭表；若外邪入里引犯肝胆湿热，耳壳肿痛明显，肌肤糜烂，耳道渗液，伴舌质红、苔黄腻、脉弦数，或久病体虚，邪毒久羁，耳痒、微痛反复发作，耳道皮肤增厚、皲裂、结痂，伴舌红少津，脉细数，则为里证。

2. 辨虚实 耳疮耳疖初起或疾病中期，耳窍肿痛，或流脓色黄白黏稠，苔薄黄或黄腻，脉浮数或弦数，此为实证；气血虚损，耳窍失养，虚实夹杂证有因于禀赋不足，肾气亏损或后天失养，气血亏虚无以上荣，致邪毒滞留不去，故耳痒、耳痛反复发作，耳道皮肤增厚，或见皲裂，痂皮附着，此为虚实夹杂之证。

（二）治疗原则

风热邪毒侵袭者，外感风热湿之邪与素体积热相搏结易生疖疮，所以治疗耳疮耳疖应重疏风清热，解毒祛湿。肝胆湿热上蒸引起的耳疮耳疖为肝胆湿热上蒸耳窍引发，治疗宜清泻肝胆实火，利湿清热消肿；而由血虚阴虚生风引起之耳疮应滋阴养血，息风润燥。

（三）分型论治

1. 风热邪毒袭耳证

主要证候：病初起，局部红肿疼痛，表面可有黄白色分泌物。可伴恶风发热，头痛，周身不适。舌尖红，苔薄黄，脉浮数。

证候分析：风热之邪侵袭耳道，致气血瘀阻，故耳道红肿、灼热疼痛；张口、咀嚼时牵拉耳部肌肤，故疼痛加剧；正邪交争，故发热恶寒；舌质红，苔薄黄，脉浮数均为风热外袭之征。

治法：疏风清热，消肿止痛。

代表方：银翘散合五味消毒饮加减。

方中金银花清热解毒，且有轻宣疏散之效；紫花地丁清热解毒，消痈散结；蒲公英作用与紫花地丁相似；野菊花清热解毒，疏风清热；紫背天葵子清热解毒，消肿散结。银翘散中连翘、薄荷、淡豆豉、荆芥用以增益其发汗解表的作用。若耳疖脓已成而未溃，可酌加皂角刺、鱼腥草、瓜蒌、桔梗、乳香、没药等；若溃后疮口久散不敛，可酌加当归、炙黄芪。

2. 肝胆湿热蒸耳证

主要证候：局部红肿疼痛较剧，或突起有脓，或漫肿闭耳，耳周臀核肿痛。可伴发热，口苦咽干，尿黄便结。舌红，苔黄腻，脉弦数。

证候分析：正盛邪实，抗争激烈，壅塞耳道，故耳痛剧烈，肿胀高突，听力下降；热盛肉腐则成脓，脓溃邪泄故痛减；耳部经脉多上连头脑，故伴头痛；表证已解，故发热不恶寒；肝胆热盛则口苦咽干；热伤津液，故尿少便结；舌质红，苔黄，脉弦数为邪热内盛之征。

治法：清泻肝胆，消肿止痛。

代表方：龙胆泻肝汤加减。

全方具有泻肝胆实火、清热利湿作用。方中龙胆草苦寒直折泻肝胆实火；黄芩、栀子清泻热毒；泽泻、木通、车前子泻湿利浊；生地黄、当归养阴以制约肝火，柴胡引诸药入肝胆经；甘草调和诸药，诸药合用共奏清利肝胆湿热，泻火解毒之功。若红肿痛甚者，去白芷、陈皮，酌加蒲公英、连翘以加强清热解毒作用；疖肿已出脓，疼痛不甚者，去乳香、没药；便秘者酌加大黄、芒硝以泻热通便。

3. 血虚邪毒滞耳证

主要证候：耳疮日久，局部作痒微痛，耳道肌肤增厚粗糙，甚则狭窄。可伴面色无华，毛发不荣，皮肤干涩。舌红少津，脉细数。

证候分析：气血虚损，耳窍失养，邪毒久羁，故耳疮日久，耳痒、耳痛反复发作；血虚则耳窍失养，耳道皮肤增厚粗糙、皲裂；久病多虚，面色无华，毛发不荣，皮肤干涩为气血亏虚失荣；阴血亏虚则舌红少津，脉细数。

治法：养血润燥，解毒祛邪。

代表方：归芍地黄汤加减。

可加白蒺藜、僵蚕、红花、金银花、地肤子等。方中以熟地黄、当归养血生血；白芍养血柔肝；山茱萸温补肝肾；山药、茯苓健脾渗湿，牡丹皮、泽泻清肝火、泻肾浊；白蒺藜、僵蚕息风镇静止痒。若伴脾虚乏力，食少纳呆，可酌加炒麦芽、鸡内金、焦神曲等；若伴有皲裂肿痛明显者，可酌加鸡血藤、茜草、仙鹤草等。

（四）特色疗法

1. 中成药治疗

（1）清热化毒丸、犀角化毒丸、梅花点舌丹：适用于风热邪毒外侵型耳疮或耳疖。

（2）龙胆泻肝丸：水丸一次 6g，一日 2 次，口服。适用于肝胆湿热上蒸型耳疮或耳疖。

（3）黄连膏、如意金黄膏：一日 1 次，外用。适用于疖痈。

（4）紫金锭：外用。醋磨调敷患处。治疗痈肿、无名肿毒。

2. 针灸疗法

（1）针刺治疗：肿胀疼痛时，可针刺合谷、内关、少商等穴以消肿止痛。合谷穴为手阳明经的原穴，阳明经多气多血，针刺合谷穴可以泄阳明之火毒，头面部疔疮尤为适宜，配合手太阴肺经的少商和手厥阴心包经的内关，用以疏风清热。

（2）灸法[7]：取艾条点燃后置于耳廓前及周围皮肤，距离以患者感微烫为主，体表温度以40～45℃为宜，缓慢均匀移动艾条，灸至耳廓、外耳道、乳突周围皮肤明显红晕，时间20～30分钟，每日1次。

3.其他疗法

（1）外敷：用内服中药渣再煎，取汁热敷患侧耳部，或用全蝎膏等药膏调敷，以清热解毒、活血消肿止痛。

（2）排脓：耳疖已成脓，未自行溃破者，可用无菌针头挑破脓头，取出脓栓，排出脓血，或切开排脓。要注意脓未成时禁忌切开，且切开时切口必须与外耳道纵轴平行，以防形成外耳道狭窄。排出脓血后局部敷全蝎膏、紫金锭或黄连膏、如意金黄散等。

（3）换药：耳疮或耳疖溃破后，脓液排尽，可用大小适当的全蝎膏纱条填压外耳道，1～2日换一次，直至彻底痊愈。

（4）滴耳：耳疮及耳疖初期可用清热解毒的中药制成滴耳液滴耳。

七、康 复 治 疗 [8]

（一）心理治疗

外耳道炎及疖急性发作期，耳部疼痛明显，在做咀嚼、张口等动作时，症状加重，应多与患者交流沟通，安抚患者，转移其注意力，以减轻疼痛，保持稳定的情绪。外耳道炎及疖慢性期常伴发于糖尿病及免疫功能紊乱，应向患者讲解疾病的有关知识，建立起信任的关系，让其有所了解，以便能更好地配合治疗。

（二）饮食疗法

忌辛辣、油腻食物及饮酒。应注意补充富含纤维、蛋白质、维生素类的食物。如患有糖尿病，应对患者进行糖尿病饮食的指导。

（三）日常护理

保持外耳道的清洁，如疖肿已溃，应经常清除脓液，清理时，手法切忌粗暴或反复重擦，以免加重病情。睡眠时患耳朝下，以利脓液排出，应避免局部受压增加患者痛苦，甚至引起疔疮走黄。同时此类疾病可能与糖尿病相关，应检测患者血糖，排除糖尿病。

八、预防与调护

（1）要注意耳部卫生，戒除挖耳习惯，以免损伤耳道而染毒。

（2）及时治疗脓耳，以免脓液长期浸渍耳道引发本病。

（3）避免污水入耳。游泳前可用涂有凡士林的棉球堵塞于外耳道口，以防耳道入水；如有水灌入，应外耳道口朝下，单足跳跃，使耳内积水倒出，以免污水浸渍耳道。

参 考 文 献

[1] 金玉兰, 刘迪, 朴美花, 等. 139 例外耳道、中耳炎性疾病细菌学及药物敏感性分析 [J]. 延边大学医学学报, 2020, 43 (4): 285-287.

[2] 王玉芝, 吴玉梅, 张宗珍, 等. 慢性化脓性中耳炎病菌及耐药性分析 [J]. 中国耳鼻咽喉头颈外科, 2006, 13 (6): 403-405.

[3] 丁钰, 李海霞, 于维林. 慢性化脓性中耳炎病原菌及耐药性分析 [J]. 齐鲁医学检验, 2004, 15 (5): 7-8.

[4] 陈致怀, 王白岚, 陈明生. 慢性化脓性中耳炎细菌培养及药敏试验 [J]. 中华耳鼻咽喉科杂志, 1991, 26 (3): 186.

[5] 江广理, 廖康, 樊韵平, 等. 317 例慢性化脓性中耳炎的细菌学及药物敏感性分析 [J]. 中华耳科学杂志, 2006, 4 (1): 39-42.

[6] 张秀秀, 张秋, 朱富高, 等. 耳部炎性疾病的细菌学及药物敏感性分析 [J]. 山东大学耳鼻喉眼学报, 2009, 23 (1): 48-51.

[7] 黄尚武, 孙利玲, 罗东梅. 艾灸联合五官超短波治疗外耳道疖肿的临床疗效观察 [J]. 心理月刊, 2020, 15 (14): 44-45.

[8] 白铁娟. Ⅰ型糖尿病合并外耳道疖的护理 [J]. 内蒙古中医药, 2014, 33 (9): 158.

（王殿一）

第四节 外耳湿疹

湿疹是指由多种内外因素引起的变态反应性多形性皮炎, 伴有明显瘙痒, 易复发, 严重影响患者的生活质量, 我国一般人群患病率约为 7.5%[1]。目前多认为是在机体内部因素如免疫功能异常、皮肤屏障功能障碍等基础上, 由多种内外因素综合作用的结果, 变态反应免疫性机制和非免疫性机制如皮肤刺激均参与发病过程。微生物可以通过直接侵袭、超抗原作用或诱导免疫反应引发或加重湿疹[2]。外耳是湿疹发作的常见部位, 药物或过敏物质刺激及长期外耳潮湿或脓液刺激等均可成为致敏因素或诱因[3]。

外耳湿疹 (eczema of external ear) 为发生于外耳道、耳廓和耳周皮肤处的变态反应性多形性皮炎。多见于小儿, 分急性和慢性两型。本病相当于中医学"旋耳疮"范畴。

一、病 因 病 机

（一）西医病因病理

1. 病因 本病病因复杂, 可由多种内外因素引起, 但具体发病原因常不明确。多认为与特应性体质有关, 系变态反应性疾病。常见的致敏因素有食物类如牛奶、虾蟹、蛋品等, 吸入类如花粉、动物皮毛等, 接触类如织物、油漆、化妆品、肥皂、药物、日光, 或化脓性中耳炎病程中的脓液刺激等。还可能与神经功能障碍、消化不良、代谢障碍、内分泌失调等有关。

2. 病理 主要病理表现为红斑、丘疹、丘疱疹及水疱、脱屑等，有渗出倾向。其一般表现为血管扩张充血，真皮水肿，有血管周围炎性反应，伴有不同程度、不同形式、不同细胞成分的渗出和浸润。也可出现变性、坏死等病变。急性期以中性粒细胞渗出浸润为主，慢性期以淋巴细胞、组织细胞为主，常伴有成纤维细胞增生及纤维化。

（二）中医病因病机

患病个体往往是与禀赋不足有关的特应性病理体质者。

1. 风湿热毒 外感风热邪毒，循经入里，内引肝胆湿热，或素食肥甘厚味，使湿热内蕴，化火生风，以致风湿热毒浸淫耳肤，引发本病。

2. 血虚风燥 风湿热毒久羁耳肤，日渐伤津耗血，或脾胃素弱，阴血化生不足，以致血虚风胜化燥，耳肤失养，病程迁延难愈。

二、临床表现

（一）症状

本病症状表现为外耳道、耳廓，甚至耳周皮肤瘙痒。急性者更是痒甚难忍，或伴烧灼感，或微痛不适。亚急性者局部仍瘙痒，渗液较急性者少，可有结痂和脱屑。慢性者外耳道内剧痒，皮肤增厚，有脱屑。

（二）体征

急性者患处皮肤潮红肿胀，有小丘疹，继而出现小水疱，溃破后流出黄色分泌物，皮肤糜烂、渗液、结痂。转为慢性后，表皮脱屑，皮肤增厚、粗糙、皲裂，甚则出现外耳道狭窄。

三、诊　　断

（一）病史

传染性湿疹：有化脓性中耳炎并有脓液流出，或有头颈和面部皮炎。非传染性湿疹：有某种物质接触史，发病的部位一般在该物质接触的部位；病变的轻重与机体变态反应的强度及刺激物的性质、浓度、接触的时间有关。

（二）症状

不同的阶段湿疹表现不同。

（1）急性湿疹：患处奇痒，多伴烧灼感，挖耳后流出黄色水样分泌物，凝固后形成黄痂。有时分泌物浸渍处亦可引起病变。

（2）亚急性湿疹：多由急性湿疹未经治疗、治疗不当或久治不愈迁延所致。局部仍瘙痒，渗液比急性湿疹少，但有结痂和脱屑。

（3）慢性湿疹：急性和亚急性湿疹反复发作或久治不愈，转变为慢性湿疹，外耳道内剧痒，皮肤增厚，有脱屑。

外耳道湿疹可反复发作。急性外耳湿疹和慢性外耳湿疹之间可相互转化。

（三）检查

（1）急性湿疹：患处红肿，散在红斑、粟粒状丘疹、小水疱；这些丘疹、水疱破裂后，有淡黄色分泌物流出，皮肤为红色糜烂面，或有黄色结痂。

（2）亚急性湿疹：患处皮肤红肿较轻，渗液少而较稠，有鳞屑和结痂。

（3）慢性湿疹：患处皮肤增厚、粗糙、皲裂、苔藓样变，有脱屑和色素沉着。

（4）变应原检查：皮肤点刺试验或血清抗体检测有助于确定致敏因素。

四、鉴 别 诊 断

1. 急、慢性外耳道炎

急性外耳道炎：疼痛剧烈，有耳屏压痛和耳廓牵引痛，检查见外耳道弥漫性充血、肿胀、潮湿；外耳道内有分泌物。慢性外耳道炎：外耳道皮肤多增厚，有痂皮附着，撕脱后外耳道皮肤呈渗血状。外耳道内可有少量稠厚的分泌物，或外耳道潮湿，有白色豆渣状分泌物堆积在外耳道深部。急性外耳道湿疹：大量水样分泌物和外耳道奇痒是急性湿疹和急性药物过敏的主要特征，一般无耳痛，检查时可见外耳道肿胀，有丘疹或水疱。慢性外耳道湿疹：局部奇痒，并有脱屑，可有外耳道潮湿，清理后见鼓膜完整。

2. 急、慢性化脓性中耳炎

急性化脓性中耳炎患者听力减退明显，可有全身症状；早期有剧烈耳痛，流脓后耳痛缓解；检查可见鼓膜红肿或穿孔；脓液呈黏脓性。慢性化脓性中耳炎患者鼓膜穿孔，听力明显下降，流黏脓性脓液。

五、西 医 治 疗

消除刺激，根治病因为治疗本病的基本原则。需局部治疗与全身治疗相结合。可选用抗过敏药如氯雷他定、地氯雷他定等口服。严重者，适当应用皮质类固醇类药物如地塞米松、氢化可的松等；继发感染明显者，则全身或局部加用抗生素治疗。

六、中医辨证论治

（一）辨证要点

1. 辨虚实　本病的辨证主要根据病史的长短、局部的形态改变及全身症状，一般来说，病之初起，多为实证，属风热湿邪侵袭而致；久病不愈，多属虚证，多为余邪滞留而致。从局部形态改变来说，局部湿烂者多为湿热而致，局部干燥、粗糙、皲裂者，多为燥热而致。

实证者，风热夹湿邪上犯，蒸灼耳窍，故耳部皮肤灼热、潮红；风盛则痒，湿热盛则起水疱、溃破、黄色脂水浸淫；舌质红、苔黄腻、脉弦数为湿热内盛之象。

虚证者，由于外耳湿疹反复发作，耗伤阴血，气血亏虚，耳窍失养，故皮肤增厚、粗糙；久则血虚生风化燥，故皮肤瘙痒、皲裂；脾气虚，失于健运，故纳差，身倦乏力；面色萎黄、舌质淡、苔白、脉细缓为血虚之象。

2. 辨脏腑 急性期由湿热邪毒积聚耳窍，引动肝经之火，循经上犯，蒸灼耳廓而为病；慢性期因津血亏虚，耳窍失养兼之余邪滞留，故反复发作，缠绵难愈。

湿热邪毒积聚耳窍，引动肝经之火，循经上犯，蒸灼耳廓而为病。胆附于肝，互为表里，外耳道属肝，足少阳胆经之脉循耳后，其支者从耳后入耳中，出走耳前。肝胆互为表里，胆经循耳，肝之络脉亦络于耳。当脓耳之脓液浸渍耳部，或邻近部位之黄水疮蔓延至耳部，或因某些刺激物而诱发，以致湿热邪毒传里引动肝胆风热，内外邪毒交蒸循经熏灼耳部肌肤而为病。

脾有运化水湿之功，当脾气虚弱，运化失职，若再食肥甘厚味之品，则湿邪积滞胃腑，郁久化热，热极生风，蒸熏于耳部肌肤，流黄水而为病。此外，脾气虚弱，因循日久，则津血亏虚，耳窍失养；更以渗液淋漓不干，津愈枯而血更虚。血虚生风，风胜化燥，则耳部肌肤失于滋养，兼之余邪滞留，故出现耳部瘙痒，皮肤粗糙、皲裂、覆盖鳞屑，缠绵难愈。

（二）治疗原则

急性期多为风湿热毒侵袭，肝胆湿热或脾虚湿困上蒸而致；慢性期多为脾虚血虚，生风化燥而致。

辨证施治方面，风热湿邪浸渍型以糜烂、黄水淋漓为症状特征，内治以清热祛湿、疏风止痒为主，外治主要是燥湿止痒，促进患处干燥；血虚生风化燥型以皮肤粗糙增厚、皲裂，有鳞屑为症状特征，内治以养血润燥、祛风止痒为主，外治主要是滋养皮肤。

（三）分型论治

1. 风湿热毒聚耳证

主要证候：患处瘙痒明显，甚则灼热微痛。局部皮肤潮红肿胀，有水疱，溃后糜烂，黄水淋漓，干后结痂。婴幼儿可有发热，烦躁，睡眠不安等症。舌尖红，苔黄腻，脉滑数。

证候分析：风湿热合而为患，上扰于耳。风盛则奇痒难忍，故喜搔抓以求缓解；热盛则耳部红肿，灼热，糜烂，热扰心神，则心烦难眠；湿盛则疮面黄水淋漓不止，或结痂，纳少；舌尖红，苔薄黄微腻，脉濡数亦属风热湿邪侵袭之征。

治法：清热利湿，祛风止痒。

代表方：萆薢渗湿汤加减。

常用药：萆薢、黄柏、泽泻、薏苡仁、滑石、赤茯苓、牡丹皮、通草。一般加防风、蝉蜕、徐长卿。

方中萆薢、黄柏清热解毒，利湿疗疮，泽泻、薏苡仁、滑石、赤茯苓利水渗湿，牡丹皮清热凉血，活血化瘀，通草通利小便，使湿热随小便而出。诸药合用，共奏清热利湿，祛风止痒之功。若伴口苦咽干可加柴胡、黄芩；若伴有食少纳呆，舌苔黄厚腻可加豆蔻、砂仁；若头晕目眩，可加半夏、厚朴、天麻等。

2. 血虚风燥伤耳证

主要证候：患处作痒，病变缠绵难愈。局部皮肤增厚粗糙，干燥皲裂，或积鳞屑。可伴面色黄，纳差，身倦乏力。舌淡苔白，脉细缓。

证候分析：久患本病，肌肤受损，阴血内耗，故耳部肌肤粗糙、脱屑；余邪为患，故患耳瘙痒较甚；正虚无力逐邪外出，故神疲乏力，病程缠绵难愈；舌脉所见亦属血虚风燥之征。

治法：养血润燥，祛风止痒。

代表方：四物消风饮加减。

常用药：生地黄、当归、川芎、荆芥、防风、独活、白鲜皮、蝉蜕、薄荷、柴胡、红枣。一般可加乌梢蛇、徐长卿，以祛风止痒。

方中用生地黄清热凉血滋阴；当归、川芎养血活血并和营；荆芥、防风、独活祛风胜湿行于表；白鲜皮、蝉蜕、薄荷疏风透疹而止痒；柴胡和解清热、解郁散风；红枣调和营血以助消风。诸药合用，共为凉血养阴，祛风消疹之专剂。痒甚者加地肤子等以加强祛风、止痒作用。若皮肤增厚皲裂明显可加麦冬、天花粉、石斛等。

（四）特色疗法

1. 中成药治疗

（1）消风散（黑龙江中医药大学附属第一医院院内制剂）：一次 2 袋，一日 2～3 次，适用于风盛者。

（2）龙胆泻肝丸：水丸一次 6g，一日 2 次，口服。用于湿热重者。

（3）苦参祛风丸（黑龙江中医药大学附属第一医院院内制剂）：大蜜丸一次 1 丸，一日 2～3 次。

（4）全蝎膏（黑龙江中医药大学附属第一医院院内制剂）：外用。

（5）三黄止痒散（黑龙江中医药大学附属第一医院院内制剂）：外用。

2. 针灸疗法　风热湿邪犯耳者，取督脉、手阳明、足太阴经穴为主，如曲池、肺俞、神门、阴陵泉等，针用泻法或三棱针点刺出血；血虚生风化燥者，取足阳明、足太阴经穴为主，如足三里、三阴交、大都、郄门等，针用补法。

3. 其他疗法

（1）湿敷：可选用下列清热解毒、收敛止痒的中药煎水外洗或湿敷患部。

1）桉树叶、桃叶、花椒叶各等量。

2）苦参、苍术、黄柏、白鲜皮各 15g。

3）马齿苋、黄柏、败酱草各 30g。

（2）涂敷法：可根据证型选择不同药物。湿热盛而见红肿、疼痛、瘙痒、出脂水者，可选用疏风软膏以清热燥湿止痒；湿盛而见黄水淋漓者，可选用三黄止痒散，以麻油调擦，以清热除湿，收敛止痒；热盛而见有脓痂者，可选用全蝎膏外涂患处，以清热解毒；患病日久而皮肤粗糙、增厚、皲裂者，可选用滋润肌肤、解毒祛湿的药物外涂，如生肌软膏。

七、康 复 治 疗

（一）心理治疗

外耳湿疹属于外耳皮肤的变态反应，病程长，发作时耳部痒痛难忍，且极易复发，严重影响患者的生活质量。复发后患者心理易出现沮丧、焦虑及不信任感，对治疗丧失信心，为缓解这些不良情绪，在治疗过程中首先应做好患者的心理建设，医患间建立友好和睦的关系，对患者讲解本病的各种诱因及预后，耐心疏导。

（二）饮食疗法

本病饮食禁忌较多，首先应禁发物、辛辣刺激食物及烟酒刺激，以防加重病情。其次可建议患者进行变应原筛查，明确变应原后，再行忌口。

（三）日常护理

本病亦可由于局部刺激而致，如挖耳、脓液浸渍等，故应叮嘱患者避免挖耳，减少对耳部皮肤的局部刺激，耳痒发作时，可简单按压耳屏以临时缓解症状；如有耳部渗液、流脓者，应及时清理渗出或脓液，防止湿疹的扩散。

八、预防与调护

（1）应避免接触可能诱发本病的物质；及早治疗脓耳及邻近部位之黄水疮，以免引起本病。

（2）避免在污水中游泳。游泳、洗头、洗澡时避免水进入外耳道内。

（3）注意耳部清洁卫生。凡因湿重致患处脓水浸淫者，宜采取各种方法使之干燥；凡因血虚而致患处枯槁者，宜用油膏类药，使之滋润。避免不良的局部刺激，忌用肥皂水洗涤患处。改掉不良的挖耳习惯。

（4）患病期间，忌食辛辣、煎炒食物及鱼虾等食品。因辛辣、煎炒食物性辛、温燥，鱼虾食品性腥重浊，易致风热湿邪积聚，不利于患者痊愈。

参 考 文 献

[1] 路雪艳，李邻峰，尤艳明. 丽水市社区人群皮肤病流行病学调查及风险因素分析 [J]. 中国麻风皮肤病杂志，2008，24（9）：692-694.

[2] 中华医学会皮肤性病学分会免疫学组. 湿疹诊疗指南（2011年）[J]. 中华皮肤科杂志，2011，44（1）：5-6.

[3] 艾建伟，徐景利，盖建青，等. 中药除湿丸联合耳净散内外合治外耳湿疹的疗效评价 [J]. 中华耳科学杂志，2017，15（4）：471-474.

（王殿一）

第五节　大疱性鼓膜炎

大疱性鼓膜炎的病因目前仍有争论，多数学者认为大疱性鼓膜炎为病毒感染所致，如流感病毒、脊髓灰质炎病毒等。少数病例与肺炎支原体感染、药物或物理刺激及变态反应有关[1]。有研究表明，80%的患者发病前同时伴有上呼吸道感染[2]。在大疱性鼓膜炎患者中，70%鼻咽抽吸液、27%中耳积液发现有呼吸道病毒，病毒类型的分布与同时确诊并做对比研究的急性中耳炎患者相似。相同患者、相同中耳积液标本中还可以找到细菌致病体。97%的大疱性鼓膜炎细菌类型分布与急性中耳炎相似，但是在大疱性鼓膜炎中肺炎双球菌比例高，也有研究显示支原体是致病菌[1]。

大疱性鼓膜炎（bullous myringitis）又称出血性大疱性鼓膜炎，是病毒感染引起的鼓膜和邻近鼓膜的外耳道皮肤的急性炎症。多发生在儿童和 30 岁以下的成人。多为单侧，双侧者可同时或先后发病，常见于冬季。一般认为流感病毒是主要的病原体，因本病常发生在流感之后。根据本病症状特征将其归于中医学"耳中生毒"范畴。

一、病因病机

（一）西医病因病理

1. 病因 一般认为，本病为病毒感染所致，如流感病毒、脊髓灰质炎病毒等。少数病例与肺炎支原体感染、药物或物理刺激及变态反应有关。

2. 病理 病变部位在鼓膜上皮下，或与外耳道交界处，表现为鼓膜充血或起水疱，水疱内含有浆液性渗出物，呈灰白或淡黄色，若有出血，新鲜血呈红色，陈旧血呈蓝色或紫色。疱疹破溃后可有浅表溃疡，溃疡未累及鼓膜纤维层，愈后不留任何痕迹。

（二）中医病因病机

中医学认为本病病因为外感风邪时疫热毒、内有肝胆郁热。由于时邪毒疫外袭，内犯肝胆经脉，外邪引动肝胆郁热，内外合邪，循径上犯耳窍，耳膜受邪毒熏灼，气滞湿积，化火伤及血络，以致耳膜出现血疱或水疱，热毒为患，脉络阻则耳痛较剧。由于风邪时疫为患，故患者常有感冒症状。风为阳邪，善行数变，故本病发病突然，耳痛胀闷。

二、临床表现

（一）症状

本病症状表现为耳疼痛剧烈，耳胀闷感，轻度听力减退，可伴头痛、发热等。

（二）体征

本病患者检查可见鼓膜及邻近外耳道皮肤充血，常于鼓膜后上方出现血疱。若血疱破裂，则有血性分泌物流出。

三、诊　　断

（一）病史

本病患者发病前多有感冒病史。

（二）症状

首要症状为外耳道剧痛，是耳科急诊之一，可伴有听力损害，但发病初期多被疼痛遮盖。一般在流感发热消退后 2～3 天发病。随之，由于大疱破裂有稀薄血性分泌物自外耳道流出，一些患者此时耳痛减轻，但有些患者耳痛并不减轻；由于病变限于上皮下，故大疱破裂后无鼓膜穿孔。部分患者可有耳鸣或眩晕。

（三）检查

1.耳镜检查　大疱性鼓膜炎的耳镜检查可见鼓膜表面和（或）外耳道深部皮肤有一个或几个紫红色或红色的血疱，大小不等，大的可以覆盖整个鼓膜，鼓膜充血。如果血疱破裂，在外耳道内有浆液血性液体或浆液性液体。血疱破裂或自行吸收，在鼓膜表面可不留痕迹，或仅有鼓膜充血。

2.听力检查　既往认为大疱性鼓膜炎引起的是传导性听力损失，近年不断有报道大疱性鼓膜炎可引起内耳损害，如伴眩晕，需做前庭功能检查，以了解前庭损害程度。

3.实验室检查　血常规：正常或白细胞总数升高，或淋巴细胞百分比增高。

4.并发症

（1）单发性或多发性脑神经损害：很少见，其中多为位听神经和（或）面神经损害；发生于疾病早期，或继发于病后 3 周内。若听神经受累，则可出现轻度到中度的感音神经性聋、眩晕等，耳聋大多可恢复正常。

（2）脑膜脑炎：很少见。可与脑神经损害伴发，亦可单独出现。

四、鉴别诊断

1.急性化脓性中耳炎　可有疼痛，但大多不如大疱性鼓膜炎严重；检查见鼓膜弥漫性充血；鼓膜穿孔后流脓性或黏脓性分泌物。

2.颈静脉球体瘤　就诊时患者多无耳痛的主诉，肿物来自中耳腔，与大疱相比更具有实体感，鼓膜向外膨隆。

五、西医治疗

治则为抗病毒，缓解耳痛，防止继发感染。耳痛剧烈难忍时，可服用止痛剂与镇静剂。耳部应用透热疗法可促进液体吸收，加速疱疹消退。

（一）抗生素疗法

局部应用抗生素滴耳液，全身使用抗生素治疗，以防继发细菌感染。

（二）手术治疗

如反复发作，特别是已有并发症者，应在无菌操作下，将大疱刺破。

六、中医辨证论治

（一）辨证要点

辨外火与内火 本病是由外感时疫风热之外火，引动肝胆郁热之内火，循经上蒸，内外火毒困结，与气血搏结于耳膜，结聚不散而为病。外火为外感风热时疫：患耳疼痛剧烈，耳胀，听力减退，伴发热恶寒、头痛、鼻干、鼻塞、打喷嚏等，舌质红，苔薄黄，脉浮数。检查见鼓膜及邻近外耳道皮肤充血，鼓膜后上方见红色血疱，若血疱破裂，则外耳道可见血性分泌物流出。内火为肝胆湿热上蒸：患耳疼痛剧烈，痛引同侧头部及面颊，伴目赤，口苦咽干，大便秘结，尿黄，舌质红，苔黄，脉弦数。检查见外耳道内段及鼓膜充血，鼓膜后上方可见血疱，若血疱溃破，则见外耳道有血性分泌物流出。

（二）治疗原则

（1）风热时邪，上犯耳窍者治以疏风散邪，清热解毒。
（2）肝胆火毒，燔灼耳窍者治以清泻肝胆，解毒泻火。

（三）分型论治

1. 风热时邪，上犯耳窍证

主要证候：患耳疼痛剧烈，耳胀，听力减退。检查见鼓膜及邻近外耳道皮肤充血，鼓膜后上方见红色血疱，若血疱破裂，则外耳道可见血性分泌物流出。

证候分析：风热时邪外侵，首先犯肺，肺经受邪，循经上犯耳窍，搏结于鼓膜而为病，发热恶寒、头痛、鼻干、鼻塞、打喷嚏、舌质红、苔薄黄、脉浮数为风热在表之象。

治法：疏风散邪，清热解毒。

代表方：银翘散合五味消毒饮加减。

常用药：连翘、金银花、薄荷、牛蒡子、菊花、荆芥穗、淡豆豉、竹叶、芦根、桔梗、蒲公英、地丁、天葵子。

方中连翘、金银花辛凉解表，清热解毒；薄荷、牛蒡子、菊花疏散风热；荆芥穗、淡豆豉发散解表；竹叶、芦根清热生津；桔梗载药上行，清热排脓；蒲公英、地丁、天葵子解毒消肿。若有水疱者，加土茯苓、泽泻、车前子利水渗湿；便秘者，加大黄、玄明粉之类通腑泻热；发热者，加蚤休、贯众、生石膏以清热；若伴头痛者，加白芷、川芎、蔓荆子、藁本等。

2. 肝胆火毒，燔灼耳窍证

主要证候：患耳疼痛剧烈，痛引同侧头部及面颊。检查见外耳道内段及鼓膜充血，鼓膜后上方可见血疱，若血疱溃破，则见外耳道有血性分泌物流出。

证候分析：患者多素有肝胆郁火，风热时邪外侵，引动肝胆火热，火毒循经上灼耳窍，燔灼鼓膜而为病，目赤、口苦咽干、大便秘结、尿黄、舌质红、苔黄、脉弦数、为肝胆火旺之象。

治法：清泻肝胆，解毒泻火。

代表方：龙胆泻肝汤加减。

常用药：龙胆草、黄芩、栀子、泽泻、木通、车前子、生地黄、当归、柴胡、甘草。

方中龙胆草苦寒直折泻肝胆实火；黄芩、栀子清泻热毒；泽泻、木通、车前子泻火给邪热以出路；生地黄、当归养血柔肝，滋阴潜阳，标本兼顾；柴胡引诸药入肝胆经；甘草调和诸药，诸药合用共奏清泻肝胆，解毒泻火之功。但本方药物多为苦寒之性，多服、久服皆非所宜，病除即止。血疱破溃出血者，去当归，加牡丹皮、赤芍、白茅根、三七粉等；若伴脓液流出，可加瓜蒌、天花粉、蒲公英。

（四）特色疗法

1. 中成药治疗

（1）抗病毒口服液：一次 10ml，一日 3 次，口服。适用于火毒上犯型大疱性鼓膜炎。

（2）连花清瘟颗粒：一袋 6g，一次 1 袋，一日 3 次，温开水冲服。适用于风热上犯型大疱性鼓膜炎。

（3）龙胆泻肝丸：水丸一次 6g，一日 2 次，口服。适用于肝胆火毒型大疱性鼓膜炎。

2. 针灸疗法

（1）体针[3]：取穴患侧风池、听会、翳风、合谷。泻法，留针 30 分钟。每日 1 次。

（2）艾灸：嘱患者侧卧，患耳朝下，将点燃的艾条靠近患耳，使艾烟进入耳内，时间为 30 分钟。每日 1 次，连续 7 日。

（3）耳针：取穴以肝、胆、内耳、外耳、三焦、皮质下、颞为主。用耳穴压籽法，贴双侧耳穴，留 3～5 日，嘱患者每日自行按压数次。

3. 其他疗法

（1）血疱大者，可用三棱针、鼓膜切开刀挑破，或注射器穿刺抽吸，但应防止感染。

（2）耳局部热敷或透热疗法，或者超短波、红光等理疗，以促进吸收，加速疱疹消退。

（3）可用清热解毒之中药滴耳液滴耳（如黄连滴耳液）。耳道有分泌物流出者，用 3%过氧化氢溶液清洁干净。

七、康 复 治 疗

（一）心理治疗

大疱性鼓膜炎疼痛剧烈，患者多有恐惧及焦躁情绪，在诊治过程中医者态度应耐心亲切，细致讲解病情，建立友好的医患关系，安抚患者，稳定其情绪。可将盐酸利多卡因注射液滴入患侧外耳道，每次 5～6 滴，以达到迅速止痛的目的[4]。

（二）饮食疗法

禁忌辛辣刺激食物，禁忌饮酒，避免进食牛肉、羊肉及狗肉等热性食物，以防资助火热，加重病情。应清淡饮食，多吃新鲜的蔬菜、水果及高纤维食物。

（三）日常护理

耳部血疱形成过程中，疼痛严重者，可以用针头轻轻挑破血疱，以缓解疼痛，操作时要注意严格无菌操作，手法轻柔，避免加重感染，引起鼓膜穿孔。血疱破溃后要嘱患者避免耳内进水，睡眠时患耳向下卧位，以利血水流出耳道。

八、预防与调护

（1）加强体育锻炼，增强抗病能力。

（2）流感期间，用大青叶、金银花、板蓝根、连翘、薄荷等煎水代茶饮以预防。

（3）注意耳部清洁，避免污水入耳。

（4）痊愈后，耳膜有内陷者，应行咽鼓管吹张或鼓膜按摩法。

参 考 文 献

[1] 吉晓滨，梁赐芳. 急性大疱性鼓膜炎的临床报告[J]. 中国中西医结合耳鼻咽喉科杂志，2006（6）：360-362.

[2] 徐亚莉. 药浴疗法治疗急性鼓膜炎的临床效果观察[J]. 包头医学院学报，2016，32（1）：76-77.

[3] 王志敏. 针刺联合放血疗法治疗大疱性鼓膜炎52例[J]. 中国针灸，2013，33（11）：988.

[4] 王超，张吉仲. 大疱性鼓膜炎快速无创止痛[J]. 中国民间疗法，2020，28（6）：74.

（王殿一）

第六节　分泌性中耳炎

分泌性中耳炎是一种难治性中耳疾病，其特征是反复发作，在成年人发病率为 1%～5%[1]，严重影响患者的生活质量，最常见的病因为咽鼓管功能障碍[2]。传统的鼓膜切开术、鼓膜置管和咽鼓管吹张可以平衡中耳压力，短暂缓解症状，但不能针对病因治疗，且增加持续发炎、永久性穿孔、鼓膜硬化等风险[3]。分泌性中耳炎的症状为耳内伴有闷胀感与堵塞感，听力下降等[4]。其发病机制与中耳负压、神经性炎症、免疫因素等相关。发病过程为机体感染病毒，提高变应原的敏感性，导致变态反应，进而引发本病[5-6]。

分泌性中耳炎（secretory otitis media）亦称非化脓性中耳炎或渗出性中耳炎，是以耳内闷胀堵塞感，鼓室积液及传导性听力下降为主要特征的中耳非化脓性炎症。本病以往同义词较多，如卡他性中耳炎、浆液性中耳炎、黏液性中耳炎等，容易造成混乱。现国内外都已经将其统一于中耳炎条目之下，再区分为化脓性中耳炎和分泌性中耳炎。按病程的长短不同，分泌性中耳炎可分为急性和慢性两种，一般认为，病程长达 8 周以上者即为慢性。慢性分泌性中耳炎是因急性期未得到及时与恰当的治疗，或由急性分泌性中耳炎反复发作、迁延、转化而来。可见于任何年龄，但发病率以小儿为高，是引起小儿听力下降的重要原因之一。本病相当于中医学"耳胀耳闭"范畴。

一、病 因 病 机

（一）西医病因病理

1. 病因　真正病因尚未完全明了。一般认为，咽鼓管功能障碍是引起分泌性中耳炎的关键因素。

（1）咽鼓管功能障碍

1）咽鼓管阻塞：可分为机械性阻塞与非机械性阻塞两类。传统认为，咽鼓管咽口的机械性阻塞是本病主因。如腺样体肥大、鼻咽部肿瘤或填塞物的直接压迫，或化脓性鼻窦炎、肥厚性鼻炎、鼻咽炎、头颈部放疗等所引起的咽鼓管黏膜肿胀导致咽鼓管通气不良等。非机械性阻塞因素包括咽鼓管开闭肌功能失调、咽鼓管发育不全等所致的咽鼓管功能失调，以及与小儿咽鼓管生理结构特点相关的因素，更容易形成中耳负压，导致咽鼓管软骨下塌，管腔更为狭窄；细菌蛋白酶破坏导致咽鼓管腔黏膜表面活性物质缺乏，表面张力缺陷，也影响管腔的正常开放。

2）咽鼓管清洁和防御功能障碍：咽鼓管表面黏膜为假复层柱状纤毛上皮，与其上之黏液毯共同组成"黏液纤毛输送系统"，借此不断向鼻咽部排出进入管内的病原体及中耳分泌物。细菌外毒素的作用、先天性纤毛运动不良综合征或以往的中耳炎症均可影响该系统功能，造成咽鼓管开放障碍。

（2）感染：不少研究证实，中耳低毒性细菌或病毒感染，诱导产生炎症介质（如前列腺素、白三烯、组胺、5-羟色胺、溶酶体等），尤其是病原菌的内毒素，对中耳局部黏膜具有致炎作用，造成中耳积液。但感染因素并不能完全解释本病的临床病理过程，单纯抗感染治疗也难以有效终止其病理进程。

（3）免疫病理反应：中耳黏膜具有独立的免疫防御机能。中耳积液中细菌检出率较高，存在炎性介质，并检测到细菌的特异性抗体、免疫复合物及补体等，提示慢性分泌性中耳炎可能是一种由抗体介导的免疫复合物疾病。

（4）其他因素：还有神经源性炎症机制学说、胃食管反流学说等。

2. 病理 病变早期，中耳黏膜水肿，毛细血管通透性增加，继之黏膜增厚，上皮化生，鼓室前部低矮的假复层纤毛柱状上皮化生为增厚的分泌性上皮，鼓室后部的单层扁平上皮化生为假复层柱状上皮，杯状细胞增多，上皮下有病理性腺体样组织形成，固有层出现圆形细胞浸润。到恢复中期，腺体退化，分泌物减少，黏膜逐渐恢复正常。如病变未得到控制，晚期可出现中耳积液机化，或形成包裹性积液，伴有肉芽组织生长，进而发展为粘连性中耳炎，亦可后遗胆固醇肉芽肿、鼓室硬化甚至胆脂瘤等。中耳积液为漏出液、渗出液、分泌液的混合物，可以分别表现为浆液性、黏液性及浆-黏液性，后期转变为胶冻状。

（二）中医病因病机

禀赋相关的病理体质可能为本病重要的内在发病基础。

1. 风邪外袭，痞塞耳窍 风邪外犯，首先犯肺，肺失宣降，鼻塞不利，耳闭不通，水湿停聚不化，积于鼓室，痞塞耳窍。

2. 气滞湿困，上蒸耳窍 七情所伤，肝气郁结，气机不利，血脉不畅，津液输布代谢障碍，变生痰湿，积于鼓室。若肝郁日久化热，或外感邪热内传，则肝经火盛，湿热搏结于耳，阻隔耳窍。

3. 脾虚痰湿，壅阻耳窍 久病伤脾，或先天禀赋不足，脾虚不能运化水湿，且土不生金，肺气也虚，肺失宣发，治节不利，水道与脉络不畅，水湿泛滥，积于鼓室，壅阻耳窍。

4. 痰瘀互结，滞留耳窍 久病入络，气机不利，血瘀痰凝，互结于鼓室，加重耳闭不通。

二、临床表现

（一）症状

（1）耳痛：起病时可有耳痛。小儿常在夜间发作并哭闹不休；成人大多耳痛不明显，慢性者无明显耳痛。

（2）耳内闷胀堵塞感：耳内似有棉花堵塞之状，甚则为耳内胀痛不适。

（3）听力减退：可伴自听增强。鼓室积液较稀时，听力可随头位而变化，如头前倾或偏向健侧，或仰卧后，因积液离开蜗窗，有利于声音传导，故听力可暂时改善。小儿患者多无此主诉而易被忽视。

（4）耳鸣：可呈持续性或间歇性，有如机器轰鸣声、吹风声，或"噼啪"声。有时打哈欠、擤鼻时可出现耳内气过水声，或运动、摇头时耳内可有水流动感。

（二）体征

急性期鼓膜可有放射状充血，鼓膜内陷，继而鼓室积液，鼓膜呈淡黄、橙红或琥珀色。有时可见随头位而改变的液平面。鼓室积液较多时，鼓膜向外隆凸，鼓膜活动受限。病久者可见鼓膜增厚，浑浊明显，或出现钙化斑块，有的表现为鼓膜萎缩菲薄，内陷明显，甚至与鼓室内侧壁粘连。鼻咽检查或可见鼻咽黏膜炎症表现。

三、诊　　断

（一）病史

急性分泌性中耳炎患者多有感冒史，慢性分泌性中耳炎患者有反复急性发作史及治疗史，如鼓膜穿刺术、置管术等。

（二）症状

（1）多在感冒后发觉听力减退，头位变动可影响听力，患耳多伴有自听增强感。

（2）耳内堵塞感，如塞棉花，急性期可有轻微耳痛。

（3）耳鸣多为低音调，可为间歇性，在头部运动或打哈欠、擤鼻时，耳内可有气过水声。

（三）检查

1. 鼓膜耳镜检查　鼓膜充血或呈乳白色，可有液平和气泡，鼓膜活动受限。早期可见有放射状扩张的血管纹，鼓膜内陷，锤骨短突突出，锤骨柄向后上移位，鼓室积液后鼓膜浑浊。若液体为浆液性，可透过鼓膜见到液平面，头位运动时始终与地面保持平行。

2. 听力学检查　纯音听阈测试为传导性耳聋，声导抗测试声顺值降低，鼓室压曲线呈平坦B型或负压低峰的C型，严重者ABR可大于100dB HL。

3. 影像学检查　早期CT可见中上鼓室密度增高影，随病程延长逐渐蔓延至鼓窦、乳突。CT

检查是分泌性中耳炎诊断的直接依据，可见中耳气腔有不同程度密度增高，CT值在40Hu以下。

4. 鼻咽部检查　临床上以慢性分泌性中耳炎为首发症状的鼻咽癌占15%～18%，因此对分泌性中耳炎患者应高度警惕鼻咽癌的可能性，尤其是对单侧患者应反复检查鼻咽部。

5. 诊断性鼓膜穿刺术　必要时可无菌操作下行诊断性鼓膜穿刺术确诊。分泌性中耳炎诊断的金标准是鼓膜切开可见鼓室内积液。

四、鉴别诊断

1. 鼻咽癌　对成年非化脓性中耳炎急性期患者，尤其是单耳发病时，应注意排除鼻咽肿瘤的可能性，如鼻咽癌，可通过鼻咽镜检，血清EB病毒相关抗体IgA/VCA、IgA/EA检测，影像学检查，病理活检而确诊。

2. 化脓性中耳炎　急性化脓性中耳炎鼓膜未穿孔前，有耳胀堵、耳痛感，但耳痛较剧且逐渐加重。一旦鼓膜溃穿脓出，则耳痛顿减甚至消失，鼓膜有典型病理表现。

3. 腺样体肥大　儿童患者应注意腺样体肥大问题，须行鼻咽检查以确诊。这类患儿中耳病变多为双侧性，需要针对腺样体肥大本身进行特殊治疗。

五、西医治疗

应采取综合治疗，清除中耳积液，控制炎症，改善咽鼓管通气引流功能，并积极治疗相关病灶性疾病。

（一）非手术疗法

1. 局部药物治疗　鼻腔应用黏膜血管收缩剂，在急性期应用，可以改善咽鼓管通气功能，常用药物如盐酸赛洛唑啉、麻黄碱等。耳痛明显者，可用酚甘油滴耳，或口服解热镇痛剂。

2. 改善咽鼓管通气引流功能

（1）咽鼓管吹张：可行捏鼻鼓气吹张法或导管吹张法，小儿用波氏球法。

（2）黏液促排剂：可促进纤毛运动，稀化黏液，利于分泌物经咽鼓管排出。

（3）鼓膜按摩：食指尖插入外耳道口，轻轻摇动数次后突然拔出，重复动作10次以上；或两手掌心稍用力加压于外耳道口，然后突然松开，反复20次。

3. 控制炎症　急性期患者耳痛明显时，可以考虑短期应用敏感抗菌药物，或加用糖皮质激素如地塞米松、泼尼松等。

4. 抗变态反应药物的应用　可选用抗组胺药如西替利嗪、氯雷他定、地氯雷他定等，以抑制变态反应炎性介质的病理效应。

（二）手术疗法

1. 鼓膜穿刺排液　急性期鼓室积液明显者或咽鼓管吹张法不能排除中耳积液者，可行鼓膜穿刺抽液，有利于迅速改善听力，缩短疗程。用75%乙醇消毒外耳道皮肤，用2%丁卡因麻醉鼓膜，行鼓膜穿刺。穿刺点在鼓膜的前下方或后下方。穿刺后抽液，若积液黏稠不易抽出，可穿2个针孔，或注入糜蛋白酶、透明质酸酶或地塞米松，再用生理盐水冲洗。术后用消毒棉球塞于外耳道口。儿童可在全麻下进行鼓膜穿刺抽液。根据病情需要可行多次穿刺抽液。

2. 鼓膜切开置管术　病情迁延久治不愈或反复发作者,可行鼓膜切开置管术。鼓膜切开后,将积液充分吸尽,再在切口处放置通气管改善通气。

（三）病因治疗

积极治疗鼻咽、鼻窦疾病,如鼻窦炎、变应性鼻炎、腺样体肥大、鼻息肉、鼻中隔偏曲等。

六、中医辨证论治

（一）辨证要点

1. 辨寒热　风邪外侵,肺经受邪,耳内经气痞塞不宣,故耳内胀痛,风邪袭肺,肺失清肃,风邪循经上犯,结聚鼻窍,故鼻塞不通。若风寒偏重者,全身可见恶寒重、发热轻、头痛、肢体酸痛、鼻塞、流清涕、舌淡、脉浮紧等。若因风热外袭,正邪抗争,则有恶寒发热、鼻塞流涕、咽痛、脉浮数等症。

2. 辨脏腑　若肝胆湿热上蒸耳窍,则可见耳内胀闷堵塞而微痛、耳内鸣响如机器声、听力下降;若肝胆火热夹湿上聚耳窍,则可见积液黏黄;烦躁易怒、口苦口干、胸闷、舌红苔黄腻、脉弦均为肝胆湿热之征。

若脾气虚弱,运化失职,湿浊滞留耳窍,则可见中耳积液,耳窍闭塞不通,耳鸣;若湿浊中阻,气机升降失常,则胸闷;纳呆、腹胀便溏、肢倦乏力、面色不华、舌质淡红或舌体胖、舌边齿印、脉细滑或细缓均为脾虚之征。

3. 辨虚实　若病久入络可导致气滞血瘀,此为实证,若瘀滞兼有脾虚或肝肾阴虚则为虚实夹杂。由于病久入络,邪毒滞留,脉络阻滞,气血阻滞,故耳内胀闷堵塞感明显,日久不愈甚至如物阻隔,听力减退,逐渐加重,气血瘀阻耳窍,鼓膜失去正常光泽,增厚或粘连凹陷,或有灰白色沉积斑。舌质淡暗或边有瘀点,脉细涩为血瘀之象。若兼脾虚,表现为少气纳呆,耳鸣不断,舌质淡,脉细缓;若兼肝肾阴虚,表现为耳鸣如蝉,入夜为甚,口干,听力下降明显。

（二）治疗原则

耳胀耳闭的基本病机是清升浊降失调,由于肺失宣肃,肝(胆)失疏泄,脾(胃)失健运,肾气失化,而致痰浊瘀血留滞耳窍而发本病。因此应从肺、肝、脾、肾治疗,即辨证应用疏风散邪、宣肺通窍;清泻肝胆、利湿通窍;健脾利湿、化浊通窍;行气活血、通窍开闭的治疗方法来治疗此类疾病。同时在辨证用药的基础上要注意通窍法的运用。

（三）分型论治

1. 风邪外袭闭耳证

主要证候:常于伤风感冒后出现耳内胀闷堵塞感,甚则耳胀微痛;耳鸣多为间歇性,按压耳屏则缓解。听力下降,鼓膜略淡红或内陷,鼓室积液初起,多为浆液性。可伴鼻塞流涕、头痛发热等外感症状。舌淡红,苔白或薄黄,脉浮或带数。

证候分析:风邪外侵,肺经受邪,耳内经气痞塞不宣,故耳内胀痛,风邪袭肺,肺失清肃,风邪循经上犯，结聚鼻窍，故鼻塞不通。若风寒偏重者，全身可见恶寒重、发热轻、头痛、肢体酸痛、鼻塞、流清涕、舌淡、脉浮紧等。若因风热外袭，正邪抗争，则有恶寒发热、鼻塞流涕、咽痛、脉浮数等。

治法：疏风宣肺，祛湿通窍。

代表方：杏苏饮加减。

方中苏叶、杏仁、桔梗、枳壳宣肺散邪，前胡疏风散邪，半夏、橘皮燥湿化痰、理气行滞，茯苓渗湿健脾。耳堵塞感重者，加柴胡、石菖蒲；鼻塞流涕者，加苍耳子散；热重者，加金银花、连翘、蒲公英；偏风寒者，加麻黄、桂枝、细辛。

2. 脾虚湿热阻耳证

主要证候：起病急骤，耳胀堵感重，耳鸣多呈气过水声，听力下降明显。鼓膜多为橙红或琥珀色，鼓室积液迅速，多为浆液性。可伴情志不畅，或烦躁易怒，胸胁胀闷，口苦。舌暗红，脉弦或带数。

证候分析：肝胆火热夹湿上聚耳窍，则可见积液黏黄；烦躁易怒、口苦口干、胸闷、舌红苔黄腻、脉弦均为肝胆湿热之证。

治法：理气行滞，化湿通窍。

代表方：四逆散合排气饮加减。

方中柴胡、白芍条达肝气，枳实、枳壳理气解郁，陈皮、香附、木香、乌药行气消胀，藿香、泽泻、厚朴芳香化湿，甘草调药和中。耳堵塞感重者，选加石菖蒲、藿香；鼓室积液多者，加桑白皮、车前子；见肝胆湿热者，改用龙胆泻肝汤加减。

3. 脾虚痰湿壅耳证

主要证候：起病日久，或反复发作，耳鸣持续，耳闭塞感加重，听力下降明显。鼓膜浑浊内陷，鼓室积液可多可少，多为黏液性。可伴胸闷纳呆，肢倦乏力，面色不华，素易感冒，或常鼻塞、打喷嚏、流清涕。舌淡胖，苔白腻，脉滑缓。

证候分析：脾气虚弱，运化失职，湿浊滞留耳窍，则可见中耳积液，耳窍闭塞不通，耳鸣；若湿浊中阻，气机升降失常，则胸闷；纳呆、腹胀便溏、肢倦乏力、面色不华、舌质淡红或舌体胖、舌边齿印、脉细滑或细缓均为脾虚之征。

治法：健脾益气，利湿通窍。

代表方：参苓白术散加减。

方中以四君子平补脾胃，配以白扁豆、薏苡仁、山药、白术健脾渗湿，砂仁芳香醒脾通耳窍，桔梗为引经药，载诸药上行。耳闭塞感重者，加石菖蒲、藿香、丝瓜络；鼓室积液较多者，加四苓散；常鼻塞、打喷嚏、流清涕者，方选苍耳子散合玉屏风散加减。

4. 痰瘀互结滞耳证

主要证候：耳内闭塞感明显，持续性耳鸣，经年不愈。听力减退较重，鼓膜增厚或菲薄，浑浊内陷明显，鼓室积液如胶。舌暗或有瘀点，苔白腻，脉滑或涩。

证候分析：由于病久入络，邪毒滞留，脉络阻滞，气血阻滞，故耳内胀闷堵塞感明显，日久不愈甚至如物阻隔，听力减退，逐渐加重，气血瘀阻耳窍，鼓膜失去正常光泽，增厚或粘连凹陷，或有灰白色沉积斑。舌质淡暗或边有瘀点，脉细涩为血瘀之象。

治法：化痰祛瘀，行气通窍。

代表方：通气散（《奇效良方》）加减。

常用药：茴香、木香、延胡索、川芎、石菖蒲、穿山甲、僵蚕、全蝎、陈皮、蝉蜕、羌活、甘草。

方中茴香、木香、延胡索、川芎、石菖蒲芳香通窍、行气开郁，穿山甲、僵蚕、全蝎豁痰通络，陈皮理气化痰，蝉蜕、羌活散风利湿，甘草调和诸药。耳闭失聪重者，加路路通、桃仁、红花；兼脾气虚者，加黄芪、白术、茯苓；兼肝郁气滞者，加柴胡、郁金、枳壳。

（四）特色疗法

1. 中成药治疗

（1）感冒清热颗粒、银翘散冲剂：一次 1 袋，一日 2 次，温开水冲服。适用于风邪外感型耳胀耳闭。

（2）龙胆泻肝丸：水丸一次 6g，一日 2 次，口服。适用于肝胆湿热型耳胀耳闭。

（3）参苓白术散冲剂：一次 1 袋，一日 2 次，温开水冲服。适用于脾虚湿困型耳胀耳闭。

（4）血府逐瘀口服液：一次 20ml，一日 3 次，口服。适用于气血瘀阻型耳胀耳闭。

2. 针灸疗法

（1）针刺：以局部取穴与远端取穴相结合。局部穴位如听宫、听会、耳门、翳风等，主要为疏通耳部经气，远端可取合谷、内关。用泻法，留针 10～20 分钟，每日 1 次。脾虚者宜取有健脾益气作用的穴位，如足三里、中脘、脾俞、伏兔等，用针刺补法，或艾灸法。若见肝肾阴虚者，宜选三阴交、关元、肝俞、肾俞等，用针刺补法。若见肾阳虚寒者，取上穴用艾灸法。

（2）耳针：取内耳、神门、肺、肝、胆、肾等穴位埋针，每次选 2～3 穴；也可用王不留行籽或磁珠贴压 3～5 日，经常用手轻按贴穴，以维持刺激。

（3）穴位注射：取耳周穴耳门、听宫、听会、翳风等作穴位注射，药物可选用丹参注射液、当归注射液、柴胡注射液、毛冬青注射液等。每次选用 2 穴，每穴注射 0.5～1ml 药液，可隔日 1 次，5～7 次为 1 个疗程。

（4）穴位磁疗：对有耳鸣者，可在翳风、听宫等穴贴上磁片，或加用电流，以疏通经络气血，减轻耳鸣，每日 1 次，每次 20 分钟。

3. 其他疗法　宜常行鼓气吹张法，如《保生秘要》说："定息以坐，塞兑，咬紧牙关，以脾肠二指捏紧鼻孔，睁二目使气串耳通窍内，觉哄哄有声，行之二三日，窍通为度。"此法即患者自己捏鼻、闭唇、鼓气，使气由咽鼓管进入鼓室，此时耳膜可有向外膨胀的感觉，患者可有舒适感觉，耳鸣及耳内堵塞感症状可暂时消失或减轻。每日可多次施行。若有鼻塞流涕者，不宜采用此法治疗，以防将鼻涕推入耳窍内，引起脓耳。

七、康复治疗

（一）心理治疗

分泌性中耳炎患者的心理干预主要从两个方面进行：第一，分泌性中耳炎急性发作治愈后，于下一次感冒或鼻炎时，可再度诱发出现症状，故向患者评估疾病预后时，应告知复发的可能性，以免患者对医生产生不信任心理。第二，临床上有部分鼻咽癌以慢性分泌性中耳炎为首发症状，对于反复发作的分泌性中耳炎患者，需进行鼻咽镜排查鼻咽癌，但与患者交代该情况时，应注意沟通方式，避免患者产生不必要的恐惧及焦虑心理，造成不必要的心理负担。

（二）饮食疗法

由于鼻部及咽部的多种疾病均能诱发、加重分泌性中耳炎，故在饮食方面应避免进食辛辣刺激食物，忌烟酒，防止病情加重。而分泌性中耳炎中医学致病因素主要为"湿"，因此在饮食方面应禁忌甜、油、腻、凉，防止痰湿积聚。

（三）日常护理

进行咽鼓管吹张前，应仔细询问、检查患者的鼻腔情况，在有鼻腔及鼻咽部感染时，暂不施行咽鼓管吹张。进行鼓膜穿刺治疗、鼓膜置管术后，应严格禁忌耳内进水，防止感染波及中耳，引起化脓性中耳炎。

八、预防与调护

（1）因本病初起每与伤风鼻塞流涕有关，故保持鼻腔清洁，适当使用滴鼻药物使鼻窍通利，咽鼓管通畅，对本病的治疗十分重要。

（2）清除鼻腔内的涕液，要有适当的方法，宜两侧鼻腔分别擤涕，忌两侧鼻腔同时擤涕，并忌粗暴用力，也可先将涕液向后吸入口咽，将其吐出。这样，可以避免将鼻涕推入耳窍，加重耳胀症状，或引起染毒，演变成脓耳之证。

（3）由于患者耳内有胀塞感，每误认为外耳道有耵聍或异物阻塞，常自行盲目挖耳，徒劳无益，甚至可以损伤耳道或耳膜，嘱患者戒除此习惯。

本病的预防，关键是加强身体锻炼，增强体质，积极防治伤风感冒及鼻部疾病，对于耳胀，要及早彻底治疗，以防迁延日久，趋于严重，形成耳闭之证。"鸣天鼓"导引法对本病有保健预防作用，可常施行。

参 考 文 献

[1] Huisman JML，Verdam FJ，Stegeman I，et al. Treatment of Eustachian tube dysfunction with balloon dilation: a systematic review [J]. Laryngoscope，2018，128（1）：237-247.

[2] 赵然师，左汶奇，钱怡，等. 咽鼓管球囊扩张联合鼓膜置管治疗慢性分泌性中耳炎的疗效观察 [J]. 听力学及言语疾病杂志，2021，29：1-5.

[3] Dalchow CV，Loewenthal M，Kappo N，et al. First results of endonasal dilatation of the eustachian tube（EET）in patients with chronic obstructive tube dysfunction [J]. EurArch Otorhinolaryngol，2016，273（3）：607-613.

[4] 王婧，杜蓉. 中西医结合治疗分泌性中耳炎的疗效 [J]. 医学食疗与健康，2020，18（24）：18，20.

[5] 谢卫旭，潘山，岑翠莲，等. 中西医结合治疗分泌性中耳炎的临床观察 [J]. 广东医科大学学报，2018，36（1）：94-96.

[6] 何春玲. 自拟中药汤剂联合西药治疗分泌性中耳炎的临床疗效及安全性 [J]. 现代诊断与治疗，2019，30（6）：867-869.

（王殿一）

第七节　急性化脓性中耳炎

急性化脓性中耳炎（acute suppurative otitis media）是化脓性细菌感染所致的中耳黏膜及骨膜的急性化脓性炎症。病变范围主要在鼓室，并可延及鼓窦和乳突气房。好发于婴幼儿及学龄前儿童。冬春季节多见，常继发于上呼吸道感染。本病相当于中医学"急脓耳"，属于中医文献"聤耳""风耳""耳漏""耳疳""耳风毒"等范畴。

一、病因病机

（一）西医病因病理

1. 病因　主要致病菌有肺炎链球菌、流感嗜血杆菌、乙型溶血性链球菌、葡萄球菌及铜绿假单胞菌等。病原菌侵袭中耳的途径有三：第一是咽鼓管途径，临床上最常见，如患急性上呼吸道感染性疾病（急性鼻炎、急性鼻窦炎、急性鼻咽炎、急性扁桃体炎等）、急性传染病（如猩红热、麻疹、白喉、流感等）时，细菌经咽鼓管侵入鼓室，或在游泳、跳水时，不慎污水经鼻入耳，以及哺乳、擤鼻不当，使乳汁、鼻涕经咽鼓管流入鼓室等，均可引发本病；第二为鼓膜途径，如鼓膜外伤、鼓膜穿刺、鼓膜置管时继发的中耳感染，或致病菌经陈旧性鼓膜穿孔直接入侵中耳；第三是血行感染，现代已极少见。

2. 病理

（1）感染期（早期）：中耳黏膜充血水肿及咽鼓管咽口闭塞，鼓室内氧气吸收变为负压，致血浆、纤维蛋白、红细胞及多形核白细胞渗出，中耳黏膜肿胀，鼓室渗出物积聚。

（2）化脓期：炎性渗出物聚集，逐渐变为脓性。鼓室内压力随积脓增加而不断升高，使鼓膜的毛细血管受压而贫血，且因血栓性静脉炎，终致局部坏死溃破，鼓膜穿孔，脓液外溢。

（3）恢复期或融合期（并发症期）：若患者免疫功能正常，治疗合理，脓液引流通畅，炎症消退，黏膜恢复正常，穿孔可以自行愈合。否则，可迁延不愈而转为慢性，或合并急性乳突炎等。

（二）中医病因病机

1. 风热犯耳　外感风热，或风寒郁而化热，袭表犯肺，肺失清肃，致上焦风热壅盛，与气血搏结于耳窍而为本病。

2. 湿热蕴蒸　风热表邪失治，内传肝胆，或素有肝胆火热内盛，循经上蒸，致湿热之邪壅阻耳脉，燔灼气血，腐肉成脓，形成本病。

二、临床表现

（一）症状

初期可表现为耳闷胀感，随即出现明显的耳部疼痛，继之发展为严重的耳深部刺痛或跳痛，可放射至同侧头部或牙龈，吞咽或咳嗽时耳痛加重。常伴不同程度的体温升高、全身不适、食欲减退等全身症状。患儿可因耳痛而表现为抓耳、哭闹、不睡觉等，或伴高热惊厥、呕吐、腹泻等消化道症状。有耳鸣及听力下降，但常被耳痛症状掩盖。一旦鼓膜穿破流脓，耳痛顿减，全身症状迅速缓解。

（二）体征

早期鼓膜多呈弥漫性充血、肿胀、膨出、标志不清。鼓膜穿孔流脓后，若为紧张部小穿孔，可见分泌物呈搏动性溢出征（灯塔征）；若为鼓膜大穿孔，则脓液引流一般较为通畅。急性期可出现鼓窦区皮肤红肿及压痛，即所谓急性中耳炎的乳突反应。

三、诊　断

（一）病史

本病患者多有急性上呼吸道感染病史、不当的捏鼻鼓气病史、在污水中游泳或跳水的病史、外感或鼓膜外伤等病史。

（二）症状

本病患者全身及局部症状较重，多数患者鼓膜穿孔前耳部疼痛剧烈，且呈搏动性跳痛或刺痛，可伴有听力减退及耳鸣，全身症状轻重不一，小儿全身症状常伴呕吐、腹泻等类似消化道中毒症状。

（三）检查

耳镜检查耳道可见脓性分泌物，彻底清洁耳道后见穿孔处有搏动亮点，坏死性中耳炎可发生多个穿孔，并迅速融合形成较大穿孔。乳突部触诊可有轻度压痛。早期鼓膜穿孔前，白细胞总数偏高，鼓膜穿孔后，血象正常。颞骨 X 线或 CT 检查有助于鉴别脓耳的类型。听力检查以传导性耳聋为主，亦可见混合性耳聋。

四、鉴别诊断

1.急性外耳道炎及疖　多有挖耳史，耳痛较剧，压耳屏及牵拉耳廓时疼痛加重；外耳道皮肤局限性或弥漫性红肿，分泌物少而呈脓性，无黏液；拭净外耳道分泌物后，见鼓膜完整，听力基本正常。

2.大疱性鼓膜炎　耳痛较剧，外耳道深部皮肤或鼓膜有血疱，破溃后疼痛减轻，可流出少量血浆或血性分泌物，听力下降不明显。

五、西医治疗

规范应用抗生素及辨证论治以控制感染，促进疾病恢复；加强局部处理，保证引流通畅，避免并发症的发生；根除病因，以免复发。

（一）一般治疗

适当休息，注意饮食，保持大便通畅，加强支持疗法。

（二）抗生素的应用

早期予以足量抗生素。一般选用青霉素类、头孢菌素类或大环内酯类等药物，疗程要够长。

六、中医辨证论治

（一）辨证要点

1. 辨寒热　急性脓耳多起病急，发病快，病因多见于风热湿邪，风邪善行数变，常夹寒夹热，多从火化，故发病急；风热外侵，肺卫受邪，风热壅滞耳窍，与气血搏结，则耳内疼痛、耳鸣耳聋；风热壅盛，灼伤鼓膜，腐蚀血肉，故见鼓膜红赤、正常标志不清甚至穿孔流脓；发热、恶风寒、鼻塞、流涕、舌红、苔薄白或薄黄、脉弦数皆为肺卫风热壅盛之征。耳部检查见鼓膜红赤或饱满，正常标志消失，或见鼓膜穿孔及溢脓。

病源于热者，内外邪热困结耳窍，引动肝胆火热，故耳内疼痛、耳鸣耳聋；热毒炽盛，伤腐血肉，化腐成脓，热盛则脓稠黄，热伤血分，则脓中带血而红；口苦咽干、小便黄赤、大便秘结、舌红、苔黄、脉弦而数。耳部检查见鼓膜红赤饱满，或鼓膜穿孔，耳道有黄稠或带红色脓液、量较多。

2. 辨脏腑　肝胆火盛证见耳痛甚剧，痛引腮脑，耳鸣耳聋，耳脓多而黄稠或带红色。全身可见发热，口苦咽干，小便黄赤，大便干结，舌质红，苔黄，脉弦数有力。风热外侵，肺卫受邪证，耳痛呈进行性加重，听力下降，或有耳内流脓、耳鸣。全身可见发热，恶风寒或鼻塞流涕，舌质偏红，苔薄白或薄黄，脉弦数等症状。

3. 辨虚实　耳部流脓为本病的主要特征。但病情有虚实、急缓之分，病程有长短之别。一般来说，急者流脓初起，多属实证；缓者流脓日久，多属虚证，或虚中夹实。按其脓色，又有黄脓、红脓、白脓、青脓、黑臭脓等不同。黄脓者多为湿热；红脓者多为肝经火热，热伤血分；白脓或青脓者多为脾虚；流脓臭秽黑腐者，多为肾虚，又受湿浊困结之虚实兼杂证候，病情多较危重。至于脓量的多少及脓质的稀稠，亦可作为辨证之参考，如脓水清稀量多，多为脾虚水湿停聚耳窍；若脓液稠黏，多为火热偏盛，热聚化生脓汁。因此，在临证时要注意全身及局部辨证相结合以辨别虚实。

（二）治疗原则

古代医家有少阳胆气不舒，而风邪乘之，火不得散，故生此病一说，另有提到脓耳的病因病机为肝胆火盛、邪热外侵，风热湿邪侵袭，引动肝胆之火，内外邪热结聚耳窍，蒸灼耳膜，血肉腐败，则生脓汁而成脓耳，故肝胆火盛致病的脓耳应以清肝泻火，解毒排脓为治则。

风热犯耳，闭阻脉络，耳窍不通，气血郁滞，故突感耳内胀痛，重听。热毒壅盛，烙灼气血而致脓耳。脓成欲破而不能，则见跳痛连头。故风热外侵致病的脓耳应以疏风清热，解毒消肿为治则。

（三）分型论治

1. 风热犯耳证

主要证候：疾病初起，卒感耳痛，痛连及头，耳内闷堵不适，听力减退。鼓膜充血显著，标志不清。伴周身不适，发热，微恶风寒等。舌质红，苔薄黄，脉浮数。

证候分析：风性善行数变，常夹寒夹热，而多从火化，故发病急；风热外侵，肺卫受邪，风热壅滞耳窍，与气血搏结，则耳内疼痛、痛连及头；火热壅盛，灼伤鼓膜，腐蚀血肉，故见鼓膜充血显著、标志不清；发热、微恶风寒、舌质红、苔薄黄、脉浮数皆为上焦肺卫风热壅盛之征。

治法：疏风清热，解毒消肿。

代表方：蔓荆子散加减（《幼幼集成》）。

常用药：蔓荆子、赤芍、生地黄、桑白皮、菊花、茯苓、升麻、麦冬、木通、前胡、炙甘草。

方中蔓荆子、菊花、升麻体轻气清上浮，善于疏散风热，清利头目；木通、茯苓、桑白皮清热利水祛湿；前胡助蔓荆子宣散，助桑白皮化痰；生地黄、赤芍、麦冬养阴凉血。全方以疏风清热为主，兼以利水祛湿而排脓，凉血清热祛火邪。病初期风热偏盛者，可去生地黄、麦冬，加柴胡、薄荷；若鼓膜红赤肿胀、耳痛较甚者，为火热壅盛，可配合五味消毒饮，以加强清热解毒、消肿止痛之功。

2. 湿热羁耳证

主要证候：耳内剧痛，听力减退，耳鸣，或耳内流脓，黄稠量多，脓出症减。鼓膜红肿外凸，或有紧张部穿孔，但引流不畅。伴发热头痛，口苦咽干，便秘尿赤等。舌红，苔黄腻，脉弦数。

证候分析：内外邪热困结耳窍，故耳内剧痛、听力减退、耳鸣；热毒炽盛，伤腐血肉，化腐成脓，热盛则脓稠黄；热伤血分，则鼓膜红肿外凸，或有紧张部穿孔；发热头痛、口苦咽干、便秘尿赤、舌红、苔黄腻、脉弦数等均为肝胆火热之证。

治法：清肝泄热，解毒排脓。

代表方：龙胆泻肝汤加减（《医方集解》）。

常用药：龙胆草、栀子、黄芩、木通、泽泻、车前子、柴胡、甘草、当归、生地黄。

取龙胆草、黄芩、栀子清泻肝胆三焦之火；柴胡入肝胆以解郁疏肝；当归、生地黄清热活血祛瘀；车前子、木通、泽泻渗湿泄热。

（四）特色疗法

1. 针灸疗法 体针取听宫、听会、耳门、翳风、中渚、太白、阴陵泉、足三里、合谷。耳针取穴神门。

2. 外用中药滴耳液 滴耳一般选用具有清热解毒、消肿止痛功效的药液。复方黄连滴耳液的主要中药成分为黄连、生大黄、冰片和枯矾。其中，黄连主要具有清热燥湿、泻火消毒的作用，能有效抑制致病菌的生长和繁殖，同时还能清除组织不完全代谢生成的氧自由基，降低其对细胞膜的损害，从而达到增加细胞自我保护能力的目的，最终消除耳鸣、耳道刺痛等临床表现。生大黄的主要功效是对炎性反应进行控制，与药性寒凉的枯矾联用能增强其自身及黄连的药效。除此之外，枯矾还能有效抑制耳道脓性分泌物的生成和分泌，并促进脓性分泌物的吸收，从而提高鼓膜穿孔的愈合能力、缩短其愈合时间，从而达到改善听力受损程度的目的。复方滴耳液中的最后一味药为冰片，该药性辛香，有开窍、清热消肿止痛的作用。

3. 外用中药涂敷 脓耳引发耳前后红肿热痛，可采用紫金锭水磨涂敷外用，或如意金黄散调敷，以清热解毒、消肿止痛。

4. 外用中药滴鼻 脓耳患者常因鼻塞流涕导致病情加重，或迁延不愈，可选用芳香通窍的滴鼻剂滴鼻。

5. 吹耳 一般用可溶性药粉吹布患处。吹耳前应先清除耳道内的积脓及残留的药粉。吹药时用喷粉器将药粉轻轻吹入，使其均匀散布于患处，一日1～2次，严禁吹入过多造成药粉堆积，妨碍引流，鼓膜穿孔较小或引流不畅时，应慎用药粉吹耳。但无论采用哪种方法治疗脓耳，首先要清理脓液，使引流通畅，有利于局部药物的使用和吸收。

七、康　复　治　疗

（一）心理治疗

急性化脓性中耳炎是一种耳鼻咽喉科常见的疾病，患病后局部炎症反应剧烈，耳部疼痛明显，治疗过程痛苦，对治疗、听力功能康复的担心等诸多因素，导致急性化脓性中耳炎患者容易出现焦虑、抑郁等心理问题。这些心理问题如不能及时得到解决，会影响治疗效果。对于急性化脓性中耳炎患者，可以将心理治疗作为主要治疗手段，与患者进行交流沟通，患者入院后，医护人员需首要分析病患身体状况及生命体征，以通俗易懂的语言向患者讲解急性化脓性中耳炎发病原因及治疗的必要性，告知患者保持良好的情绪可使病情快速恢复，使其认识到心理情绪对自身病情的影响，并帮助患者进行心理调节，以控制不良情绪，提高患者治疗信心。

（二）饮食疗法

合理饮食能增强机体免疫能力，预防急性化脓性中耳炎发生及迁延日久发展为慢性中耳炎。急性期，饮食宜清淡，宜多食具有清热解毒作用的新鲜蔬菜，如芹菜、芥菜等，同时不宜多食辛辣刺激食物，辛辣食品辛散助热可使内热加重；肥腻厚味食物易聚湿生痰，助热化火，可使体内湿热内盛，症状加重；另外，生冷食物，如冰冻果品、饮料、冰激凌等，易伤脾胃，使脾胃消化吸收功能受损，而降低人体免疫力，加重病情；而发物，如鱼、虾、蟹、公鸡、牛肉等食物具有一定的致敏因素，可使人体发生过敏反应，使症状加重。

（三）生活习惯调理

不良生活习惯与急性化脓性中耳炎发生密切相关。戒除挖耳习惯，经常挖耳可损伤耳道黏膜，引起外耳道炎的发生，甚至感染发生；避免污水入耳，污水能导致耳道内变成湿热环境，从而成为滋生细菌的温床；注意正确的擤鼻方法，防止鼻涕经咽鼓管流入中耳。预防方面，积极治疗本病，严格遵医嘱用药，以免症状加重或反复，适当运动，生活起居要规律，注意劳逸结合。调摄方面，加强饮食管理，给予易于消化而且营养丰富的食物，可以多食用牛奶、新鲜蔬菜、鱼类、肉类、禽蛋类等食物。通过散步、游泳等运动增强体质、锻炼意志。严禁游泳，叮嘱患者 1 个月内不可咀嚼硬度较高的食物，3 个月内勿乘飞机，确保每日有充足的睡眠时间。

（四）微波治疗

电脑微波治疗仪，辐射器进入方式：通过患者耳道进入。输出频率：16W。治疗时间：20 分钟。治疗频率：每日 1 次，7 日为 1 个疗程[1]。

（五）红光治疗

红光治疗：波长 632nm，输出功率为（45±5）mW，能量密度为 145J/cm^2，将光源定位在离患者耳部 5~8cm 处，使光斑中心照射病灶部位，每次照射 20~30 分钟，每日 1 次，连续照射 14 日[2]。

（六）高热治疗

向患者及家属讲解引起高热的原因；鼓励患者多饮水，如出现呕吐、腹泻等症状，应遵医嘱及时给予补液治疗，防止出现电解质紊乱；对于体温较高的患者可予以物理降温（冰袋降温）或药物降温，以便早日康复[3]。

（七）疼痛治疗

观察患耳耳周有无红肿、按压痛等，如出现恶心、呕吐、剧烈头痛、烦躁不安等症状时，则要观察是否出现并发症。可加强心理护理，向患者解释疼痛的原因，嘱其放松心情，指导患者通过看电视、书刊等一定途径来分散注意力；对于不能耐受疼痛的患者，必要时可遵医嘱使用止痛类药物。如持续多日耳痛严重，高热不退，长期不愈合者可行鼓膜切开术，可迅速缓解耳痛。中医方面还可配合针刺治疗，通过针刺一定的穴位缓解疼痛。

八、预防与调护

（1）预防感冒，积极治疗鼻及咽部急、慢性疾病。
（2）注意正确的擤鼻方法。
（3）避免不正确的哺乳姿势，以防婴儿呛奶。
（4）戒除挖耳习惯，避免污水入耳。
（5）急性化脓性中耳炎病程中，密切注意病情变化，警惕并发症的发生。

参 考 文 献

[1] 许丽瑶，黎乐平，刘洋，等. 头孢唑林钠与微波联合治疗急性化脓性中耳炎的临床疗效及安全性 [J]. 当代医学，2020，26（8）：82-84.
[2] 马文成，黄丽. 红光与常规治疗对成人急性化脓性中耳炎的协调作用 [J]. 中国激光医学杂志，2020，

29（1）：11-15.

[3]陈询. 浅谈急性化脓性中耳炎的护理［J］. 大家健康（学术版），2015，9（1）：224-225.

（谢梁震）

第八节　慢性化脓性中耳炎

慢性化脓性中耳炎（chronic suppurative otitis media）是中耳黏膜、骨膜，或深达骨质的慢性化脓性炎症，鼓室与乳突气房常同时存在此类慢性炎症。一般认为，急性化脓性中耳炎6～8周未愈，即提示病变已转变为慢性。

本病以长期持续或间歇性流脓、鼓膜穿孔及听力下降为主要特点，可引起多种颅内、外并发症，甚至危及患者生命。慢性化脓性中耳炎为耳科常见疾病，以往分为单纯型和骨疡型，现分为活动期和静止期。骨疡型可与中耳胆脂瘤合并存在，因而也曾称为复杂型。本病相当于中医学"慢脓耳"，属于中医文献"脓耳""底耳""聘耳""缠耳""耳疳""震耳"等范畴。

一、病 因 病 机

（一）西医病因病理

1. 病因　本病常因急性化脓性中耳炎未得到适当及彻底治疗，迁延而致，每于上呼吸道感染或污水进入耳内而复发或加重。此外，患者抵抗力低下，特别是儿童期急性传染病所并发的急性化脓性中耳炎，因病变重，可造成骨质或听骨坏死，容易转为慢性。鼻及咽部感染病灶、全身性慢性疾病等，如慢性鼻窦炎、慢性扁桃体炎、腺样体肥大、贫血及肺结核等，常为本病的重要诱因。致病菌以革兰氏阴性菌如变形杆菌、铜绿假单胞菌、大肠杆菌等为多见。近年来，金黄色葡萄球菌培养阳性率极高，也可见两种以上细菌混合感染；厌氧菌感染、厌氧菌与需氧菌混合感染、真菌感染等亦时有报道。

2. 病理　不同类型慢性化脓性中耳炎的病理变化各有所异。单纯型病变主要位于鼓室，中耳黏膜充血、增厚，有圆形细胞浸润，杯状细胞及腺体分泌活跃。骨疡型者，组织破坏较广泛，病变深达骨质，听小骨、鼓沟、鼓窦及乳突骨质可发生慢性骨疡；黏膜上皮破坏后，局部有肉芽或息肉生长。

（二）中医病因病机

（1）主要因急性脓耳失治，湿热之邪稽留中焦，上犯蕴积于耳窍，蒸腐肌膜而为病。

（2）平素脾气虚弱，健运失职，湿浊内生，与滞留之邪毒互结，蚀损耳窍肌骨，导致本病。

（3）先天不足，或后天肾精亏耗，致肾元虚损，耳窍失养，邪毒乘虚侵袭或滞留，腐蚀耳窍肌骨而为病。

二、临床表现

（一）单纯型

1.症状 耳内间歇性流脓，量多少不等。上呼吸道感染时发作，或流脓增多。脓液性质为黏液脓，一般不臭。静止期流脓停止。

2.体征 一般为鼓膜紧张部中央性穿孔，大小不一。鼓室黏膜微红或苍白，鼓室内有分泌物，而静止期则鼓室内干燥。

（二）骨疡型

1.症状 耳内长期持续流脓，脓液黏稠，可为血性，常有臭味。

2.体征 鼓膜紧张部大穿孔或边缘性穿孔，鼓室内可见息肉或肉芽。

三、诊　　断

（一）病史

本病患者可有耳内反复流脓病史、上呼吸道感染病史、游泳或污水进入耳道等病史。

（二）症状

单纯型最为多见，多表现为间歇性耳流脓，量多少不等。上呼吸道感染时，流脓发作或脓量增加；骨疡型表现为耳持续性流黏稠脓，常有臭味；胆脂瘤型表现为长期耳内流脓，脓量多少不等，有时带血丝，有特殊恶臭，但后天性原发性胆脂瘤早期可无耳流脓史。

（三）检查

单纯型外耳道可见黏液性或黏脓性脓液，一般不臭，鼓膜穿孔位于紧张部，多呈中央型穿孔，大小不一；骨疡型见耳道有脓液，脓内混有血丝或耳内出血，鼓膜边缘性穿孔、紧张部大穿孔或完全缺失，通过穿孔可见鼓室内有肉芽或息肉，有蒂的息肉从穿孔脱出，可阻塞外耳道，妨碍引流，患者常有较重的传导性耳聋；胆脂瘤型见耳内有脓，鼓膜松弛部穿孔或紧张部后上方边缘性穿孔，穿孔处可见豆渣样物或灰白色鳞屑状物，伴恶臭。少数可见外耳道后上骨壁缺损或塌陷，上鼓室外侧壁向外膨隆。单纯型乳突 X 线片或颞骨 CT 一般无骨质破坏；骨疡型乳突 X 线片或颞骨 CT 中耳有软组织密度影；胆脂瘤型乳突 X 线片或颞骨 CT 检查可见骨质破坏，边缘浓密、锐利。单纯型听力检查为轻度传导性聋；骨疡型听力检查可见听力明显下降，有时可见头痛眩晕，小儿乳突发育严重受影响，呈硬化型；胆脂瘤型听力检查一般均有不同程度的传导性聋。

四、鉴 别 诊 断

1. 结核性中耳乳突炎　耳内流脓清稀,听力下降明显。早期即可发生面瘫。鼓膜穿孔可为多发性,鼓室有苍白肉芽,肺部或其他部位可有结核灶。肉芽病检可确诊。

2. 中耳癌　好发于中年以上患者,耳内流脓常为脓血性。鼓室内有新生物,触之易出血。颞骨 CT 或乳突 X 线片显示骨质破坏。活检可以确诊。

五、西 医 治 疗

积极控制感染,保证通畅引流,清除病灶,预防并发症的发生,并尽量恢复或提高听觉功能。

(一)病因治疗

积极治疗急性化脓性中耳炎和扁桃体炎、鼻窦炎等上呼吸道病灶性疾病。

(二)局部治疗

应重视局部用药。先用 3%过氧化氢溶液彻底清洗外耳道,仔细除去鼓室内脓性分泌物或痂皮后,再滴用抗生素溶液或抗生素与糖皮质激素的混合液,并根据鼓室病变的不同,选用乙醇或甘油等不同制剂,忌用腐蚀剂。需用抗生素滴耳液时应依据细菌培养及药敏试验结果选择,忌用有耳毒性药物的抗生素滴耳液。也可选用清热解毒的黄连滴耳液等滴耳。一般不主张耳内吹用药粉。但鼓膜穿孔大且脓液少者,也可用红棉散或胆矾散小心吹入耳中,每日 1～2 次。注意吹入的药粉宜少不宜多,以薄薄一层为宜,且应于每次吹药前将前次吹入的药粉彻底清洗干净。治疗过程中应密切观察病情变化情况。

(三)手术治疗

仔细去除中耳息肉或肉芽。对于引流不畅的骨疡型,以及保守治疗无效的单纯型中耳炎,可根据中耳病变情况及听功能损害程度,分别选择施以上鼓室开放术、上鼓室鼓窦开放术、乳突改良根治术、乳突根治术等以清除病灶,通畅引流,预防并发症。鼓室炎症消退,遗留鼓膜穿孔或并发听骨链中断者,可行鼓室成形术以重建中耳传音结构,提高听力。

六、中医辨证论治

(一)辨证要点

1. 辨脏腑　脾虚证外耳道内可见清稀脓液,量较多,反复发作,缠绵不愈,可伴有头重、眩晕、周身无力,饮食差,面色少华,大便稀溏,舌质淡,苔白厚腻,脉缓弱。肾元虚损证可见耳内流脓,量多少不等,排出不畅,脓性分泌物呈秽浊状或豆渣状,或有白色层状痂皮,恶臭味较大,病情缠绵,日久不愈,反复发作,听力减退明显。可伴有头晕,神疲,腰膝酸痛,舌质淡红，苔薄白，脉细弱。

2. 辨虚实 慢性化脓性中耳炎多为虚证脓耳，古代医学文献中也有论述，如《医贯》说："又有耳痛、耳鸣，耳痒、耳脓、耳疮，亦当从少阴正窍，分寒热虚实而治者多，不可专作火与外邪治。"古人指出的虚证脓耳大致有三方面：一是"劳伤气血"；二是肾经真阴亏损，相火亢甚而发，"真先天不足，水不养木，肝阳上逆而结"（《疡医心得集》）；三是脾胃中气虚弱。

（二）治疗原则

耳为听觉器官。耳的功能靠精、髓、气、血的充养，尤赖肾气之调和，故肾气通于耳，肾和则能闻五音，所以然者，足少阴为肾之经，宗脉之所聚，其气通于耳。上焦有风邪，入于头脑，流于耳内，与气相击，故耳中痛。耳为肾候，其气相通，肾候腰脊，主骨髓，故邪流入肾，脊强背直。《医学入门》中提出脓耳的病因病机为耳聋多虚，肾常不足，故也，宜滋补开窍之剂。故肾元亏损型脓耳用药宜选用温补之剂，采用补肾培元、荣养耳窍、祛腐排脓的治疗方法。

足太阴脾经之络脉入于耳中，脾为后天之本、气血生化之源，脾气虚弱，不能输布水谷精微，失其运化水湿的功能，水湿停滞，聚而成痰，蒙蔽清空之窍，故而发生脓耳、耳胀。针对脓耳病因病机采用补脾益气、益气升阳、健脾利湿之剂。

（三）分型论治

1. 湿热蕴耳证

主要证候：耳内间歇性或持续流脓，色黄质稠，脓无臭或有臭，量多少不定，听力下降。鼓膜潮红或暗红，紧张部穿孔。头昏头重、口黏腻。舌质红，苔黄腻，脉濡数。

证候分析：热毒炽盛，伤腐血肉，化腐成脓，故耳内间歇性或持续性流脓，热盛故脓色黄质稠；热伤血分，则鼓膜潮红或暗红，紧张部穿孔。头昏头重、口黏腻、舌红、苔黄腻、脉濡数均为湿热蕴结之征。

治法：清热除湿，解毒排脓。

代表方：萆薢胜湿汤加减（《疡科心得集》）。

常用药：萆薢、薏苡仁、黄柏、赤茯苓、牡丹皮、泽泻、通草、滑石、苍术、苦参、白鲜皮、鹤虱。

方中萆薢祛水利湿，分清化浊；黄柏清热利湿，解毒疗疮；泽泻渗湿泄热；薏苡仁利水渗湿；赤茯苓分利湿热，滑石利水通泄；牡丹皮清热凉血、活血化瘀，清膀胱湿热、泻肾经相火，通草清热通窍、通利小便，共同辅助萆薢，使下焦湿热从小便排出。诸药合用，共奏导湿下行，利水清热之功。

2. 湿困耳窍证

主要证候：耳内流脓白黏，甚或牵拉成丝，或耳脓清稀如水，无味，时多时少，听力减退。鼓膜紧张部穿孔，鼓室黏膜色白而微肿，或可见肉芽或息肉。头晕头重，倦怠乏力。舌淡胖，苔白或白腻，脉缓弱。

证候分析：脾虚运化失健，湿浊内生，困结耳窍，故耳内流脓白黏或清稀，缠绵日久而无臭味；湿浊蕴积日久，故滋生肉芽、息肉；湿浊蒙蔽清窍，故头晕头重，倦怠乏力；舌淡胖、苔白或白腻、脉缓弱等皆为脾虚失于运化，清阳之气不得营运之征。

治法：健脾益气，化湿托脓。

代表方：托里消毒散加减（《托里消毒散》）。

常用药：党参、黄芪、茯苓、白术、川芎、当归、白芍、金银花、白芷、皂角刺、炙甘草、桔梗。

方中党参、黄芪、茯苓、白术、炙甘草健脾益气祛湿；川芎、当归、白芍养血活血；金银花、白芷、皂角刺、桔梗解毒排脓。诸药合用则气血足，正气盛，邪毒除，病自愈。

3. 虚火炎耳证

主要证候：耳内流脓，量不多，流脓不畅，有恶臭，耳脓秽浊或有豆渣样物，听力减退明显。鼓膜边缘部或松弛部穿孔，有灰白色或豆渣样物堆积。头晕，神疲，腰膝酸软。舌淡红，苔薄白或少苔，脉细弱。

证候分析：肾元亏损，耳窍失养，湿热邪毒滞留日久，故耳内流脓日久不愈；肾虚耳窍失养，邪毒蚀骨化腐成脓，故耳脓秽浊或有豆渣样物，并有恶臭气味；肾精亏损，耳窍失养，加之邪毒充斥中耳，灼腐骨质，耳失清灵，故听力减退明显；肾元耗损，脑髓失充，故头晕、神疲、腰膝酸软；舌淡红、苔薄白或少苔、脉细弱为肾元亏损之征。

治法：培补肾元，祛腐化湿。

代表方：知柏地黄丸加减（《医方考》）。

常用药：知母、黄柏、熟地黄、山萸肉、丹皮、茯苓、泽泻、桃仁、皂角刺、蒲公英、金银花、车前草。

本方由六味地黄丸加知母、黄柏而成。方中六味地黄丸滋肾、肝、脾之阴，以滋肾阴为主，是谓"三补"；泽泻利湿浊，牡丹皮泻相火，茯苓渗脾湿，是谓"三泻"；知母、黄柏降相火，泻肾火。诸药合用，共奏滋阴降火之功效。

（四）特色疗法

1. 针灸疗法 《针灸大成》有"聤耳生疮出脓水，取翳风、耳门、合谷、听会，足三里"等记载。体针取穴听宫、听会、翳风、足三里、阴陵泉、中渚、液门、太白、合谷，耳针取穴神门、肝、脾、肾、肺、中耳、内耳。

2. 按摩疗法 用手指揉摩乳突后和耳周围、后颈部各 20～30 次，按压耳门、听宫、翳风及耳部痛区各 1 分钟。

七、康 复 治 疗

（一）心理治疗

慢性化脓性中耳炎是指中耳黏膜、骨膜并可深达骨质的慢性化脓性炎症，是耳鼻咽喉科的常见病、多发病之一。其临床特征是长期间歇或持续性耳流脓、鼓膜穿孔、听力下降和耳鸣等，病情严重者可导致颅内外并发症。和其他慢性疾病导致精神心理异常一样，本病亦可诱发慢性应激和精神心理疾病，常因耳部反复流脓、耳鸣及听力损害及颅内外并发症严重影响患者的身心健康和生活质量[1-3]，同时焦虑、抑郁等心理因素可引起去甲肾上腺素、5-羟色胺等神经递质的改变，引起内耳的供血不足，加重中耳炎患者耳聋、耳鸣等不适，在一定程度上影响中耳炎的治疗疗效[4]。对于慢性化脓性中耳炎患者，可以心理治疗为主要治疗手段，通过与患者进行交流沟通，阐述慢性化脓性中耳炎的发病机制，帮助患者树立遵医治疗的观念；并通过列举遵医治疗的好处和不遵医治疗对疾病康复的不利影响，进而激发患者的危机意识，产生改变当前行为的动机，提高患者治疗信心。

（二）饮食疗法

合理饮食能增强机体免疫能力，预防慢性化脓性中耳炎反复发作。对于脾虚患者，宜多食具有健脾祛湿作用的食物，如扁豆、薏米、山药、党参等，同时不宜过食肥腻、寒凉生冷之品；不宜多食生冷食物，如冰冻果品、饮料、冰激凌等，易伤脾胃，使脾胃消化吸收功能受损，而降低人体免疫力，加重病情。

（三）生活习惯调理

不良生活习惯与慢性化脓性中耳炎反复发作密切相关。避免污水入耳，污水能导致耳道内变成湿热环境，从而成为滋生细菌的温床。预防方面，积极治疗本病，严格遵医嘱用药，以免症状加重或反复，适当运动，生活起居要规律，注意劳逸结合。调摄方面，加强饮食管理，给予易于消化而且营养丰富的食物，可以多食用牛奶、新鲜蔬菜、鱼类、肉类、禽蛋类等食物。通过散步、游泳等运动增强体质、锻炼意志。

（四）微波治疗

取多功能电脑微波治疗仪选择理疗功能，输出功率调为 15～25W，将耳辐射器置入患耳外耳道内，注意不要过度用力，有温热感为最佳。每次辐射连续时间为 15 分钟，每日 1 次，5日为 1 个疗程[5]。

（五）氦氖激光治疗

每日用氦氖激光照射患耳一次，波长调整为 632.8nm，每次照射 20 分钟，每日 1 次，5日为 1 个疗程，每个患耳一般照射 1～2 个疗程。氦氖激光属于红色弱激光光线，其穿透皮肤、黏膜的能力较好，可以有效改善血液循环，促进神经细胞修复和增强免疫功能，并促进炎性因子的吸收，特别是无菌性炎症因子，同时可提高机体免疫功能，增强抵抗能力，另外还具有一定的抑菌效果及抗感染能力。氦氖激光从外耳道照射到鼓膜和鼓室内水肿黏膜上，能有效减轻中耳炎性渗出，缓解鼓膜、鼓室腔充血和水肿程度，提高机体的免疫功能，促进中耳腔病变在短期内得到恢复[6]。

（六）水滤红外线

临床常用的波长为 560～1400nm 的红外线波段称为红外线辐射 A，其穿透人体组织可达5～10cm，引起体内水分子共振并产生热量作用于皮肤[7]，可深入富含血管的真皮层和皮下组织，血液作为热能传送的载体，可使热能达到体内任何部位，特别是病变处组织，使病灶迅速提温而达到热能所产生的物理治疗作用。

八、预防与调护

（1）彻底治愈急性化脓性中耳炎，积极防治上呼吸道疾病。

（2）增强体质，预防感冒。

（3）注意外耳道清洁，保持脓液引流通畅；采取正确的滴药方法，合理运用吹耳药粉。

（4）防止污水入耳。

（5）密切观察病情变化，特别对于小儿与老人，若见伴有剧烈的耳痛、头痛、发热和神志异常，提示有并发症可能。

参 考 文 献

[1] 陈抗松，廖华. 慢性中耳炎患者的心理健康和生活质量状况 [J]. 听力及言语学杂志，2014，22（1）：112.

[2] 谭沛，陈阳，邱建华，等. 慢性化脓性中耳炎手术前后患者生活质量的调查分析 [J]. 中华耳科学杂志，2011，9（2）：195-199.

[3] 杨莉，邝韶景，胡娅琴，等. 慢性化脓中耳炎患者生活质量与焦虑抑郁状况分析 [J]. 重庆医学，2018，13：1800-1802.

[4] Mori S, Fujieda S, Yamamoto T, et al. Psychogenic hearing loss with panic anxiety attack after the onset of acute inner ear is order [J]. ORL J Otorhinolaryngol Relat Spec，2002，64（1）：41-44.

[5] 马慧敏，冯暄淇，余文发，等. 中药耳浴配合微波治疗单纯型慢性化脓性中耳炎的临床疗效 [J]. 中国合理用药探索，2018，15（6）：47-49.

[6] 潘洁红. 氦氖激光照射治疗儿童单纯型慢性化脓性中耳炎的效果观察 [J]. 中国当代医药，2016，23（8）：123-125.

[7] 杜梅，骆文龙. 水滤红外线 A 治疗慢性化脓性中耳炎的临床疗效 [J]. 现代医药卫生，2018，34（8）：1138-1141.

（谢梁震）

第九节　特发性突聋

特发性突聋（idiopathic sudden deafness，ISD），亦称突发性聋，或简称突聋，是指短时间内迅速发生的原因不明的感音神经性聋，属于耳科急症。其发病率为（5~20）/10 万，且有逐渐上升之趋势。多发生于单耳，两耳发病率无明显差别，双耳同时发病少见；以 40~60 岁成年人发病率为高；春秋季节易发病。本病属于中医学"暴聋"范畴，多因外感风邪或邪气内盛，脏腑失调所致。

一、病 因 病 机

（一）西医病因病理

1. 病因　特发性突聋的确切病因尚不明确，但一般认为与下述因素有关。

（1）内耳供血障碍：内耳血液供应来源于迷路动脉，为单一的终末动脉，无侧支循环，且常有解剖变异。所以，耳蜗极易发生微循环障碍。此外，血液流变学异常（如全血黏度、血细胞比容、红细胞电泳时间、血小板聚集率增高、血栓或栓塞等），都可以成为引起内耳血流障碍的原因。糖尿病、高血压、动脉硬化及心血管疾病患者，更易因劳累、情绪剧烈波动等诱发本病。

（2）病毒感染：不少患者（占 1/3 左右）发病前有上呼吸道感染病史，故推测与相关病毒感染有联系。腮腺炎病毒、流感病毒、带状疱疹病毒、麻疹病毒、风疹病毒等均可能导致本病。

（3）其他：10%左右的听神经瘤患者以 ISD 为首发症状；有些自身免疫性疾病如 Cogan 综合征患者伴有感音神经性聋，提示自身免疫反应可能参与 ISD 发生。

2. 病理

（1）氧自由基反应：特发性突聋的病理机制，可能与氧自由基的作用密切相关。内耳缺血、缺氧及微循环障碍，使得氧自由基产生过多或清除酶活性降低，由此而致氧自由基堆积，一方面可直接损害毛细胞，另一方面可诱发内耳微循环障碍，加剧内耳损害。

（2）病毒感染与微循环障碍：病毒可通过血液循环，由蛛网膜下腔经蜗小管，或经圆窗膜弥散入内耳。在此，病毒增殖并与红细胞黏附，使血液处于高凝状态，血管内膜水肿，血流滞缓，形成血栓，导致内耳血运障碍，细胞坏死。

同时也发现，本病患者常有循环血补体 C3 的激活产物水平显著升高。显然，单纯内耳这一微小器官的病理反应，应该是难以引起循环血中这类物质的含量变化的。更有可能的是一种全身反应参与的内耳靶器官病变的表现。这一可能性，为辨证论治提供了理论依据。

（二）中医病因病机

本病病理因素涉及邪、火、痰、瘀，但瘀滞之变可能贯穿整个病程当中。

1. 外邪侵袭，上犯耳窍　病之初期，风邪外感，肺金不利，邪闭窍笼，听力突降。

2. 肝火上炎，燔灼耳窍　外邪传里引动肝火，或因情绪骤变而肝郁化火，上扰清窍，耳窍功能失司，突发听力骤降，并可引发眩晕。

3. 痰火郁结，壅闭耳窍　在素有脾胃蕴热、痰火内积的病理基础上，肝火横逆犯及脾土，痰火上壅清窍，耳窍功能失司，故听力障碍，且可伴有眩晕。

4. 气滞血瘀，闭塞耳窍　急性期后，可遗留气机不利，气滞血瘀，痹阻窍络，听力恢复困难。

二、临床表现

（一）症状

1. 耳聋　为本病的主要症状，听力可在数分钟或数小时内急骤下降到最低点。部分患者听力可在 1～2 周逐渐自行恢复。

2. 耳鸣　为常见的伴发症状，以一侧为多见，常在耳聋发病之前数分钟到数小时发生。可能一开始即出现明显的耳鸣，多为高调性，亦可呈低频耳鸣。

3. 眩晕　约 1/3 患者表现为旋转性眩晕，伴恶心、呕吐及耳内堵塞、耳周沉重与麻木感。眩晕一般在 1～2 周逐渐消失，少数患者则需数周之久。

4. 其他症状　部分患者还可伴有头痛，低热，或上呼吸道感染症状。

（二）体征

外耳道、鼓膜检查一般正常。眩晕发作期，可有自发性眼震及平衡失调征。

三、诊　断

（一）病史

部分患者有过度劳累、精神抑郁、焦虑、情绪激动等状态，有些患者有链霉素用药史、感冒史和受凉史。

（二）症状

单侧或双侧耳聋，可伴有耳鸣、眩晕、耳胀闷感。

（1）在 72 小时内突然发生，至少在相邻的两个频率听力下降 20dB HL 以上，多为单侧，少数可以双侧同时或先后发生。

（2）未发现明确原因（包括全身或局部因素）。

（3）可伴耳鸣、耳闷胀感、耳周皮肤感觉异常等。

（4）可伴眩晕、恶心、呕吐。

（三）检查

1. 听力学检查纯音听阈测试　患耳多呈中度以上感音神经性聋，听力曲线以高频下降型及平坦型居多。声导抗测试时，鼓室导抗图正常，镫骨肌反射阈升高，无病理性衰减，但可有重振现象。

2. 前庭功能检查　急性期过后，可行冷热试验以评价前庭功能，包括双耳变温冷热试验和微量冰水试验。患耳前庭功能多正常，也可以降低，尤以伴有眩晕者更为明显。

3. 影像学检查　MRI 或 CT 扫描显示内听道及颅脑无异常。

四、鉴 别 诊 断

1. 梅尼埃病 突发性聋可能是梅尼埃病的早期症状。但梅尼埃病有反复发作病史，听力波动较大。发作前往往先有耳鸣，继而突发旋转性眩晕，伴恶心呕吐、出冷汗等症状。初期以低频听力损失为主，听力损失一般较轻，发作过后听力可恢复正常，有重振现象。长期多次发作后，可呈感音神经性聋表现。纯音听阈图早期为上升型或峰型（峰值常位于 2kHz 处），反复多次发作后，听力损失加剧，可变为平坦型或下降型，累及语言频率，导致患者语言识别率下降。

2. 听神经瘤 起病缓慢，常单侧发病，大部分患者呈进行性听力减退，约10%的听神经瘤患者以突发性聋的形式发病，鼓室导抗图多为 A 型，部分患者的镫骨肌反射可引出，存在重振现象；可有颅神经受累及共济失调等症状。镫骨肌反射、耳声发射、ABR 测试等有助于本病与突发性聋的鉴别，但确诊仍有赖于 CT 或 MRI 检查。

3. 功能性聋 又称精神性聋或心理性聋等，多表现为双侧全聋。若耳聋为单侧且突然发病者，易误诊为特发性突聋。多有其他精神症状。客观听力检查，如镫骨肌反射、耳蜗电图或 ABR 等多无异常发现。

五、西 医 治 疗

虽然本病病因不明，但内耳缺血、缺氧是导致本病的中心病理环节，故改善内耳微循环、促进供氧是治疗的基础。尽管有自愈倾向之说，但有相当一部分患者将发展成严重的感音神经性聋。因此，目前一般均按急症处理，应及时挽救患者听力。在此，以中医辨证论治为主的中西医结合治疗方法可以发挥较好的疗效，但应避免简单堆积式地联用各种疗法。

（一）一般治疗

卧床休息，避免噪声刺激，低钠饮食。如眩晕严重者，可给予镇静止吐药物。如果患者伴有糖尿病、高血压，则需有效控制血糖和血压，降低血脂水平，注意调节生活方式。

（二）糖皮质激素

地塞米松等有抗炎和免疫抑制作用，对因病毒感染及自身免疫因素而发病者有明显疗效。通常在前 3 天应用泼尼松至少 60mg 或等效剂量的其他糖皮质激素，然后逐渐减量。如果有效，则继续用药，但需注意观察患者的全身反应及个体差异。不宜全身使用糖皮质激素的患者，可行药物局部鼓室内注射或圆窗微泵注射。

（三）血管扩张剂

（1）钙通道拮抗剂，如尼莫地平、盐酸氟桂利嗪等。

（2）组胺衍生物，如倍他司汀等。

（3）活血化瘀中药注射剂，如复方丹参注射液、川芎嗪注射液等。

（4）其他药物，如非选择性 α-肾上腺素能受体阻滞剂盐酸丁咯地尔、前列地尔等。

（四）血浆增容剂

可用 10%低分子右旋糖酐，但合并心衰及出血性疾病者禁用。

（五）抗血栓形成剂和溶栓剂

抗血栓形成剂和溶栓剂如巴曲酶、蝮蛇抗栓酶、尿激酶、链激酶等，一般只选用其中一种。治疗前及治疗过程中，须监测凝血功能、肝肾功能等。

（六）维生素类

维生素 B_1、维生素 B_6、维生素 B_{12} 等有营养听神经，防止其变性的作用；维生素 A、维生素 E、维生素 C 可阻止毛细胞变性，促进细胞修复。

（七）高压氧疗法

高压氧疗法，10 天为 1 个疗程，可根据情况休息 3～5 天后进行第 2 疗程治疗。临床观察到有一定疗效，但尚有争议。

六、中医辨证论治

（一）辨证要点

1. 辨表里 若耳鸣耳聋且伴有鼻塞、流涕、咳嗽、头痛、发热恶寒、舌红、苔薄黄、脉浮者，多为风热或风寒袭肺，循经上犯耳窍，使耳窍不利而致病，属于表证；若邪犯少阳，少阳之火上炎耳窍者，当属半表半里，既有恶寒发热、鼻塞流涕等表证，又有里热证候；若无表证，则为里证。

2. 辨虚实 实证有因于肝火、痰火、气滞血瘀之不同，虚证有因于脾胃气虚与肾精亏虚之不同。若耳鸣如闻潮声或风雷声，耳聋时轻时重，多在情志抑郁或恼怒之后耳鸣耳聋加重，且伴有口苦，咽干，面红，目赤，尿黄，便秘，夜寐不宁，胸胁胀痛，头痛、眩晕，舌红苔黄，脉弦数有力者，多为肝火上扰；若耳鸣耳聋，耳中胀闷，头重头昏，头晕目眩，胸胁满闷，咳嗽痰多，口苦或淡而无味，二便不畅，舌红，苔黄腻，脉滑数者，多为痰火郁结；若耳鸣耳聋，有爆震史，舌暗红或有瘀点，脉细涩者，多为气滞血瘀；若耳鸣耳聋疲劳之后加重，伴倦怠乏力，声低气怯，面色无华，食欲不振，脘腹胀满，大便溏薄，心悸失眠，舌质淡红，苔薄白，脉细弱者，多为脾胃气血虚弱；若耳鸣如蝉，昼夜不息，安静时尤甚，听力逐渐下降，伴头昏眼花，腰膝酸软，虚烦失眠，夜尿频多，发脱齿摇，舌红少苔，脉细弱或细数者，多为肾精亏虚。

3. 辨脏腑 若耳聋伴鼻塞、流涕、发热恶寒等表证者，病位多在肺，属风热或风寒犯肺；若耳聋耳鸣多在情志抑郁或恼怒之后加重，且伴口苦，咽干，胸胁胀痛等，病位多在肝，属肝火上扰；若耳鸣如蝉，昼夜不息，安静时尤甚，听力逐渐下降，伴头昏眼花，腰膝酸软，夜尿频多等，病位多在肾，属肾精亏虚；若耳鸣耳聋疲劳后加重，伴倦怠乏力，声低气怯，面色无华，脘腹胀满等，病位多在脾胃，属脾胃虚弱。

（二）治疗原则

特发性突聋以实证为多见，起病急、病程短，常见风热侵袭、肝火上扰、痰火郁结、气滞血瘀等证型。外感风热或风寒化热，肺经受邪，宣降失常，外邪循经上犯，蒙蔽清窍，故耳聋，治以疏风清热，宣肺通窍。外邪侵犯少阳，或情志不舒，肝郁化火，或暴怒伤肝，致肝胆火热循经上扰耳窍，故耳聋，治以清肝泻热，开郁通窍。过食肥甘或思虑伤脾，致水湿不运，聚而生痰，久则痰郁化火，痰火郁于耳中，壅闭清窍，致耳聋，治以化痰清热，散结通窍。情志不畅，肝气郁滞，气滞血瘀，或跌仆爆震，伤及气血，或久病入络，致耳窍经脉壅阻，清窍闭塞，故耳聋，治以活血化瘀，行气通窍。

（三）分型论治

1. 外邪侵袭，上犯耳窍证

主要证候：病初起，有外感病史，突然听力下降，呈感音神经性聋。或伴头痛、鼻塞、恶寒发热、周身不适等症状。苔薄白，脉浮。

证候分析：风热外袭，肺经受病，宣降失常，外邪循经上犯，蒙蔽清窍，故突然听力下降，呈感音神经性聋；头痛、鼻塞、恶寒发热、周身不适、苔薄白、脉浮等均系风热表证。

治法：疏风宣肺，祛邪通窍。

代表方：三拗汤加减（《太平惠民和剂局方》）。

常用药：麻黄、杏仁、甘草。

本方用麻黄发汗散寒，宣肺平喘，其不去根节，为发中有收，使不过于汗；用杏仁宣降肺气，止咳化痰，以不去皮尖，为散中有涩，使不过于宣；甘草不炙，乃取其清热解毒，协同麻、杏利气祛痰。三药相配，共奏疏风宣肺，祛邪通窍之功。

2. 肝火上炎，燔灼耳窍证

主要证候：耳鸣耳聋突然发生，多因郁怒而发，鸣声洪而粗，耳内闭塞感。烦躁易怒，口苦咽干，多伴有眩晕。舌红，苔黄，脉弦数有力。

证候分析：肝胆互为表里，足少阳胆经入耳中，肝火循经上扰耳窍，则耳鸣耳聋；情志抑郁或恼怒则肝气郁结，气郁化火，故多因郁怒而发；肝火上炎，经气痞塞，则鸣声洪而粗，耳内闭塞感；肝火内炽，灼伤津液，则烦躁易怒、口苦咽干；上扰清窍，则多伴有眩晕；舌红苔黄、脉数主热证，脉弦主肝病。

治法：清肝泻火，开郁通窍。

代表方：龙胆泻肝汤加减（《医宗金鉴》）。

常用药：龙胆草、山栀子、黄芩、泽泻、川木通、车前子、当归、柴胡、生地黄、甘草。

方中以龙胆草、山栀子、黄芩苦寒直折，清泻肝胆；柴胡疏肝解郁；车前子、泽泻、川木通利湿清热，导热下行；生地黄养阴清热；当归活血养血；甘草调和诸药。诸药合用，共奏清肝泻热、开郁通窍之功。

3. 痰火郁结，壅闭耳窍证

主要证候：耳鸣耳聋暴发，甚则闭塞无闻，鸣声洪而粗，持续不歇。平素喜食炙煿厚味，并多因饮酒等因素而诱发。并见头昏头重或眩晕，胸腹痞满，或有恶心，大便不爽，小便黄。舌质红胖，苔黄腻，脉滑数或弦滑。

证候分析：痰火郁结，蒙蔽清窍，故耳鸣耳聋暴发、头昏头重或眩晕；痰湿中阻，气机不利，则胸腹痞满，或有恶心、大便不爽、小便黄；舌质红胖、苔黄腻、脉滑数或弦滑为内有痰热之征。

治法：清热化痰，开郁通窍。

代表方：加味二陈汤加减（《医宗金鉴》）。

常用药：陈皮、半夏、茯苓、甘草、砂仁、丁香、生姜。

本方为二陈汤加砂仁、丁香而成。方中以半夏燥湿化痰，茯苓渗湿健脾，陈皮顺气和胃，甘草缓中健脾，加砂仁调气醒脾和胃；丁香祛寒开痹，得生姜以降逆止呕。诸药合用，共奏燥湿化痰，理气和胃醒脾之功效。

4. 气滞血瘀，闭塞耳窍证

主要证候：病之后期，听力恢复欠佳，鸣声持续不已。舌质暗或有瘀点。

证候分析：耳为清空之窍，若因情志郁结，气机阻滞，或爆震之后，致瘀血停滞，耳窍经脉痞塞，则耳鸣耳聋；舌暗红或有瘀点为内有瘀血之象。

治法：活血化瘀，通窍聪耳。

代表方：桃红四物汤加减（《医林改错》）。

常用药：赤芍、川芎、桃仁、大枣、红花、老葱、生姜、麝香。

方中主药桃仁、红花、赤芍、川芎活血化瘀；麝香走窜、开通耳窍，活血通络。老葱辛散，通阳入络。二药借酒性之行走，散瘀通窍更捷；生姜、大枣调和营卫，助生化之源。诸药合用，共奏祛瘀生新，活血通窍之功效。

（四）特色疗法

1. 滴药法 将药物制成液体后，用少量药液滴于耳、鼻中，以治疗耳聋。

2. 塞耳法 多用芳香行气通窍的药物，将药物研成细末，用薄棉或纱布包好、扎紧，轻轻塞入耳内，每日1次，每次塞耳时间根据病情而定。

3. 针灸疗法

（1）体针：取穴以耳门、听宫、听会、翳风为主。风热侵袭者，可加合谷、外关、曲池、大椎；肝火上扰者，可加太冲、丘墟、中渚；痰火郁结者，可加丰隆、大椎；气滞血瘀者，可加膈俞、血海；肾精亏损者，可加肾俞、太溪、关元；气血亏虚者，可加足三里、气海、脾俞、三阴交。实则泻之，虚则补之。

（2）头皮针：选取头部晕听区或颞后线头针治疗。

（3）耳针：针刺内耳、肾、肝、神门、皮质下、内分泌等穴，或用王不留行籽贴压以上穴位。

（4）穴位注射：可选耳门、听宫、听会、翳风、完骨、肾俞、风池等穴，注射丹参注射液、当归注射液或维生素 B_1、维生素 B_{12}，每次 0.5～1ml。

（5）穴位敷贴：用吴茱萸、乌头尖、大黄三味为末，温水调和，贴敷于涌泉穴，以引火下行，用于肝火、虚火、痰火上扰所致的耳鸣耳聋。或选耳门、听宫、翳风、完骨等穴中药贴敷。

（6）灸法：可将石菖蒲、郁金、丹参等药制成药饼，其上放置艾炷，灸听宫、听会、完骨等穴位，每穴灸六壮。亦可吹灸，将艾条一端对准外耳道距耳廓3～4cm处进行熏炙，同时顺着艾条燃烧端向耳道内轻吹气，力度以患者耳深部有温热感为宜。泻法用嘴轻吹其火，补法则让艾条自然燃尽。

4. 导引法

（1）"营治城郭"法：双手按摩耳廓，一上一下，一次 15 分钟。既可治疗耳鸣、耳聋，又可防病保健。

（2）除耳鸣功：伸一腿屈一腿，平坐，两臂伸平，两掌直竖，向前呈推门状，扭头项向左向右各 7 次。

（3）鼓膜按摩法：以食指或中指置外耳道口，轻轻捺按，或中指尖在外耳道轻轻摇动十余次，待外耳道的空气排出后突然拔出，也可用两手中指，分别按压耳屏，使其掩盖住外耳道口，一按一放，有节奏地重复数十次。每日 3 次，具有引动气血流通作用。

（4）鸣天鼓：调整好呼吸，先用两手掌按摩耳廓，再用两手掌心紧贴两外耳道，两手食、中、无名、小指对称地横按在枕部，两手中指相接触，再将两食指翘起放在中指上，然后把食指从中指上用力滑下，重重地叩击脑后枕部，此时可闻及洪亮清晰之声，响如击鼓。先左手24 次，再右手 24 次，最后双手同时叩击 48 次。

七、康复治疗

（一）心理治疗

特发性突聋是一种 3 天内突然发生的感音神经性听力损失，是耳科常见的急症，其病因和发病机制目前尚不完全明确。研究显示[1-3]，精神紧张、生活工作压力大、情绪起伏、生活不规律、心理创伤等可能是特发性突聋发病的主要诱因。特发性突聋患者短时间内对正常听觉、日常沟通交流、生活工作、睡眠、精神压力等方面都会造成严重影响。患者极易出现焦虑、抑郁等心理问题，影响患者治疗、预后及生活质量[4-5]。对于特发性突聋患者应该重视其心理健康问题，并针对其人格特点和负性事件带来的不良情绪给予个体化、科学化的心理治疗[6-9]。适时掌握特发性突聋患者的心理状态，对存在心理问题的患者进行有效的心理干预，正确地疏导其情绪，减轻或消除他们的焦虑、抑郁状态，使患者以良好的心态积极面对生活，并促进其疾病恢复，最终保证治疗效果[10-11]。

（二）饮食疗法

合理的饮食结构对防治特发性突聋有帮助。应限制脂肪的摄入，大量摄入脂类食物，会使血脂增高，血液黏稠度增大，引起动脉硬化。内耳对供血障碍最敏感，出现血液循环障碍时，会导致听神经营养缺乏，导致耳聋。多食豆制品，其中铁和锌的含量丰富，可以扩张微血管，软化红细胞，保证耳部的血液供应。同时大豆中还含有大量的钙，能补充耳蜗钙代谢不足，改善耳聋症状。

（三）生活习惯调理

特发性突聋的发生与不良生活习惯有关。因此，可以通过运动，调整作息时间，保证食物中维生素及微量元素的摄取，合理饮食：多吃含钙食物，注意低盐低脂饮食，避免不健康的生活习惯如吸烟、饮酒等，来降低特发性突聋的发病风险。

（四）按摩疗法

教导患者学会正确的按摩方法，通过指压按摩耳周及头部重要穴位，从而有效地促进机体血液循环，促使内耳获得更好的血液供应。具体实施方法为：双手中指指尖压迫印堂穴，持续压迫 1 分钟，随后使用指腹按照顺时针和逆时针的顺序各按摩 36 次，使用同样的方法沿着眉弓依次对太阳穴、耳门穴、听宫穴、听会穴和风池穴进行按摩，每次坚持按摩 3 次，每次循环按摩时间以半小时为宜。嘱患者保持充足的睡眠和良好的心态，乐观积极地对待疾病和治疗[12]。

（五）放松训练干预法

通过放松训练能够促使患者不良应激引起的生理功能紊乱、心理功能紊乱等得到有效调整，维持患者稳定的情绪，逐渐放松心理，对恢复听力有促进的作用。首先，在安静、自然、舒适的状态下仰卧，两只手臂在体侧放置，稍微分开两腿，紧闭双目。其次，心中默默念出"放松"字眼，始于足部，慢慢往上提至面部，尽可能确保肌肉处于高度放松的状态。最后，慢慢地吸气、舒适自然状态下屏气、自然舒畅状态下深呼吸之后，与自我暗示互相配合，确保能够维持安静平稳的情绪，与微眠状态基本符合。每天的训练时间为 10~15 分钟，一日 2 次，连续开展 14 天[13]。

（六）情志干预法

开展五情相胜法，通过中医以情胜情的方式，即思胜恐、喜胜忧、怒胜思、哀胜怒，促进患者开阔心情，克服不良的情绪。首先对患者的心理状态进行评估，了解患者此刻的情志类型，并以此为依据开展情志相胜疗法。若患者恐惧过剩，则以思解，对患者详细介绍突发性耳聋的影响因素及相关治疗的知识，提高患者对疾病的认知程度，以提高其治疗的配合度；若患者过度疑虑，则对应愉悦对策，通过一些故事、喜讯等调动患者的愉悦情绪，畅情养心；若患者思虑过重，斟酌患者的情况，通过怒胜思的方法让患者将不满、愤懑的情绪宣泄出来，缓解压力；若患者愤怒，则采用哀胜怒的措施，通过引发悲伤情绪使患者摆脱愤怒的不良影响。以移情的方式转移患者的注意力，如看书、看默剧等，避免患者的注意力都集中在病情上，以减轻疾病带来的不良情绪[14]。

（七）自我管理法

让患者及家属了解与疾病相关的知识，纠正错误认知，使其能够正面认识自己的疾病，并明白自我管理在巩固治疗中的作用，进而提高患者遵医行为、调动配合的积极性[15]。带动患者一起参与管理目标的制定，通过日常活动提示与记录手册督促患者完成自我管理[16]。

八、预防与调护

（1）避免使用耳毒性药物，如氨基糖苷类抗生素、袢利尿剂（如呋塞米、依他尼酸）等，若因病情需要必须使用，应严密监测听力变化。

（2）避风寒，慎起居。

（3）怡情养性，保持心情舒畅。

（4）宜清淡饮食，戒烟酒，忌浓茶。

（5）锻炼身体，增强体质，提高机体抵抗力。

（6）注意劳逸结合，避免思虑过度、房劳过度。

（7）避免噪声刺激，防止用耳过度。

（8）睡前热水泡脚，平时按摩导引，锻炼身体。

参 考 文 献

[1] Chandrasekhar SS，Hollingsworth DB，Monjur TM，et al. Plain language summary：sudden hearing loss［J］. Otolaryngol Head Neck Surg，2019，161（2）：211-217.

[2] 孙菲，周柯，林颖，等. 影响突发性聋患者预后的因素与疗效相关性分析［J］. 听力学及言语疾病杂志，2018，26（2）：195-198.

[3] Kovács M，Uzsaly J，Bodzai G，et al. Analysis of prognostic factors influencing the effectiveness of treatment in sudden sensorineural hearing loss［J］. Orv Hetil，2019，160（18）：687-693.

[4] Hrknen K，Kiveks I，Rautiainen M，et al. Quality of life and hearing eight years after sudden sensorineural hearing loss［J］. Laryngoscope，2017，127（4）：927-931.

[5] 王凯，江红群，叶菁，等. 44 例突发性聋住院患者心理状况临床分析［J］. 中华耳科学杂志，2018，16（1）：61-64.

[6] 朱文燕，金新，余万东，等. 突发性聋 30 例精神心理状况分析［J］. 山东大学耳鼻喉眼学报，2018，32（5）：50-52.

[7] 周长明，王翠翠，郑茜玲，等. 176 例突发性聋患者相关危险因素的 Logistic 回归分析［J］. 中国听力语言康复科学杂志，2018，16（4）：266-269.

[8] 余俊伟，杨见明. 不同年龄及听力类型的突发性聋临床特征分析［J］. 安徽医科大学学报，2019，54（3）：470-473.

[9] 司建平，杜海荣，严佳亮，等. 秦皇岛地区 324 例突发性聋患者疗效分析［J］. 中华耳科学杂志，2018，16（3）：408-411.

[10] 陈颖，马欣，邓可斌，等. 突发性聋患者的耳鸣特点及预后的临床观察［J］. 听力学及言语疾病杂志，2019，27（1）：90-92.

[11] 黄芳，郑智娟，谢磊. 突发性聋患者焦虑、抑郁与病情阶段的关系及影响因素分析［J］. 山东大学耳鼻喉眼学报，2018，32（4）：1-6.

[12] 韦慧. 综合性护理干预对突发性耳聋伴耳鸣患者不良情绪的影响分析［J］. 心理月刊，2021，16（2）：183-184.

[13] 张娜，余金慧，纪素娟，等. 浅析综合护理对改善突发性耳聋合并耳鸣病例睡眠质量的有效性［J］. 世界睡眠医学杂志，2020，7（4）：705-706.

[14] 彭宇宏，潘雪迎. 自我管理干预配合情志干预对突发性耳聋患者的干预效果评价［J］. 当代护士（上旬刊），2020，27（10）：100-102.

[15] 丁晓丽，丁永丽，鲁娟. 自我管理对耳聋患者应对方式和生活质量的影响［J］. 中华现代护理杂志，2017，23（12）：1656-1659.

[16] 程恒金，周慧洁，李恩慈，等. 自我管理干预对 COPD 患者自我管理能力和卫生服务利用的影响［J］. 中

华现代护理杂志，2017，23（5）：658-662.

（谢梁震）

第十节 耳 鸣

耳鸣（tinnitus），是指在外界无相应声源或声电刺激的情况下，患者自觉耳内或颅内有声音的一种主观症状，常伴有或不伴有听力下降、睡眠障碍、心烦、恼怒、注意力无法集中、焦虑、抑郁等不良心理反应。耳鸣又称聊秋、苦鸣、蝉鸣等，属于中医学"耳鸣"范畴。

一、病因病机

（一）西医病因病理

1. 病因

（1）主观性耳鸣：专指在临床上找不到致病原因的一类耳鸣。这类耳鸣声只有患者自己能感觉到，故称主观性耳鸣，或称特发性耳鸣。其相关病因有：①内耳病变，多因耳蜗毛细胞损伤，致其产生异常的自发性放电；②听神经及其以上的听觉中枢病变对听反射弧造成干扰，产生异常节律的神经活动而导致耳鸣。能够找到病因的耳鸣则以相应的病因命名而不再称为主观性耳鸣，如：①外耳道的耵聍栓、异物等所引起的耳鸣；②中耳传音结构病变如慢性中耳炎、耳硬化症等；③听神经系统病变如听神经瘤、大前庭导水管综合征等；④全身性疾病如贫血、高血压、甲状腺功能减退症、肾脏疾病等引起的耳鸣。药物、过敏因素和精神因素与耳鸣的发生也有关联性。

（2）客观性耳鸣：这类耳鸣声，不仅患者自己能感觉到，而且检查者也可以听到，故名客观性耳鸣或他觉性耳鸣。其相关病因有：①血管源性：为与脉搏同步的搏动性杂音，主要由颈动脉或椎动脉系统的血管病变引起。其主要特点是在耳周可闻及血管杂音，压迫颈动脉等血管时可使耳鸣消失；而静脉源性的则是在耳周不可闻及血管杂音，压迫颈动脉等血管时不能使耳鸣消失，如乙状窦变异或憩室形成等。②肌源性：常为腭肌或鼓室肌阵挛所致。其主要特点分别是耳鸣的节律与软腭痉挛性收缩同步，或与中耳阻抗的相应变化同步。③其他来源性：包括咽鼓管异常开放症引起的耳鸣等，其特点是耳鸣与呼吸同步。

2. 病理 耳鸣发生的机制，是听神经纤维及各级听觉中枢神经元的自发性放电节律失常，高级听觉中枢错误地将听觉通路的这种异常放电活动感知为外周感受器向中枢传导的声讯号所诱发的神经冲动。

（二）中医病因病机

临证时应分虚实，辨脏腑，认清病位、病性、病根，审时度势，辨证论治。

1. 外邪侵袭，上犯耳窍 北方气候寒暖多变，风邪易乘虚而入，且风为阳邪，易袭阳位，耳位于人体头面部，故风邪常与热邪或寒邪夹杂循经上犯耳窍，发为耳鸣。

2. 肝火上炎，焮灼耳窍 外邪传里引动肝火，或因情绪骤变而肝郁化火，上扰清窍，耳窍功能失司，引起耳鸣，听力下降，并可引发眩晕。

3. 痰火郁结，壅闭耳窍 在素有脾胃蕴热、痰火内炽的基础上，肝火横逆犯及脾土，痰火上扰清窍，耳窍功能失司，故耳鸣，听力下降，且可伴有眩晕。

4. 气血虚弱，耳窍失养 在禀赋变异的基础之上，感染各种邪气，往往是肺胃先受之，引发脾胃虚弱，致气血不足，清阳不升，上气不足，耳窍失养，故耳鸣，听力障碍。

5. 肝肾阴虚，耳窍失濡 耳为肾窍、肝肾同源，病之稍久，即可累及肝肾，导致精血亏损，肝肾阴虚，髓海不足，耳窍失濡，故耳鸣，听力下降。

6. 肾阳亏虚，耳窍失煦 病久不愈，阴损及阳，肾阳亏虚，命门火衰，耳失温煦，功能失司，故耳鸣，听力障碍。

7. 气血不和，耳窍瘀阻 久病不瘥，脏腑失调，气血不和，经脉运行不畅，耳窍脉络瘀阻；阴血不足，脉络失充，日久耳窍脉络枯萎，痹塞不通；阳衰气弱，血滞不行，日久耳窍脉络瘀阻，故耳鸣，听力障碍。

二、临床表现

（一）症状

无论主观性耳鸣或客观性耳鸣，耳内或颅内有声音存在都是共同的感受，但可以表现为音调高低不一，响度强弱有别，犹如嗡嗡声、海涛声、铃声、哨声或汽笛声等，多达几十种声响。有的表现为持续性，也有表现为间断性，但间断时间不定。对这种感受的描述，因个体差异及个人经历而异。

（二）体征

根据原发疾病的不同，可能出现不同的体征。外耳、中耳疾病所致者，耳镜检查可以发现相应的部位异常表现。内耳以上病变所致的耳鸣，则可能无任何体征可查。至于他觉性耳鸣，则患者耳内能够听到声音的同时，可以在耳周听到相关的血管杂音，或能见到相关肌肉痉挛。

三、诊 断

（一）病史

本病患者常有耳外伤史、爆震史、噪声接触史、耳毒性药物用药史、耳流脓史、其他全身疾病史、治疗史等。

（二）症状

本病可急性起病，亦可缓慢起病；既可为单侧亦可为双侧；可呈持续性，也可呈间歇性；耳鸣的音调可呈高音调（如蝉鸣声、汽笛声、口哨声等），亦可呈低音调（如机器声、隆隆声等）；一般在夜间或安静时加重，严重时可影响患者睡眠及对生活、工作、情绪产生干扰；多数耳鸣患者伴有听力下降。

（三）检查

1. 外耳道及鼓膜检查　观察外耳道有无耵聍、异物等，观察鼓膜的色泽、有无穿孔等。

2. 听力学检查　如音叉试验、纯音测听、耳鸣音调与响度测试、声导抗测试、电反应测听等。

3. 影像学检查　如颞骨及颅骨 X 线、CT、MRI 等检查。

四、鉴 别 诊 断

1. 耳聋　是指以不同程度的听力减退为主要症状，常伴有耳鸣及眩晕等症状。突发耳聋者以单侧多见，亦有少数双侧同时发生；缓慢发生的渐进性耳聋多为双侧；部分耳聋患者可呈波动性听力下降。耳鸣与耳聋临床上常同时或先后出现，病因病机也有许多相似之处，临床上须详加鉴别。

2. 耳眩晕　是指由耳窍病变所引起的以头晕目眩、如坐舟车、天旋地转为主要特征的疾病，发作时多伴有恶心呕吐、出冷汗、耳鸣耳聋等症状，若经多次反复发作，则会出现持续性耳鸣和渐进性耳聋。

3. 耳胀耳闭　是以耳内胀闷堵塞感为主要症状的中耳疾病。耳胀者，患耳胀闷堵塞感，或有微痛不适，耳鸣时如机器声、风声，在打哈欠、打喷嚏或擤鼻、吞咽时稍觉好转；耳闭者，则会出现耳内闭塞感，耳鸣声音变低，耳聋逐渐加重。

4. 耵聍栓塞　外耳道软骨部皮肤具有耵聍腺，分泌淡黄色黏稠液体，称耵聍，若耵聍逐渐凝聚成团，阻塞外耳道，则为耵聍栓塞。该病可出现听力减退、耳鸣、耳痛等症状，可通过外耳道检查鉴别。

五、西 医 治 疗

耳鸣的治疗原则，是针对各种类型耳鸣的不同原因施以积极的针对性治疗，消除其原发病。对原因不明又伴有不良心理反应的耳鸣患者，则需要选择综合疗法进行治疗。

（一）病因治疗

病因治疗是治疗耳鸣的最好方法。如分泌性中耳炎，常于咽鼓管吹张或鼓室穿刺抽液后，耳鸣即可立即消失；耳硬化症所致的耳鸣，在消除病变后，部分耳鸣可以得到控制。但由于耳鸣的病因复杂，病变部位多变，其有效治疗尚有很大的难度。

（二）综合疗法

在目前对耳鸣的认识还非常有限的情况下，现有诊疗手段还不能确定其真正病因的一类耳鸣，特称为特发性耳鸣，针对这类耳鸣所采取的综合治疗方案，即为这里所言的综合疗法。"耳鸣综合治疗"包含三个部分。

1. 耳鸣的咨询交流 针对患者的发病过程和相关检查结果,分析其耳鸣的可能病因,让患者自觉解除其对耳鸣的过多关注与恐惧心理,将其对耳鸣的认识从负面转变为正面,使耳鸣变成"中性刺激",同时也能提高患者对治疗的依从性。

2. 声治疗 可以将耳鸣引起不良症状的条件反射弧逐渐消除。该类治疗需要3~6个月的时间,只有患者积极配合才能达到治疗目的。治疗方法有两种,一是在有声环境中生活、工作,目的在于弱化耳鸣对大脑皮质的刺激,降低对耳鸣的感知;二是以戴耳机方式聆听医生所提供的治疗性声音,但声音的音量不能超过耳鸣声,目的在于通过此种训练,降低患者对耳鸣所诱发的不良心理反应的觉察水平。

3. 对症治疗 是综合治疗的重要组成部分,其目的是直接减轻或消除因耳鸣所引起的躯体不适感、睡眠障碍、焦虑甚至抑郁状态。如充分应用中西药物、针灸、经颅磁刺激、鼓岬电刺激、助听器治疗、掩蔽疗法、推拿疗法等手段,加快患者达到适应耳鸣的目的。

耳鸣综合疗法治疗策略在于跨越耳鸣的病变部位,从只关注耳鸣的可能病变部位扩展到包括引发不良症状的边缘系统、自主神经系统及相互间所形成的条件反射的干预等。因此,该治疗模式并不直接针对耳鸣的病因,因而适用于多种类型耳鸣的治疗。

(三)改善耳蜗血液循环的药物

通过药物效应以改善耳蜗血液循环,达到治疗耳鸣的目的,如氟桂利嗪等。

(四)改善内耳代谢及营养神经药

该类药物可以增强内耳组织供氧,修复受损神经组织,对早期耳蜗病变所致的耳鸣可以选用。

(五)抗惊厥、抗焦虑、抗抑郁药物的应用

该类药物可以通过阻滞神经递质的传递,控制听觉通路的异常节律以治疗耳鸣。

六、中医辨证论治

(一)辨证要点

1. 辨脏腑 肾主耳,耳为肾之外窍,亦为肾之官,无论肾主藏精功能失调还是年龄增长所引起的肾精亏损,都可使肾之窍失养,而出现耳鸣。耳鸣特点如蝉鸣,昼夜不息,安静时尤甚,并兼见肾虚症状;心窍舌,舌无窍,心与肾合而寄窍于耳,耳鸣特点为两耳蝉鸣,时轻时重,精神紧张或压力过大时加重,多数患者伴有心烦失眠之症;肝主疏泄,藏血,肝胆经脉络于耳,耳鸣如闻潮声或风雷声,多在情志抑郁或恼怒之后加重,并伴有肝气郁结,或肝火上扰之证;肺居上焦,主清阳之气,肺与肾金水相生,故肺与耳司听觉的生理功能相关。若肺气虚弱,耳脉空虚,则耳易受邪患病,而致耳鸣,耳鸣骤起,耳鸣轰轰,可伴有耳内堵塞、胀闷感,或有自声增强,并伴有外感症状;脾为后天之本、气血生化之源,足太阴脾之络脉入于耳中,因脾主升清,可将水谷精微中的轻清之气上输头面,使耳听聪慧,若脾胃虚弱,则每遇疲劳之后加重。

2. 辨虚实 耳鸣可分为实证、虚证两大类，一般来说起病急、病程短者以实证多见，常见于外邪侵袭、肝火上炎，痰火郁结所致的耳鸣，而起病缓慢、病程较长者多由气血虚弱、肝肾阴虚、肾阳亏虚、气血不和。

（二）治疗原则

耳鸣既可为疾病，也可为某些疾病的症状，中医治疗时应先确定是否为疾病"耳鸣"，再根据患者主症、次症、舌象、脉象等四诊合参确定耳鸣的病因病机，从而进行辨证施治。耳鸣暴发，或鸣声大，或呈低音调者常见于实证，外因多为风、热、湿邪壅塞耳窍，内因多为肝胆之火上逆、痰火郁结或气滞血瘀壅阻清窍，故治疗时应采用邪实盛则泻的原则，取疏风、清热、泄肝、化痰、散结、活血、化瘀、通窍之法。耳鸣渐发，或鸣声细微，或呈高音调者常见于虚证，如肝肾阴虚、气血亏耗不足等，应以补益为大法，或补肾填精，滋阴潜阳，或健脾养血益气。除了中药治疗外，还可进行针灸（体针、耳针）、穴位注射、导引法（鼓膜按摩、鸣天鼓）等其他疗法。

（三）分型论治

1. 外邪侵袭，上犯耳窍证

主要证候：病初起，有外感病史，听力下降，呈感音神经性聋，或伴头痛、鼻塞、恶寒发热、周身不适等症状，苔薄白，脉浮。

证候分析：外邪侵袭，肺经受病，宣降失常，外邪循经上犯，蒙蔽清窍，故耳鸣，听力下降；头痛，鼻塞，恶寒发热，周身不适等症状，苔薄白，脉浮均系外邪侵袭表证。

治法：疏风宣肺，祛邪通窍。

代表方：三拗汤（《太平惠民和剂局方》）。

常用药：麻黄、杏仁、甘草。

方中麻黄发汗散寒，宣肺平喘。杏仁宣降肺气，止咳化痰。甘草不炙，乃取其清热解毒。全方合用，共奏疏风宣肺，止咳平喘之功。

2. 肝火上炎，燔灼耳窍证

主要证候：耳鸣耳聋，多因郁怒而发，鸣声洪而粗，耳内闭塞感，烦躁易怒，口苦咽干，多伴有眩晕，舌红、苔黄，脉弦数有力。

证候分析：肝胆互为表里，足少阳胆经入耳中，肝火循经上扰耳窍，则耳鸣耳聋，情志抑郁或恼怒。肝气郁结，气郁化火，故多因郁怒而发。肝火上炎，经气痞塞，则鸣声洪而粗，耳内闭塞感。肝火内炽，灼伤津液，则烦躁易怒，口苦咽干。上扰清窍，则多伴有眩晕。舌红，苔黄，脉数主热证，脉弦主肝病。

治法：清肝泻火，开郁通窍。

代表方：龙胆泻肝汤（《医方集解》）。

常用药：龙胆草、黄芩、山栀子、泽泻、木通、车前子、当归、生地黄、柴胡、生甘草。

方中龙胆草大苦大寒，既能清利肝胆实火，又能清利肝经湿热。黄芩、栀子苦寒泻火，燥湿清热。泽泻、木通、车前子渗湿泻热，导热下行。当归、生地养血滋阴，邪去而不伤阴血。柴胡舒畅肝经之气，引诸药归肝经。甘草调和诸药，共为佐使药。

3. 痰火郁结，壅闭耳窍证

主要证候：耳鸣耳聋，甚则闭塞无闻，鸣声洪而粗，持续不歇，平素喜食炙煿厚味，并多因饮酒等因素而诱发，并见头晕头重或眩晕，胸腹痞满，或有恶心，大便不爽，小便黄，舌质红胖，苔黄腻，脉滑数或弦滑。

证候分析：痰火郁结，蒙蔽清窍，故耳鸣耳聋，头晕头重或眩晕，痰湿中阻，故闭塞无闻，鸣声洪而粗，胸腹痞满，或有恶心，大便不爽，小便黄，舌质红胖，苔黄腻，脉滑数或弦滑为内有痰热之征。

治法：清热化痰，开郁通窍。

代表方：加味二陈汤（《丹溪心法》）。

常用药：陈皮、半夏、茯苓、生姜、甘草、砂仁、丁香。

方中以半夏燥湿化痰，茯苓泻湿健脾，陈皮顺气和胃，甘草缓中健脾，加砂仁调气醒脾和胃，丁香祛寒，得生姜以降逆止呕。诸药合用，共奏燥湿化痰，调气和胃醒脾之功效。

4. 气血虚弱，耳窍失养证

主要证候：耳鸣耳聋，每于蹲位起立时突然加重，头部或耳内有空虚发凉感，劳累后加重。并见面色萎黄不华，倦怠少力，失眠多梦，心悸不宁。舌淡，脉细或弦细。

证候分析：气血生化之源不足，清阳不升，耳窍失养，则耳鸣耳聋；蹲位站立时，头部气血不足，故头部或耳内有空虚发凉感，劳累后加重；气虚则倦怠乏力；血虚则面色无华；血虚心神失养则心悸失眠；舌淡，脉细或弦细为气血不足之象。

治法：补益心脾，养血聪耳。

代表方：归脾汤（《济生方》）。

常用药：白术、茯神、黄芪、龙眼肉、酸枣仁、党参、炙甘草、当归、远志、木香、生姜、大枣。

方中党参、黄芪、白术、甘草健脾益气；当归、龙眼肉养血；酸枣仁、茯神、远志养心安神；佐木香理气，使补而不滞；生姜、大枣调和营卫。全方合用，共奏健脾益气，养血通窍之功。若气虚为主，可选用益气聪明汤加减。

5. 肝肾阴虚，耳窍失濡证

主要证候：耳鸣耳聋，鸣声尖细，入夜尤甚，听力渐减，房劳则重。伴有头晕脑鸣，眼花，腰膝酸软。舌红，少苔，脉弦细或细数无力。

证候分析：肾精亏损，耳失所养，不能上奉于耳，则耳鸣耳聋，鸣声尖细，入夜尤甚；肾主骨生髓，脑为髓之海，齿为骨之余，肾元亏损，髓海空虚，则听力渐减，房劳则重，头昏眼花，发脱齿摇；腰为肾之府，肾虚则腰膝酸软；舌红少苔、脉弦细或细数无力为肾阴不足之象。

治法：滋补肝肾，养精聪耳。

代表方：耳聋左慈丸（《饲鹤亭集方》）。

常用药：熟地黄、山萸肉、怀山药、牡丹皮、泽泻、茯苓、煅磁石、石菖蒲、北五味。

方中熟地黄、山茱萸、怀山药、茯苓、泽泻、牡丹皮滋阴补肾；磁石重镇潜阳；五味子收敛固精；石菖蒲通利耳窍。全方共用，可补肾填精，滋阴潜阳。

6. 肾阳亏虚，耳窍失煦证

主要证候：久病耳鸣耳聋，鸣声细弱，入夜明显，或有头晕脑鸣。并见腰痛或腰膝酸软，面色淡白，畏冷肢凉，小便清长或有余沥，夜尿频数。舌淡胖，脉沉迟弱。

证候分析：病久不愈，阴损及阳，肾阳亏虚，命门火衰，耳失温煦，故耳聋耳鸣，鸣声细弱，阳气不得温煦脑窍，故头晕脑鸣。腰为肾之府，肾虚则腰膝酸软；肾阳虚气化无权，则小便清长；肾阳虚不能固摄则夜尿频多；舌淡，脉迟弱为阳虚之象。

治法：温阳补肾，通窍聪耳。

代表方：补骨脂丸（《本草纲目》卷十四引《太平惠民和剂局方》）。

常用药：补骨脂、菟丝子、胡桃肉、乳香、沉香。

7. 气血不和，瘀阻耳窍证

主要证候：久病耳鸣耳聋，聋鸣程度无明显变化或缓慢加重。全身兼症不定，常规辨证论治效果甚微。舌质暗或有瘀点，脉弦细或涩。

证候分析：气血不和，瘀血阻滞，致血瘀耳窍，经脉痞塞，则耳鸣耳聋；久患耳鸣、耳聋者，因瘀血久留不散，故聋鸣无明显波动；心主血脉，舌乃心之苗，气血瘀阻，故舌见瘀点，甚则紫暗，脉弦细或涩（参照《中医耳鼻咽喉科学》主编：熊大经）。

治法：活血化瘀，通窍复聪。

代表方：通窍活血汤（《医林改错》）。

常用药：赤芍、川芎、桃仁、大枣、红花、老葱、生姜、麝香。

方中桃仁、红花、赤芍、川芎活血化瘀；麝香、老葱辛香走窜，行气通窍；生姜、大枣调和营卫。诸药合用，可活血化瘀，行气通窍。

（四）特色疗法

1. 中成药治疗

（1）血府逐瘀口服液或逐瘀通脉胶囊：用于气滞血瘀型耳鸣，口服。

（2）左归丸、耳聋左慈丸、六味地黄丸、杞菊地黄丸：用于肾阴虚者，口服。

（3）金匮肾气丸、右归丸：用于肾阳虚者，口服。

（4）安神补脑液、枣仁安神胶囊、乌灵胶囊：用于心烦失眠者，口服。

（5）逍遥丸：用于肝郁型患者，口服。

（6）补中益气丸：用于脾虚患者，口服。

（7）龙胆泻肝胶囊：用于肝火上扰者，口服。

2. 针法

（1）体针：选穴时应局部取穴与远端辨证取穴相结合，局部取穴以患侧耳门、听宫、听会、翳风为主。远端辨证取穴风热侵袭者，选用外关、合谷、大椎、曲池等；肝胆火盛者，选用太冲、丘墟、中渚、行间；痰火郁热者，可选丰隆、内庭、公孙等；气滞血瘀者可加膈俞、血海；肾虚者可加肾俞、关元；气血亏虚者加足三里、气海、脾俞、心俞、三阴交；心阴虚失眠者，可选用大陵、太溪、心俞、神门等。行针时实证采用泻法，虚证采用补法，或都采用平补平泻法，每日针刺1次。

（2）耳针：针刺内耳、肾、肝、神门、皮质下等穴位，中等刺激，留针20分钟左右，也可用王不留行籽贴压以上穴位，以调理脏腑功能。

3. 穴位注射 是一种针刺和药物相结合来治疗疾病的方法，取患侧耳门、听宫、听会、翳风等穴位，可使用5ml注射器，针头可选用5号针头，注射药物可使用中草药制剂、维生素类制剂、能量代谢制剂等。局部常规消毒后，针头刺入 2cm 左右，待有酸、麻、胀、重针感且无回血后，可将药液缓缓注入穴位。每日 1 次，每次每穴注入 0.5～1ml。

4. 导引法

（1）《内功图说·分行外功诀》中提到营治城廓法：两手按耳轮，一上一下摩擦之，每次 15 分钟左右。

（2）鸣天鼓法：其方法是调整好呼吸，先用两手掌按摩耳廓，再用两手掌心紧贴外耳道，两手食、中、无名、小指对称地横按在枕部，两中指相接触，再将两食指翘起放在中指上，然后把食指从中指上用力下滑，重重地叩击脑后枕部，此时可闻及洪亮清晰之声，响如击鼓。先左手 24 次，再右手 24 次，最后双手同时叩击 48 次。

（3）分搓耳前后：将双手分别放在两耳根部，食指和中指分开置于耳朵前后，中指在耳前，食指在耳后，然后从耳垂开始，夹持耳朵向上推动，注意有一定的力度，并且紧贴耳廓，直到耳尖，这样来回分搓，每日 50 次。

（4）点揉翳风穴：将双手置于头部，拇指指尖按在翳风穴，其他四指分散地放在耳朵上方，然后拇指用力对凹陷进行点按，直到能感觉出酸胀感。每日按摩 3 分钟左右。

七、康　复　治　疗

（一）心理治疗

临床医生应对耳鸣患者进行治疗策略的教育。教育患者改变对耳鸣的认识，回答患者的疑问时避免使用加剧耳鸣患者负性反应的说法，强调耳鸣本身是一种症状，非危险疾病。向患者讲解耳鸣和听力损失的知识、听力保护等内容。

（二）饮食治疗

改善患者的饮食习惯，制定科学的饮食结构，进食清淡、多食易消化食物，鼓励患者多摄入维生素 E、维生素 C、微量元素食物，多食蔬菜、水果等有益于健康的食物，少食动物内脏和脂肪类食物。另外，吸烟会降低毛细血管内血氧，损伤耳内细胞，酒精会加重患者耳鸣症状，对此，需尽早戒烟戒酒，禁止饮用浓茶、酒精及咖啡等，因为咖啡、酒精等刺激性饮品会加重患者病情，禁食辛辣、刺激性食物，防止患者机体燥热过度，进而加重病情。护理人员需积极和患者交流，了解患者的饮食习惯，最大程度为患者提供其喜欢的食物，避免患者产生焦虑心理[1]。

（三）睡眠干预治疗

老年耳鸣患者因受疾病困扰，注意力不集中，会出现连续、间断的耳鸣噪声，使得患者难以忍受，影响患者的睡眠质量。轻度耳鸣患者可入睡，但无法进入深度睡眠，睡眠质量差；重度耳鸣患者多处于似睡非睡状态，难以入睡，严重危害患者身体。对此，为患者建立良好的治疗环境，保持病室安静，光线柔和，在必要的时候，调整室内色彩，营造一种安逸、舒适、轻松状态，可以在病房内播放柔和的音乐，通过音乐掩盖耳鸣带来的影响，以促使患者入睡。如果患者难以入睡，需进行睡眠干预，引导患者转移耳鸣干扰，为患者创造良好的睡眠环境，提升患者的睡眠质量。

（四）认知行为疗法

认知行为疗法运用心理教育、放松训练、内观训练、注意力控制训练等多种方法帮助患者认识耳鸣，降低耳鸣在患者认识、情感、行为等方面产生的影响。研究表明，认知行为疗法与不治疗或短期心理教育等其他心理疗法相比，能够显著提高患者的生活质量。

（五）声疗法

声疗法是让患者聆听不同工具播放的自然声或环境声或轻音乐等，从而起到放松、转移耳鸣注意力的治疗方法。选择用于治疗的声音需要结合患者听力损失程度和耳鸣特点来量身订制。声疗法对于缓解耳鸣的系统性分析和随机对照试验尚缺乏有力证据。一般认为，外界声音只能起到暂时掩蔽耳鸣的作用，不可能消除耳鸣，故外界声音停止后耳鸣依然会出现。目前所提倡的声疗法，目的主要是促使患者对耳鸣的适应性。

（六）经颅磁刺激法

中枢神经异常活动是耳鸣的主要原因之一，以听觉皮层音频部位图的重组为表现，同时存在神经元发放速率的增加及神经同步化的改变等，经颅磁刺激通过使皮层和中枢其他区域的神经活动发生改变，进而双向调节大脑兴奋与抑制功能之间的平衡来治疗耳鸣。部分小样本量的随机对照试验表明重复经颅磁刺激对耳鸣有一定的治疗作用，但并非全部，作用程度有限，远期安全性未知。

八、预防与调护

（1）非特发性耳鸣的患者，应积极防治能引起耳鸣的各种疾病。

（2）注意休息，调整工作节奏，不要过度疲劳，特别是工作压力大的患者，更要学会自我调节，适当放松。

（3）保证睡眠，不要熬夜，起居有常。

（4）调节情绪，控制情绪，怡情养性，保持心情舒畅。

（5）注意饮食有节，可以多食用一些豆制品、牛奶、含锌和铁的食物、含维生素类较多的食物，忌烟酒，少喝浓茶、咖啡，忌食辛辣、咸寒、甜腻等刺激性食物，限制脂肪类食物的摄入。

参 考 文 献

[1] 杨花荣，袁梦凡，高英，等. 饮食习惯改善、情绪调节及睡眠干预对老年耳鸣患者生活质量及负面情绪影响 [J]. 现代生物医学进展，2020，9：1765-1768.

（谢梁震）

第十一节 梅 尼 埃 病

梅尼埃病（Meniere's disease）是因膜迷路积水所致的内耳疾病，表现为反复发作的旋转性眩晕，波动性耳聋，耳鸣和耳胀满感，属耳源性眩晕之一。多见于青壮年，一般单耳发病，随着病程延长可出现双耳受累。本病相当于中医学"耳眩晕"，属于中医文献"真眩运""冒眩"范畴。

一、病 因 病 机

（一）西医病因病理

1.病因 本病系由内淋巴生成与吸收失衡所致，但真正病因至今仍未明了，可能与如下因素有关，尤其是多因素交互作用的影响。

（1）内耳微循环障碍：自主神经功能失衡，或内分泌功能失调等，引起内耳小血管痉挛，微循环障碍，膜迷路组织缺血缺氧，代谢紊乱，内淋巴理化特性改变，代谢产物蓄积，渗透压增高，致膜迷路积水。

（2）内淋巴生成-吸收平衡失调：因发育、解剖因素或病毒感染等引起内淋巴生成过多或吸收障碍，是膜迷路积水的主要原因。在此，HLA 等基因多态性及碳酸酐酶、腺苷酸环化酶等的活性变化与本病发病过程相关联，家族性与遗传因素也有重要影响。

（3）变态反应：在外源性或内源性抗原的作用下，诱发产生相应抗体，继而在内耳发生抗原抗体反应，免疫复合物沉积于内淋巴囊或血管纹，导致内淋巴吸收障碍，以及内耳微循环系统调节紊乱，血管扩张，通透性增加，产生血管渗出，造成膜迷路积水。

2.病理 膜迷路积水，压力增高，致使膜迷路膨胀并引发其他继发性病变，这是本病的基本病理学特征。开始阶段，膜蜗管与球囊膨大明显，前庭膜被推向前庭阶，影响外淋巴流动。随着积水加重，椭圆囊及半规管壶腹膨胀，甚则使前庭膜破裂，内外淋巴混合，导致离子和生化平衡紊乱，耳蜗毛细胞及支持细胞、神经纤维和神经节细胞发生退行性改变。裂孔小者多能自愈，亦可反复破裂。

（二）中医病因病机

中医学有"无痰不作眩""诸风掉眩，皆属于肝""无虚不作眩"之说。本病当以痰湿瘀阻耳窍为标，肝脾肾功能失调为本。发作时以邪实为主，缓解后则主要为脏腑虚损，但往往虚实夹杂，共同为患。

1.痰湿瘀滞，停阻耳窍 饮食不节或劳倦过度，伤及脾胃，脾土不振，运化失司，痰湿内生，壅遏气血，或外邪侵袭，肺失宣发，治节不利，水道与脉络不畅，均使痰湿瘀滞耳窍而为病。

2.气郁痰阻，壅滞耳窍 七情伤肝，肝气郁结，气机不利，升降失常，血脉不畅，津液输布代谢障碍，变生痰湿，壅滞耳窍为病。

3. 气虚湿阻，停滞耳窍 久病伤正，或先天禀赋不足，脾气虚弱，则清阳不升，耳窍失养；同时气虚血运不畅，痰湿运化失司，停阻耳窍；若肾气不足，则不能化气行水，水湿内停，壅阻耳窍而为病。

二、临 床 表 现

（一）症状

典型症状为"四联症"，即突发性阵发性旋转性眩晕、耳聋、耳鸣、耳胀满感。

1. 突发性阵发性旋转性眩晕 眩晕突然发作，常无先兆，呈旋转性；伴恶心呕吐，面色苍白，出冷汗，血压下降等自主神经系统症状。眩晕为阵发性，持续时间短暂，多数 10 分钟至数小时。眩晕缓解后，可遗留头晕，行走不稳感，数日后进入间歇期。眩晕可反复发作，但无论如何剧烈，患者始终神志清醒。

2. 耳聋 一般系单侧发生，偶为双侧。症状呈波动性，即发作期出现或加重，间歇期减轻；疾病初期常能自然恢复，但随着发作次数的增多，听力损失逐渐加重，转为不可逆性。常伴有复听或重振现象。

3. 耳鸣 多发生在眩晕发作之前。发作时加剧，间歇期自然缓解。

4. 耳胀满感 常为眩晕发作先兆，可表现为耳内或头部有发胀、发闷或压迫感。

（二）体征

发作期有强弱不等的自发性水平型或水平旋转型眼球震颤。早期快相向患侧，以后可转向健侧，恢复期又朝向患侧，间歇期多为正常。同时，还可表现为平衡失调征。

三、诊 断

（一）病史

本病大多有反复发作史。

（二）症状

眩晕突然发作，自觉天旋地转，身体有向一侧倾倒的感觉，站立不稳，体位变动或睁眼时眩晕感加重，但神志清楚，多伴有恶心呕吐、耳鸣耳聋等症状。

（三）检查

外耳道及鼓膜检查多无异常。可伴有自发性眼震、波动性感音性听力减退、前庭功能亢进等。

四、鉴 别 诊 断

1. 良性阵发性位置性眩晕（BPPV） 是因特定头位改变而诱发的阵发性短暂（数秒至数

十秒）眩晕，可伴有眼震，为常见的前庭末梢器官病变。本病发病突然，患耳向下时出现眩晕症状，眼震发生于头位变化后的 3～10 秒，持续时间不超过 1 分钟，无耳鸣、耳聋。BPPV 不具有耳蜗症状而易与梅尼埃病相鉴别，Dix-Hallpike 变位试验为其主要诊断检查方法。

2. 前庭神经炎 以突发眩晕，伴向健侧的自发性眼震，恶心、呕吐为特征。发病前多有上呼吸道感染史，无耳鸣、耳聋和前庭功能减弱。数日后症状逐渐缓解，但可转变为持续数月的位置性眩晕。痊愈后极少复发。

3. 前庭药物中毒 有应用耳毒性药物的病史，眩晕的特点为起病慢，程度轻，持续时间长，非发作性，被代偿后眩晕症状会逐渐减轻或完全消失，但随之出现耳聋耳鸣。

4. 迷路炎 即内耳炎，是化脓性中耳乳突炎较常见的并发症。分为局限性迷路炎、浆液性迷路炎和化脓性迷路炎三类。临床常见症状为眩晕、恶心、呕吐、自发性眼震、听力减退等。本病多有化脓性中耳炎或中耳手术史或外伤史，眩晕多在快速转身、屈体、骑车、耳内操作（如挖耳、耵聍冲洗等）、压迫耳屏或擤鼻时发作，持续时间为数分钟至数小时不等。瘘管试验阳性。

5. 突发性聋 为突然发生的原因不明的非波动性感音神经性聋，多在 3 日内听力急剧下降，常为中或重度耳聋，部分患者可伴耳鸣、眩晕、恶心、呕吐等症状，但一般不反复发作，单耳发病居多，双侧耳聋也往往为一侧较重。初次发作的梅尼埃病应注意与突发性聋相鉴别。

6. Hunt 综合征 突发性轻中度眩晕、耳鸣、耳聋，但不会反复发作，主要表现为一侧耳部剧痛，耳部带状疱疹，可出现同侧周围性面瘫。

7. Cogan 综合征 是一种累及眼、前庭听觉系统的综合征，为一种罕见的自身免疫性疾病。几乎所有患者都有眼部症状，而内耳症状表现为听力和前庭功能随着病情的缓解或加剧呈波动性，如果未及时应用糖皮质激素，将迅速发展为单耳或双耳全聋，且听力下降不可逆，双侧前庭功能丧失。但内耳症状与其他症状可同时出现，也可间隔数周至 2 年先后出现，临床需注意。

8. 迟发性膜迷路积水 是类似梅尼埃病但又有明确病因的疾病。头部外伤、迷路炎、乳突炎、中耳炎，甚至白喉等可为其病因。临床症状表现为先一侧耳重度感音神经性聋，时隔数年后出现类似梅尼埃病的眩晕，可持续数十分钟至数小时，最长不超过 24 小时，常伴恶心、呕吐等症状。

9. 外淋巴瘘 临床特征为急性感音性神经性耳聋、耳鸣、眩晕、平衡失调等耳蜗和前庭症状。该病是由于某种原因导致圆窗膜、卵圆窗膜、内耳和中耳间隙破裂，使外淋巴液漏至中耳而引起。鼓室探查术、耳内镜等检查能够确认前庭窗或蜗窗漏出外淋巴液或脑脊液，或者查探到外淋巴瘘孔。

10. 头部损伤 头部外伤可引起眩晕，包括颈部外伤、中枢神经系统外伤、前庭外周部损伤等皆可引起前庭症状。如颞骨横行骨折常有严重眩晕、自发眼震、耳鸣、耳聋与面瘫。2～3 周后可缓解而遗留位置性眼震与位置性眩晕。

11. 听神经瘤 又称前庭神经鞘瘤，起源于内听道前庭神经鞘膜的施万细胞，为耳神经外科最常见的良性肿瘤。临床症状与肿瘤大小直接相关。肿瘤位于内听道内时表现为听力下降、耳鸣和前庭功能障碍；进入桥小脑角后，听力下降加重，并可出现平衡失调，压迫三叉神经时可出现同侧面部麻木；肿瘤进一步生长可压迫脑干，出现脑积水、头痛和视力下降等不适症状。MRI 是目前诊断听神经瘤最敏感、最有效的方法。

12. 上半规管裂隙综合征 受到强声刺激、中耳压力或颅内压改变后，会诱发眩晕、耳内震动感及平衡紊乱等临床表现，其诱发的眼震方向与上半规管平面一致，颞骨薄层 CT 显示上半规管顶部骨质部分缺失。高分辨率 CT 有助于鉴别。

五、西医治疗

发作期以控制症状为主，即急则治其标，可采用中西医结合疗法，包括调节自主神经功能、改善内耳微循环、减轻迷路积水为主的药物综合治疗，配合以化痰祛湿、通窍定眩为主的辨证论治。间歇期以辨证论治调理脏腑功能为主，即缓则治其本。

1. 脱水剂 可选用 50%葡萄糖、70%二硝酸异山梨醇、氯噻酮等，以减轻膜迷路积水。

2. 镇静剂 可用地西泮、艾司唑仑、苯巴比妥等以抑制前庭反应。

3. 镇吐药 可用二苯哌丁醇等以阻断来自前庭器的刺激冲动，并抑制化学感受器，以发挥镇吐作用。

4. 改善内耳微循环 应用倍他司汀、氟桂利嗪、尼莫地平等扩张血管，或选择性阻滞细胞膜的钙通道，减轻细胞内钙离子超载，改善内耳供血。

5. 抗胆碱类药 如山莨菪碱、东莨菪碱等，可抑制迷走神经兴奋性，并可改善微循环障碍。

6. 抗组胺类药 如茶苯海明、氯苯那敏、异丙嗪等，可降低组胺反应，并有不同程度的镇静作用。

六、中医辨证论治

（一）辨证要点

1. 辨虚实 眩晕发作期以实证多见，如外邪侵袭、痰浊中阻、肝阳上扰等，亦可见虚中夹实，如寒水上泛等，在发作间歇期以虚证多见，如髓海不足、气虚血亏等。病情总趋势一般为病初以风、火、痰等因素致病的实证为主，久则伤肝伤脾伤肾，最终肝脾肾俱虚。耳眩晕发病以虚者居多，如阴虚则肝风内动，气血亏虚则清窍失养，精虚则髓海不足等。

2. 辨脏腑 耳眩晕虽然病位在耳，但与肺、肝、脾、肾等脏腑密切相关。外感风邪犯肺，肺气不宣，鼻塞流涕，风性善动，主升发向上，肺气上逆，上扰清窍，则眩晕突发、恶心呕吐、兼外感之象；脾气虚弱，气血生化不足，清阳不升，清窍失养，故眩晕时发、耳鸣耳聋、劳累耗气后症状加重，痰阻中焦，清阳不升、浊阴不降，蒙蔽清窍，发为眩晕，兼有痰浊中阻之证；七情内伤，忧郁太过，肝失条达，肝郁化火，或恼怒伤肝，肝阳上亢，清窍受扰，则眩晕、耳鸣、耳聋每因情绪波动、心情不舒、烦恼时加重；肾阳衰微，不能温化水湿，寒水上泛清窍，或肾精亏损，髓海不足，不能濡养清窍，皆可致眩晕反复发作，兼见肾虚症状。

（二）治疗原则

耳眩晕属于难治性疾病之一，病因病势复杂多变，临床应根据其发病的病因，可内治配合针灸等局部治疗。耳眩晕外因可为风、寒、暑、湿乘虚致病或七情致病，内因则与肝、肾、脾三脏密切相关，气血不足、肝肾阴虚为病之本，风、火、痰为病之标。临床症状往往标本兼见，虚实交错。总体治疗原则也不外乎虚补实泻，调整阴阳。精虚者，填精生髓，滋补肾阴；气血虚者则宜益气生血，调补脾胃；痰湿中阻者宜燥湿祛痰；肝火偏盛者，则宜清肝降火；而虚中夹实，或因实致虚者，或扶正以祛邪，或祛邪以安正，权衡标本缓急，辨证论治，因机应变。

（三）分型论治

1. 痰湿瘀阻耳窍证

主要证候：突发或频繁发作眩晕，耳内胀满，恶心呕吐剧烈，痰涎多，胸闷纳呆，嗜卧。舌质淡，苔白腻，脉滑或涩。

治法：化痰除湿，祛瘀通络。

代表方：半夏白术天麻汤（《医学心悟》）。

常用药：半夏、天麻、茯苓、橘红、白术、甘草。

方中半夏燥湿化痰，降逆止呕；天麻平肝息风，而止头眩，两者合用，为治风痰眩晕头痛之要药。李东垣在《脾胃论》中说："足太阴痰厥头痛，非半夏不能疗；眼黑头眩，风虚内作，非天麻不能除。"故以两味为君药。以白术、茯苓为臣，健脾祛湿，能治生痰之源。佐以橘红理气化痰，脾气顺则痰消。使以甘草和中调药；煎加姜、枣调和脾胃，生姜兼制半夏之毒。

2. 气郁痰壅耳窍证

主要证候：突发眩晕且剧烈，目系急，呕恶甚，每因恼怒、情志不畅而诱发。头痛耳胀，心神不安，急躁易怒。舌暗苔白，脉弦。

治法：理气化痰，通络开窍。

代表方：柴胡疏肝散（《医学统旨》）。

常用药：陈皮、柴胡、川芎、香附、枳壳、芍药、甘草。

方中柴胡功善疏肝解郁，用以为君。香附理气疏肝而止痛，川芎活血行气以止痛，二药相合，助柴胡以解肝经之郁滞，并增行气活血止痛之效，共为臣药。陈皮、枳壳理气行滞，芍药、甘草养血柔肝，缓急止痛，均为佐药。甘草调和诸药，为使药。诸药相合，共奏疏肝行气、活血止痛之功。

3. 气虚湿停耳窍证

主要证候：平素常头晕。眩晕反复发作，经久不愈，耳鸣耳聋明显。伴神疲乏力，面色苍白，肢冷汗出，气短懒言，纳呆便溏。舌淡苔薄，脉细缓无力。

治法：补气化湿，通络开窍。

代表方：参苓白术散（《太平惠民和剂局方》）。

常用药：白扁豆、白术、茯苓、甘草、桔梗、莲子肉、人参、砂仁、山药、薏苡仁。

方中人参、白术、茯苓益气健脾渗湿为君；配伍山药、莲子肉助君药以健脾益气，兼能止泻；并用白扁豆、薏苡仁助白术、茯苓以健脾渗湿，均为臣药；更用砂仁醒脾和胃，行气化滞，是为佐药；桔梗宣肺利气，通调水道，又能载药上行，培土生金，为佐药；炒甘草健脾和中，调和诸药，为使药；综观全方，补中气，渗湿浊，行气滞，使脾气健运，湿邪得祛，则诸症自除。

（四）特色疗法

1. 中成药治疗

（1）天麻钩藤颗粒、天麻定眩片、天智颗粒：治疗肝阳上亢型耳眩晕，口服。

（2）益气聪明丸、补中益气丸：治疗清阳不升型耳眩晕，口服。

（3）参桂鹿茸丸、参芪归脾糖浆、人参归脾丸：治疗气血亏虚型耳眩晕，口服。

（4）三肾丸、苁蓉补肾丸：治疗肾精亏损型耳眩晕，口服。

（5）二陈丸、千金化痰丸、温胆丸：治疗痰湿中阻型耳眩晕，口服。

（6）龙胆泻肝胶囊：治疗肝火上炎型耳眩晕，口服，一次 4 粒，一日 3 次。

2. 针灸疗法

（1）体针：主要根据耳眩晕的病因病理，循经取穴，并根据病情虚实而采用不同的手法。主穴：百会、头维、风池、风府、神门、内关。配穴：三阴交、关元、肾俞、脾俞、足三里、气海、命门、行间、侠溪、中脘、丰隆、解溪等。每次取主穴、配穴各 2～3 穴，虚证者用补法，并配合灸法，实证者，用泻法。每日 1 次。髓海不足者，选配三阴交补肾阴，并调理三阴经气，关元、肾俞补肾固精。上气不足者，选配脾俞、足三里以运化水谷，生精化血，气海补气运血，使得精气上达以充养清窍而眩晕自止。寒水上泛者，选配肾俞、命门以益壮肾阳。肝阳上亢者，选配行间、侠溪以清泄肝胆上亢之火。痰浊中阻者，取中脘、丰隆运脾胃以涤痰浊，解溪降胃气化痰浊而止晕。风邪外袭者，配合谷、外关以疏风散邪，清利头目。

（2）耳针：可选额、心、神门、胃、肾、内耳、脑、皮质下、交感等穴，每次取 2～3 穴，中、强刺激，留针 20～30 分钟，间歇捻针，每日 1 次。或用王不留行籽贴压刺激以上穴位。

（3）头皮针：取双侧晕听区针刺，每日 1 次，5～10 次为 1 个疗程。

（4）穴位注射：可选取合谷、太冲、内关、风池、翳风、四渎等穴位，每次取 2～3 穴，每穴注射 5%或 10%葡萄糖注射液 1～2ml，或维生素 B_{12} 注射液 0.5ml，隔日 1 次。

3. 按摩疗法

（1）拇指按揉神门穴 3～5 分钟，两手交替，以感觉胀痛为宜。神门穴位于腕部，腕掌侧横纹尺侧端，尺侧腕屈肌腱的桡侧凹陷处，即手腕横纹处，从小指延伸下来，到手掌根部末端的凹陷处，可以镇静安神、补益心气，对耳眩晕有一定的治疗作用。

（2）拇指按压中渚穴 3～5 分钟，以感觉酸胀为宜，双手交替按摩。中渚穴位于手背部，第 4 掌指关节的后方，第 4、5 掌骨间凹陷处，其所在的经络经过耳朵，故经常按摩中渚穴对耳源性眩晕有治疗作用。

（3）拇指掐压关冲穴 3～5 分钟，以感觉酸胀为宜。关冲穴位于无名指末节尺侧，距指甲角 0.1 寸，按摩后可以调补气血，适用于气血失调所致的耳眩晕。

（4）拇指按揉内关穴 3～5 分钟，以感觉酸胀为宜。内关穴位于前臂掌侧，当曲泽与大陵的连线上，腕横纹上 2 寸，掌长肌腱与桡侧腕屈肌腱之间，可以调节阴阳、脏腑、气血等，能够缓解头晕、呕吐等耳眩晕的不适症状。

（5）拇指点按手三里穴 50 次，力度适中，手三里穴属大肠经，与胃经相通，可健脾和胃；或拇指掐按厉兑穴 1～2 分钟，以感觉酸胀为宜，此穴为足阳明胃经的终止穴位，可起到醒脾健胃的作用。以上两穴皆可用于治疗脾胃虚弱引起的耳眩晕。手三里穴位于前臂背面桡侧，阳溪穴与曲池穴的连线上，肘横纹下 2 寸；厉兑穴位于足第 2 趾末节外侧，距趾甲角 0.1 寸。

（6）拇指点按手部耳反射区 5 分钟，以透热为宜，或拇指平推足部内耳迷路反射区，直至症状缓解或消失。此法可调节内耳前庭平衡功能，减轻耳眩晕症状。

（7）拇指点按涌泉穴 3～5 分钟，以感觉局部发热为宜，此穴位于足前部凹陷处第 2、3 趾缝纹头与足跟连线的前 1/3 处，具有补肾气之功效。适用于肾气亏虚型耳眩晕。

（8）拇指按揉丰隆穴 50 次，力度以略感胀痛为宜。丰隆穴位于人体的小腿前外侧，外踝尖上 8 寸，条口穴外，距胫骨前缘二横指处。经常按摩此穴能起到调和脾胃，加强气血流通，促进水液代谢，降低三酰甘油含量，对耳源性眩晕有显著疗效。

七、康 复 治 疗

（一）心理治疗

梅尼埃病是一种耳鼻咽喉科常见的疾病，其临床症状易反复发作，直接影响正常生活和工作。梅尼埃病患者往往伴有多种负性情绪，包括恐惧、紧张、焦虑、抑郁等。因此，针对梅尼埃病患者实施心理行为干预，加强对患者的健康教育及心理疏导，强化患者健康意识和治疗信心，充分发挥人文关怀理念。告知患者保持良好的情绪可使病情快速恢复，使其认识到心理情绪对自身病情的影响，并帮助患者进行心理调节，以控制不良情绪。多进行心理疏导，与患者进行沟通交流，寻找其感兴趣的话题，积极倾听患者的心声，做到不打断患者讲话，不作任何评价，可有点头、眼神交流等反应，尽量说一些鼓励性的语言，但要注意语气柔和，同时仔细观察患者的情绪变化，及时采取有效的心理护理措施。

（二）饮食生活方式治疗

低盐饮食是广泛使用的梅尼埃病一线治疗方法。每日钠的摄入量应在 2000mg 以下，一些推荐摄入量应低于 1500mg 或 1000mg。低盐摄入认为是降低了内淋巴压力。通常还建议减少压力、避免咖啡因和酒精的摄入。同时进行合理饮食，以松软可口的食物为主，确保营养的充足，忌刺激性食物，并且要限制饮水量，减轻迷路水肿。同时，还要注意防范便秘，对排便困难的患者给予缓泻剂[1]。

（三）生活习惯调理

对梅尼埃病患者加强行为干预，改善其不良生活习惯，提升疾病管理能力，养成健康生活方式和作息习惯。预防方面，积极治疗，严格遵医嘱用药，以免症状加重或反复，适当运动，生活起居要规律，注意劳逸结合。

（四）前庭康复治疗

前庭康复训练正逐渐成为平衡功能减退的主要治疗手段之一[2-3]，其主要通过凝视训练、站立训练、行走训练的方式加快前庭代偿的速度，以帮助患者减轻失衡、眩晕等症状，提高姿势稳定性。研究已证实前庭康复训练能显著增强梅尼埃病非手术患者的平衡功能，并提高其对眩晕的耐受能力[3]。

八、预防与调护

（1）本病症状虽重，但不会危及生命，应与患者沟通，解除其恐惧心理，鼓励其加强锻炼，注意劳逸结合。

（2）在症状缓解后，应鼓励患者尽早下床活动。

（3）卧室应保持安静，减少噪声，光线宜暗，空气要流通，冬季时节发病应做好保暖防护措施。

（4）饮食应选用"两高两低"特点的饮食，即高蛋白、高维生素、低脂肪、低盐饮食。

（5）调节情志，生活规律，改变过度疲劳、熬夜等不良习惯，避免复发。

（6）合并高血压和动脉硬化的患者，应控制好血压，防止血管硬化加重后加大对前庭神经的刺激。

（7）前庭功能减退的患者，应循序渐进地进行前庭功能康复训练。

（8）对久病、频繁发作、神经衰弱者，要多方解释病情，缓解其紧张焦虑、恐惧的心理。

参 考 文 献

[1] 胡蓉. 梅尼埃病的临床观察与护理 [J]. 世界最新医学信息文摘，2019，19（75）：278，286.

[2] 孔维佳. 梅尼埃病诊断和治疗指南（2017）[J]. 中华耳鼻咽喉头颈外科杂志，2017，52（3）：167-172.

[3] 郭思彤，周婧，周慧芳. 前庭康复治疗的研究进展 [J]. 听力学及言语疾病杂志，2019，27（5）：561-565.

（李　岩）

第十二节　聋哑症防治及听力言语康复

聋哑症是因先天因素，或婴幼儿时期各种原因导致双耳听力障碍，无法学习言语，或无法巩固发展其已经掌握的言语，造成既有听力障碍又有言语障碍的状态，故称为聋哑症。据中国残联统计，我国有重度听力语言障碍者 2057 万，其中 14 岁以下儿童 170 万，7 岁以下聋儿 80 万。因此，聋哑症防治问题非常重要。人的左右大脑半球发育过程中，是以 2～4 岁为获得言语-语言能力的最佳时期。如果婴幼儿出生后或 2 岁学语前发生中度以上的耳聋，便失去了学习语言的机会，这种病理现象称为语前聋；耳聋发生于言语发育完成以后，使学会的语言得不到巩固和发展而退化，则称为语后聋。

一、病 因 病 机

（一）先天性聋哑

先天性聋哑按病因可分为遗传性聋和非遗传性聋两类。

1. 遗传因素　如有耳聋家族性遗传史，以及在一些边远地区仍然存在的近亲结婚现象（有

1/4 的基因变异可能），可以导致胎儿期听觉器官发育不正常。来自亲代的致聋基因，或新发生的突变致聋基因（最常见者是 *Cx26*，其他还有 *Cx31* 等，涉及的单基因总数不下 100 个），造成耳部发育异常或代谢障碍，出现听力损失。其中，遗传性非综合征聋约占 70%，综合征聋约占 30%。

2. 妊娠期病毒感染或药物中毒 妊娠期发生麻疹、疱疹或风疹等病毒感染，或出现耳毒性药物中毒（主要是卡那霉素等氨基糖苷类药物），均可造成先天性聋哑。

3. 其他因素 出生时难产、缺氧、窒息等损伤性因素，新生儿早产，新生儿体重小于 1500g，新生儿溶血症等，均可成为发病因素。

（二）后天性聋哑

1. 传染病源性聋 流行性脑脊髓膜炎、流行性腮腺炎、风疹、麻疹、流行性感冒等。

2. 药物中毒性聋 链霉素、卡那霉素、庆大霉素等氨基糖苷类药物可致耳中毒。

3. 获得性先天性遗传性聋 出生后某个时期表现的遗传性聋多有进行性发展的特点，耳聋为双侧性。

4. 其他因素 如头颅外伤、大前庭导水管综合征、听神经病、孤独症等。

无论是先天性或后天性聋，其发病机制中基因突变，尤其是线粒体基因突变，是一种常见的分子水平病理机制。因此，其中医病因病机应该涉及先天禀赋的变异问题。

二、临床表现

（一）症状

正常儿童语言发育，0～1 岁为语言的准备时期或语言的开始发育时期。幼儿 12 个月时有意识地叫"爸爸"或"妈妈"，自发讲 1～2 个单词，经常有目的地发声；1 岁半左右开始进入双词句阶段；到了 3 岁以后，开始能听懂和运用各种基本类型的句子（单句和部分复句），并随着言语的发育，发音技能、词汇量及句法理解能力，在成人榜样作用及有意的帮助教育下，均能有所提高。

聋哑症幼儿的主要症状是耳聋。在年龄较大的儿童和成年患者中，聋哑较易发现，但在新生儿及幼儿中，由于多数家长的忽视而难以早期发现。因此，应了解儿童语言发育的常识，对疑有听力障碍的儿童尽早确诊。在一些发达国家与我国的大部分省市，已经相继建立了新生儿高危听力筛查制度，包含如下内容：①家族史；②是否近亲结婚；③胎儿感染史；④先天畸形及综合征；⑤出生时体重小于 1500g；⑥严重黄疸；⑦细菌性脑膜炎；⑧窒息。凡具备上述一项或多项的新生儿，均属听力损伤高危人群。目前我国已有部分地方对新生儿出生后常规进行听力筛查，以期及早发现听力障碍者。

（二）体征

应该进行详细的全身检查及耳部检查，包括患儿身体营养、智力发育及行为反应能力；耳廓、外耳道、鼓膜的详细检查，鼓膜的光泽及活动度，有无外耳畸形等。患儿多表现为言语含混不清，或言语不能，反应多数比较迟钝。根据病变的不同，耳部检查可有不同发现，如耳部畸形的有无等。

三、诊　　断

根据病史，结合症状表现，并参照听力检查结果进行诊断。除病程长短，行为表现外，还应了解先天或后天性的相应病史。若双耳重度或全聋，对大声刺激无反应；若具备残余听力，则对大声刺激有某些反应。

1. 听力学检查

（1）行为反应测听：听力障碍儿童因年龄、听力等问题而不能配合医师进行听力测试，可用该测试法。以聋儿对测试声信号做出反应为观察指标，如视觉强化测听、玩具和游戏测听等。

（2）声导抗检查：为一客观测听方法，操作简单易行，可检查儿童的中耳功能状况，判断是否为传导性耳聋。

（3）耳声发射测试：还可应用于婴幼儿听力筛查，可以提示内耳外毛细胞的功能状态。

（4）听性脑干电反应测听：因其不需要受试者的配合，故是医师、听力师比较喜欢的听力测试方法。测试时，常应用药物使儿童入睡，测试时间一般为 20～30 分钟。临床听性脑干电反应测听中，刺激声采用短声，主要反应高频区听敏度，不反应低频区。因此，对于听性脑干电反应测试评估残余听力问题，有时候还需要结合其他测试结果进行仔细分析。

（5）40Hz 听觉相关电位（40Hz AERP）和听性中潜伏期反应（AMLR）检查：两种测试均属中潜伏期反应，但前者主要测试下丘脑水平的功能，后者主要测试初级皮质反应。测试中可采用 0.5kHz、1.0kHz、2.0kHz、4.0kHz 短声作为测试声讯号，有利于了解聋儿在低、中频区的残余听力。

2. 影像学检查　根据需要，选择不同的影像检查手段，以明确病变部位和类型。

3. 遗传学分析　选择性地进行相关遗传因子检测与分析，特别是相关基因突变谱的分析，有利于耳聋类型的准确与精细判定。

四、中西医结合治疗进展及展望

人工耳蜗是一种能够帮助双耳重度或极重度感音神经性聋患者获得听觉的电子装置，已从 20 世纪 60 年代研制的单导人工耳蜗发展到现在占主导地位的多导人工耳蜗。我国内地自 20 世纪 90 年代中期引进多导人工耳蜗技术，至今已有二十多年的时间，目前人工耳蜗使用者已有数万例。随着人工耳蜗植入术适应证范围的不断扩大，越来越多的此类患者接受了人工耳蜗植入，恢复了听力，提高了生活质量。在植入人工耳蜗后的言语训练过程中，结合针刺治疗，有效提高大脑皮质兴奋性，可能提高语训效果，值得深入探究。

五、听力言语康复

（一）早期发现

目前，已经逐渐展开新生儿及婴幼儿听力筛查工作，以期早期发现听功能障碍患儿。新生儿听力筛查多采用耳声发射测试法，婴幼儿可用听性脑干电反应测听法。行为测听时，可参考以下儿童听觉言语发育标准进行听功能判定。

1～3 个月：对突然的声响有惊吓反应。

3～9 个月：会转头寻找声源、倾听大人谈话。

9～15 个月：能说出简单的叠词，如"妈妈"等。

15～24 个月：能说出 3～4 个字的简单句子。

24～36 个月：能说出 4～6 个字的句子。

（二）早期佩戴合适的助听器

助听器是一个小型的扩音器，工作原理主要是将声音放大，使聋儿能够听到通常情况下听不到的声音。助听器主要由微型麦克风、放大器、耳机、电源及各种开关调节装置等组成。麦克风收集声音变为电信号，放大器将电信号放大，耳机将放大的电信号转变为声信号，从而完成对声音的放大。助听器不是普通的商品。助听器的验配，原则上应该经过专业的听力检查，在专业听力师或医师指导下进行。

在我国的聋儿中，约 90% 存在程度不等的残余听力。如果能进行早期干预，至少可以有半数以上的聋儿能够做到聋而不哑，重返有声世界，回归社会主流。在聋儿的早期干预、语言康复措施方法中，助听器是对其进行听觉康复和语言康复的最基本用具。助听器的重要作用，表现在对其残余听力的唤醒，并利用该残余听力使聋儿建立有声语言。

聋儿助听器选配问题，一般应注意以下几点。①是否需要：在准确诊断的基础上，按 WHO 标准，儿童听力损失在 0.5～4kHz 四个频率的平均听阈大于 31dB HL 时，即建议佩戴助听器。就我国目前状况而言，儿童听力损失超过 45dB HL 时，就必须佩戴助听器。②外观：由于聋儿本身年龄及多为重度听力损失的特点，因此常选配大功率耳背式助听器。③性能：由于聋儿学习语言的紧迫性、提高语言学习效果、加强听力保护等方面的要求，一般应为聋儿选配具备自动增益控制、数字或电脑编程式助听器。④双耳同时选配：双耳选配具备声音定向、声音整合、平衡听觉等优势，更有利于儿童学习语言。在助听器选配完成后，可利用行为观察、真耳测试、自由声场听力测试、言语可懂度测试等方法进行助听效果的评估。另外，少数双耳重度或极重度感音神经性聋患儿，助听器及其他助听装置无法改善听力的，可考虑进行人工耳蜗植入。

（三）早期进行言语训练

对聋儿进行言语训练，首先必须有聋儿家长的密切配合。聋儿家长应正视孩子的耳聋问题，不应持否认和回避的态度，也不应对孩子的耳聋抱以听天由命的态度，不做任何的努力，而应树立起坚定的信念和必胜的信心。聋儿言语康复是一项艰苦、细致、长期的工作，必须有充分的思想准备，并运用科学的言语康复方法。

1. 听觉训练 是言语康复的首要步骤，目的是利用聋儿残余的听力来发展其对声音的感受与鉴别能力。听觉训练首先是要让聋儿建立对声音的认识，即应用各种声音刺激，从日常生活中简单、熟悉和直观性强的声音开始，也可用噪声刺激、乐音刺激的方式，借助于视觉、触觉等辅助手段，使聋儿知道声音的存在，培养其听音的兴趣，引导聋儿对声音产生注意力。

在此基础上，向记忆声音、理解声音过渡。要对聋儿进行不同声音的听辨训练，使他们认识发出不同声音的人和物，并对不同的声音（如自然声和语声）进行比较、记忆。还要培养他们对声音的空间感受能力（包括判断声源的位置和方向）。在这一阶段的训练中，除一般的声音、语音刺激外，要让聋儿自己有选择地听取自己希望听到的声音。通过强化刺激，形成听觉表象，从而形成聋儿思维语言的基础。在整个听觉训练过程中，实际上是一个对声音的反复认识、辨别、记忆、理解的过程。

2. 言语训练　是培养聋儿在发声时对发声器官的控制能力，使其能发出别人可听懂的声音，从而培养聋儿理解和表达语言的能力。言语训练是聋儿康复过程中最重要的工作。言语训练的一般原则如下。

（1）首要环节是发音训练，因为语音是语言的基础，聋儿学习语言必须进行语音的训练。语音发音训练能够帮助聋儿体会发音要领、掌握发音技巧、培养正确的语音习惯，为以后更好地学习语言，发好每个字的音打好基础。

（2）要充分地利用"视、听、触"等多种感觉途径，培养聋儿的言语表达兴趣，并最大限度地培养和调动聋儿的参与意识。聋儿的听觉功能受损后，可利用视觉、触觉等感觉器官补偿听觉器官的不足，在使用残余听力基础上，可结合用眼睛"看话"，用手"摸话"等手段，以收到更好的效果。应最大限度地满足聋儿的各种合理要求，及时地鼓励他们在言语交际上的进步，并寓教于乐，把教学内容和轻松愉快的游戏相结合，让孩子体验到无限的学习乐趣，以提高语言康复效果。

（3）应该不停地说，加大语言刺激强度，并循序渐进。让聋儿置身于交际的环境中，让聋儿多听多说，才能使他们掌握各种言语交际技巧。尽可能地采取和具体人、事物相结合的方式，或结合利用图片、文字符号等，并从家庭环境、家庭成员和个人自身用物名称，到聋儿每日接触到的人和物，由浅入深，由易到难。

（4）言语训练与体育、智育、德育、美育等多方面相结合。健全的体魄、发达的智力、良好的人格、正确的审美观，是聋儿健康全面发展，将来长大成才必不可少的条件。

（5）除家庭、教师外，要动员全社会关心聋儿，不耻笑、不歧视聋儿，以增强聋儿信心。对于重度聋儿，虽佩戴大功率高清晰助听器后仍难以正确听清楚说话内容者，可采取双语教学，即口语与手语相结合的教学方式。

六、预　　防

对于聋哑症，应提倡预防为主。

（1）优婚优育，禁止近亲婚姻。

（2）注意妊娠期保健，预防风疹、流感、黄疸；避免应用耳毒性药物；避免早产。

（3）预防小儿高热、中耳炎等疾病，忌用耳毒性药物。

（李　岩）

第三章

鼻部疾病

第一节 鼻前庭炎

鼻前庭炎（nasal vestibulitis）是鼻前庭皮肤的弥漫性炎症，以鼻前庭皮肤弥漫性红肿、疼痛，或干痒、结痂、鼻毛脱落为主要表现，分急性、慢性两种。常反复发作，经久难愈。

鼻前庭炎属于中医学"鼻疮"范畴，又有"赤鼻""疳鼻"等别称。

一、病因病机

（一）西医病因病理

1. 病因 多因急性或慢性鼻炎、鼻窦炎、变应性鼻炎或鼻腔异物的分泌物刺激，或长期接触有害粉尘，或挖鼻等不良习惯继发细菌感染所致。糖尿病患者更容易发生。

2. 病理 鼻前庭或其上唇皮肤充血，表皮脱落，血浆渗出，形成浅溃疡，覆有干痂，有时可出现皮肤局部暗红、增厚、脱屑、皲裂，鼻毛脱落等。

（二）中医病因病机

本病病因有内外两大因素，外因致病为粉尘接触、挖鼻等，内因致病与肺、气血关系较为密切。

1. 邪热侵袭 多因鼻涕浸渍鼻孔，或粉尘、有害气体长期侵袭，或挖鼻损伤，邪热侵袭，湿积鼻孔肌肤致病。

2. 阴虚血燥 邪热久滞鼻孔肌肤，内耗阴血，外损肌肤，以致阴虚血燥，鼻孔肌肤失养，迁延日久不愈。

二、临床表现

1. 急性者 鼻孔内灼热、痒痛、触痛等不适感，尤其在擤鼻时更重，检查可见鼻前庭皮肤红肿、糜烂，有脓痂黏附。

2. 慢性者　鼻前庭有发痒、干燥与异物感，检查可见局部皮肤增厚、粗糙、皲裂、结痂、鼻毛脱落等，若揭除痂皮可见渗血。

三、诊　断

（一）病史

本病患者可有粉尘接触史、挖鼻史、流涕史等。

（二）症状

本病症状表现为前鼻孔及上唇肌肤处灼热疼痛，或瘙痒，可反复发作，时轻时重，缠绵难愈。患儿可有纳呆、腹胀、便溏、啼哭不安等表现。

（三）检查

前鼻镜检查即可见鼻前庭皮肤病变，如红肿、糜烂、结痂，或局部暗红、粗糙、皲裂，鼻毛脱落或稀少等。

四、鉴 别 诊 断

本病应与鼻前庭湿疹相鉴别。鼻前庭湿疹常为面部湿疹或全身湿疹的一部分，多见于小儿，与过敏因素有关，属于Ⅳ型变态反应，湿疹的皮损为多形性，对称分布，水疱明显，渗液较多，瘙痒剧烈。

五、西 医 治 疗

急性期患者，可用温生理盐水或硼酸液行局部湿热敷；慢性期患者，可用莫匹罗星软膏、1%黄降汞软膏或氧化锌软膏[1]局部涂敷；对顽固的慢性鼻前庭炎，可先用10%～20%硝酸银溶液涂抹患部皮肤，再涂以抗生素软膏。

六、中医辨证论治

（一）辨证要点

1. 辨病因　鼻疮发病内在脏腑方面肺最为主要，与阴虚血燥也有关联；而外邪风、热、湿三者侵袭，也可致本病发生；还有非内非外因，长期接触粉尘、有挖鼻习惯、流鼻涕等。肺经蕴热，邪毒外侵可见鼻前庭皮肤灼热发干，微痒微痛，表浅糜烂，溢少量黄色脂水等。阴虚血燥会出现鼻前孔及周围瘙痒，灼热干痛，异物感。

2. 辨虚实　实热急症多表现为鼻前庭皮肤潮红微肿、表浅糜烂、局部疼痛、有压痛，阴虚慢性者则多见鼻前庭部发痒、灼热和结痂，鼻毛脱落，局部皮肤增厚、皲裂或盖有鳞屑样痂皮。

（二）治疗原则

本病治疗以去除诱因，全身调理，加强局部治疗，预防继发性感染为基本原则。

（三）分型论治

1. 邪热侵袭，湿积鼻窍证

主要证候：局部灼热疼痛，触之明显。检查见鼻前庭及其与上唇交界处皮肤有弥漫性红肿，鼻毛上覆有脓痂；或局部轻度糜烂，溢少许脂水。或伴鼻塞流涕，鼻息灼热，口干。舌质偏红，苔薄黄或腻，脉浮数。

证候分析：鼻疾脓涕经常浸渍，邪毒乘机侵袭，风热犯肺，肺经蕴热，熏蒸鼻窍肌肤，故局部皮肤灼热疼痛、弥漫性红肿；热盛肉腐，故糜烂，溢少许脂水；风热之邪上壅鼻窍，则鼻塞流涕，鼻息灼热。舌质偏红，苔薄黄或腻，脉浮数为外感风热之象。

治法：疏风清热，解毒散邪。

代表方：黄芩汤（《医宗金鉴》）。

常用药：黄芩、栀子、桑白皮、桔梗、连翘、薄荷、荆芥穗、赤芍、麦冬、甘草。

方中黄芩、栀子、桑白皮、桔梗清泻肺热而解毒，连翘、薄荷、荆芥穗疏散风热，赤芍清热凉血，麦冬养阴清热，甘草调和诸药。全方合用，共奏疏风清热，解毒散邪之功。

2. 阴虚血燥，鼻窍失养证

主要证候：鼻孔处作痒且痛，灼热干燥，异物感。检查见患处皮肤干燥，粗糙，皲裂，或有结痂，鼻毛脱落，清除痂皮后可见皮肤潮红，微有出血。或有口干咽燥。舌质红，少苔，脉细数。

证候分析：患病日久，邪热留恋不去，内耗阴血，致血虚不荣，阴虚血燥，鼻窍失养，故鼻前庭肌肤干燥、粗糙、增厚或皲裂；血燥风盛，则痒剧；虚热上攻，则口干咽燥；舌质红、少苔、脉细数为阴虚血燥之象。

治法：滋阴祛风，养血润燥。

代表方：四物消风饮（《外科证治》）。

常用药：生地黄、赤芍、当归、川芎、黄芩、荆芥穗、薄荷、柴胡、生甘草。

方中生地黄、赤芍、当归、川芎养血活血、养阴润燥，以扶正祛邪；黄芩清肺热；荆芥穗、薄荷、柴胡疏风散邪止痒；甘草健脾和中。全方合用，共奏滋阴祛风，养血润燥之功。

（四）特色疗法

1. 中成药治疗

（1）复方蒲芩片：适用于肺经有热致病者，口服，一次3片，一日3次。

（2）二丁胶囊或二丁颗粒：适用于红肿疼痛者，口服。

（3）苦参祛风丸（黑龙江中医药大学附属第一医院院内制剂）：适用于痒甚，或有渗出者，口服，一次1丸，一日3次。

2. 针灸疗法

临床治疗中常用穴位有曲池、外关、鱼际、龈交、睛明、足三里、下陵、合谷等，多采用泻法，每日1次。

3. 中药外涂

（1）鼻前孔及周围皮肤红肿、糜烂、干燥、皲裂、脱屑者，可局部用全蝎软膏（黑龙江中医药大学附属第一医院院内制剂）涂抹患处。

（2）局部皮肤红肿、糜烂、渗液，可用青蛤散涂敷。

（3）慢性患者，鼻前庭皮肤干燥、皲裂、脱屑，可用黄连膏外涂。

（4）鼻前庭皮肤及下鼻甲前端或中隔黏膜糜烂面，可用康复新液涂敷[2]。

（5）慢性患者，鼻前庭皮肤糜烂、结痂，可用消毒棉签蘸取独一味软胶囊的囊内液均匀涂敷鼻前庭处[3]。

4. 物理疗法

（1）紫外线疗法：紫外线有消炎、抑菌、止痛作用，能促进局部组织新陈代谢，增强组织的愈合能力。用体腔紫外线局部照射，用1～2级红斑量，每次2～3分钟，隔日1次，4～6日为1个疗程。

（2）超短波疗法：具有消炎、消肿、止痛等作用。用小功率超短波机，小号圆形电极于两侧鼻翼斜对放置，间隙0.5cm，微温量，每次12～15分钟，每日1次，6～8日为1个疗程。

（3）氦-氖激光疗法：具有提高人体免疫功能，增强局部组织抗感染能力，消除局部感染和止痛等作用。将激光束对准鼻腔照射，每侧5～10分钟，每日1次，6～8日为1个疗程。

（4）红外线疗法：具有改善局部组织的血液循环，促进局部组织炎症吸收，增强局部免疫功能的作用。直接鼻部照射，感温热即可，每次15分钟，每日1次，5～7日为1个疗程。

（5）湿热敷疗法：具有促进局部组织的血液循环，消炎消肿等作用。用湿热纱布块或毛巾贴敷鼻部，可数次更换或加热纱布或毛巾，以维持比较恒定的温度。热度一般以人体能够耐受为度。

七、康 复 治 疗

（一）生活习惯调理

鼻前庭炎的发生与过度疲劳、熬夜、受凉等因素有关，因此，可以通过调整日常作息、劳逸结合、注意保暖等方式来降低患病的风险，同时要注意加强体育锻炼，增强抗病能力。此外，多数患者都有挖鼻及拔鼻毛的不良习惯，应注意避免。

（二）饮食疗法

饮食上可以多摄取一些富含维生素A、维生素B的食物，比如可以多吃猪肝等动物内脏、蛋类、豆制品、胡萝卜、南瓜、核桃、绿叶蔬菜等。

八、预防与调护

（1）积极治疗鼻腔疾病，避免鼻分泌物浸渍。

（2）及时使用外用药及口服药，对本病提高重视，积极治疗。

（3）婴幼儿涂药，用药宜少而薄，不能多而厚，以防药物堵塞鼻腔，有碍呼吸。

（4）保持室内空气的湿度，或是使用空气过滤器，防止鼻腔干燥。

（5）小儿患者，应注意饮食调养，并应防治各种寄生虫病，以防疳热上攻。

（6）如屡治不愈者，应排除糖尿病的可能。

参 考 文 献

[1] 孔德杰，闻克银，刘艳，等.氧化锌软膏治疗慢性鼻前庭炎 100 例临床观察 [J].中国耳鼻咽喉颅底外科杂志，2013，19（2）：164.

[2] 曲亚荣.康复新液治疗鼻前庭炎临床分析 [J].医学信息（中旬刊），2010，5（10）：2917-2918.

[3] 程勤余.独一味软胶囊局部用药治疗慢性鼻前庭炎的疗效分析 [J].当代医学，2011，17（32）：153，35.

（张竞飞）

第二节 鼻 疖

鼻疖是发生于鼻前庭、鼻尖或鼻翼处的急性局限性化脓性炎症，以金黄色葡萄球菌为主要致病菌。本病多因挖鼻、拔鼻毛等不良习惯损伤鼻前庭皮肤所致，也可继发于鼻前庭炎。

鼻疖属于中医学"鼻疗"范畴，又有"白疗""白刃疗""鼻尖疗""鼻环疗"等别称。

一、病 因 病 机

（一）西医病因病理

1.病因 本病多因挖鼻、拔鼻毛等因素造成鼻部皮肤损伤后，继发细菌感染而成；亦可因鼻分泌物刺激，细菌从毛囊根部进入皮下组织，形成局限性化脓性感染。致病菌多为金黄色葡萄球菌。如果鼻前庭皮肤菌群失调，抑杀金黄色葡萄球菌机制削弱，加上患者抵抗力低，患有慢性鼻前庭炎及糖尿病等全身疾病，更易患本病，且常反复发作。

2.病理 毛囊或皮脂腺周围出现急性化脓性炎性反应，毛细血管中血液凝固，大量炎性细胞浸润，中心逐渐坏死，化脓。病菌向周围侵犯，可累及邻近组织而表现为蜂窝织炎、静脉炎和软骨膜炎。

（二）中医病因病机

本病病因有内外两大因素，外因致病为粉尘接触、挖鼻等，内则发病与肺、气血关系较为密切。

1.外鼻受损，邪毒侵鼻 鼻部肌肤受损，风热邪毒乘虚侵袭，邪聚鼻窍，蒸灼肌肤，灼腐化脓。

2.肺胃积热，邪毒壅鼻 肺胃素有积热，热毒结聚，内热外邪熏蒸，循经上灼，热毒壅盛于鼻窍。

3. 正虚邪盛，鼻疔走黄 鼻疔失治、误治，妄行挤压或过早切开，致邪毒扩散；或因正虚邪盛，邪毒内陷，毒入营血，内攻脏腑而致严重变症。

二、临床表现

主要表现为鼻部疼痛，局部呈丘状隆起，周围红肿发硬，成脓后，顶部有黄白色脓点。病情重者，可引起上唇、面部、下睑等处肿胀，并伴有发热、头痛等。如疔疮走黄，则见疮头紫暗、顶陷无脓、根脚散漫、鼻肿如瓶、目胞合缝等症。

三、诊 断

（一）病史

本病患者多有挖鼻、拔鼻毛等不良习惯，或有鼻前庭炎、长期流涕、糖尿病病史，且体力衰弱。

（二）症状

发病初期，局部会出现红肿热痛，局限性隆起，有时跳痛，疔肿成熟后会自行破溃排出脓栓，疼痛随之减轻。严重者患侧上唇及面颊部出现肿胀，全身不适或伴低热，下颌下或颌下淋巴结肿大，有压痛。

（三）检查

发病初期鼻前庭或鼻尖部可见红肿，出现丘状隆起，周围组织发硬、发红，触痛明显；成熟期可在隆起顶部见黄色脓点，溃破后见脓液流出。

四、鉴别诊断

1. 鼻前庭炎 鼻疔和鼻前庭炎，皆可由挖鼻、拔鼻毛等不良习惯引起，而鼻疔病因多为细菌感染，鼻前庭炎多为鼻内分泌物刺激引起；两病皆有鼻痛，但鼻疔多有红肿、跳痛，鼻前庭炎多有干燥；检查前者可见局部局限性隆起，后者可见皮肤弥漫性潮红、微肿，表皮糜烂，有脓痂覆盖。

2. 鼻前庭囊肿 鼻疔由细菌感染引起，而鼻前庭囊肿是由于黏液腺开口堵塞，黏液潴留引起的；鼻疔多有疼痛，而鼻前庭囊肿一般是无痛性的。但是若鼻前庭囊肿发生感染，也可能出现脓性分泌物。

3. 鼻部丹毒 是由 A 族 B 型链球菌引起的皮肤及皮下组织的一种急性炎症，常表现为界限明显清楚的局限性红肿热痛，可伴有头痛、高热等全身症状。皮疹初起为红肿发硬的斑片，后迅速向周围蔓延而成为大片猩红色斑状损害，表面紧张灼热有光泽，稍微高起，界线清楚，以后皮损向外扩延，中央红色消退，变为棕黄色，有轻微脱屑，触痛明显。

4. 鼻前庭脓包疮 是一种常见的急性化脓性皮肤病，俗称黄水疮。具有接触传染和自体接种感染的特性，瘙痒明显，多在夏、秋季节发病。皮疹特点初起为水疱，迅速转变成脓包，周围有明显的红晕，脓疱溃破后可形成黄色厚痂，并与邻近皮损互相融合。

五、西医治疗

（一）一般治疗

局部消毒清洗，有脓头者，可小心挑破脓头，清洗脓液。

（二）抗生素治疗

有全身症状者，可酌情使用抗生素。有并发症者，应用大剂量敏感广谱抗生素，静脉给药。

（三）手术切开

脓成顶软者用尖刀片挑破脓头，小镊子钳出脓头或吸引器吸出脓栓。切开时不可切及周围浸润部分，且忌挤压。

六、中医辨证论治

（一）辨证要点

1. 辨病程　本病可分初期、中期、后期三个阶段。初期一般表现为成脓阶段，可见外鼻部局限性潮红，疗形如粟，红肿而硬，焮热微痛；中期为脓出阶段，在疮顶可见黄白色脓点，顶高根软等，若欲走黄者，可见鼻肿如瓶，疮形高肿，疮头紫暗，顶陷无脓，疼痛较剧，高热，神昏烦躁等症状；后期则为恢复期，可见疗根脱出，肿痛渐消，全身症状减轻或消失，最后收口愈合。

2. 辨卫气营血　本病多为实证、热证。火热毒邪侵犯卫气，一般全身症状不明显，而鼻部可见椒目栗粒状隆起，周围局限，红肿热痛，出脓后可见疮顶出现脓点；若火毒炽盛，内陷营血，则见高热头痛，恶心呕吐，烦躁，甚至神昏谵语，惊厥等重症，局部可见疮形高肿，目胞合缝，而疮头紫暗，顶陷无脓，根脚散漫等症状。

（二）治疗原则

本病以清热解毒、消肿止痛为主要治则，宜速治，否则易生逆证，如疗疮走黄之证。若热毒壅盛或鼻疗走黄，则以全身治疗为主，辅以局部治疗，切忌挤压、碰撞、早期切开，以免邪毒扩散或内陷。

（三）分型论治

1. 外鼻受损，邪毒侵鼻证

主要证候：初期鼻尖或鼻前庭局部红肿疼痛，而后渐次隆起，状如椒目栗粒，疼痛加重，周围发硬，部位局限。3～5 日后，疮顶出现黄白色脓点，顶高根软，或麻或痒或胀，时有跳痛。一般没有明显的全身症状，或可见头痛、发热等症状。舌质红，苔白或黄，脉数。

证候分析：邪毒外袭，火毒上攻鼻窍，蒸灼肌肤，气血凝滞，聚集不散而成疔。故见局部红肿疼痛；热毒久聚，肌肤被灼，热盛则肉腐，肉腐则为脓；热毒壅盛，正邪相搏，故见发热、头痛；舌质红、苔白或黄、脉数为热盛之象。

治法：疏风清热，解毒消肿。

代表方：五味消毒饮（《医宗金鉴》）。

常用药：金银花、野菊花、蒲公英、紫花地丁、紫背天葵子。

方中金银花、野菊花、紫背天葵子清热解毒；蒲公英、紫花地丁苦寒泄热消肿。全方合用，共奏疏风清热，解毒消肿之功。

2. 肺胃积热，邪毒壅鼻证

主要证候：患处肿痛甚或跳痛。检查见疔肿突起，可见顶有脓点，严重者可见上唇、面部、下睑等处红肿。全身症状可有发热，头痛，口干，大便结，小便黄。舌质红，苔黄，脉数。

证候分析：肺胃素有积热，热毒结聚，内热外邪熏蒸，则可见发热，头痛，口干，大便结。热毒循经上灼，热毒壅盛于鼻窍，则鼻部肿痛，可见脓点。舌质红，苔黄，脉数皆为热盛之象。

治法：泻热解毒，消肿止痛。

代表方：黄连解毒汤（《肘后备急方》）。

常用药：黄连、黄柏、黄芩、栀子。

方中黄芩泻上焦之火，黄连泻中焦之火，黄柏泻下焦之火，栀子清泻三焦之火。全方合用，共奏泻热解毒，消肿止痛之功。

3. 正虚邪盛，鼻疔走黄证

主要证候：鼻前局部疮头紫暗，顶陷无脓，根脚散漫，红肿灼痛，鼻肿如瓶，目胞合缝。高热头痛、烦躁不安、恶心呕吐、神昏谵语、惊厥等重症。舌质红绛，苔厚黄燥，脉洪数。

证候分析：火毒壅盛，蒸灼鼻窍，则见红肿剧痛、鼻肿如瓶、目胞合缝；火毒势猛，正不盛邪，致邪毒内陷，故见疮头紫暗，顶陷无脓；毒入营血，犯及心包，内扰心神，则见高热头痛、恶心呕吐、烦躁不安、神昏谵语、惊厥等重症；舌质红绛、苔黄厚燥、脉洪数均为邪热火毒内壅之象。

治法：泻热解毒，清营凉血。

代表方：黄连解毒汤（《肘后备急方》）合犀角地黄汤（《小品方》）。

常用药：黄连、黄柏、黄芩、栀子、犀角、生地黄、赤芍、牡丹皮。

方中黄连解毒汤泻火解毒，犀角地黄汤清营凉血。二方合用，共奏苦寒泄热，凉血解毒之功。

（四）特色疗法

1. 中成药治疗

（1）二丁胶囊或二丁颗粒：适用于鼻疔初期患者，口服。

（2）蜈蚣脱毒丸（黑龙江中医药大学附属第一医院院内制剂）、牛黄解毒片或龙胆泻肝胶囊：适用于鼻疔热盛肿痛者，口服。

2. 针灸疗法 临床上治疗鼻疔可选用地头、温溜、蛇头、逆注、合谷、印堂、足三里、冲阳、委中、血郄等穴位，多采用泻法，以泻热解毒。

3. 中药外涂

（1）全蝎软膏（黑龙江中医药大学附属第一医院院内制剂）：适用于鼻疔脓未成者，外用，涂敷于患处，每日2～3次。

（2）脓未成者，取紫金锭、四黄散等用水调敷患处。

（3）成脓未溃者，局部涂抹10%鱼石脂软膏，或如意金黄散、新癀片用醋调敷患处；也可用内服中药渣再煎，纱布蘸汤热敷于患处，每日2次；或将制苍耳子捣烂，与黄连膏混合后涂患处，每日1次；也可以将玄参泡软，取大小适中者塞鼻，每日换药2次。

（4）蟾酥丸：蟾酥6g（酒化）、雄黄6g、朱砂9g、轻粉15g、煅寒水石3g、枯矾3g、铜绿3g、蜗牛21个、麝香3g、胆矾3g、制乳香3g、制没药3g。将上药研为细末，吹入鼻孔患处，每日1～2次。

4. 物理疗法

（1）紫外线疗法：有消炎、抑菌、止痛作用，能促进局部组织新陈代谢，增强组织的愈合能力。体腔紫外线局部照射，用1～2级红斑量，每次2～3分钟，隔日1次，4～6日为1个疗程。

（2）超短波疗法：具有消炎、消肿、止痛等作用。用小功率超短波机，小号圆形电极于两侧鼻翼斜对放置，间隙0.5cm，微温量，每次12～15分钟，每日1次，6～8日为1个疗程。治疗时两极切勿接触。

（3）氦-氖激光疗法：具有提高人体免疫功能，增强局部组织抗感染能力，消除局部感染和止痛等作用。将激光束对准患侧鼻腔照射5～10分钟，每日1次，6～8日为1个疗程。激光照射时注意防护眼睛。

七、康复治疗

（一）生活习惯调理

鼻疔的发生多与挖鼻及拔鼻毛的不良习惯关系密切，因此，可以通过戒除挖鼻、拔鼻毛等恶习来降低患病的风险，同时要注意加强身体锻炼，增加营养，提高机体抗病能力。此外，患病期间要注意适当休息，保持大便通畅。

（二）饮食疗法

饮食上可以多吃蔬菜、水果，多饮水，忌食辛辣炙煿、肥甘厚腻之品。

八、预防与调护

（1）保持鼻部清洁，积极治疗各种鼻病。

（2）多吃蔬菜、水果，多饮水，保持大便通畅。

（3）可用野菊花、羊蹄草、梨头草、凉粉草各30～60g，每日煎水代茶饮服。

（4）有全身症状者，宜静卧休息，减少活动，避免疲劳。

（5）应加强身体锻炼，加强营养，提高机体抗病能力。

（6）如患有糖尿病或其他全身性疾病，应积极治疗。

（张竞飞）

第三节　急性鼻炎

急性鼻炎（acute rhinitis）是由病毒感染所引起的鼻腔黏膜急性炎症性疾病，临床上表现为鼻塞、打喷嚏、流涕，全身伴有发热、恶风、头痛等症状。多发生于气候突变，寒暖失常之时，四季均可发病，但以冬季发病居多。

急性鼻炎属于中医学"伤风鼻塞"范畴，又有"伤风""鼻塞""感寒""感冒"等名称。

一、病因病机

（一）西医病因病理

1. 病因　本病以鼻病毒、腺病毒、流感或副流感病毒、冠状病毒等感染为多见；可继发细菌感染，常见的致病菌有溶血性链球菌、肺炎双球菌、葡萄球菌、流感杆菌等。诱因包括受凉、过劳、烟酒过度、维生素缺乏、内分泌失调、全身慢性疾病等，以及鼻腔其他疾病，口腔、咽部的感染病灶等局部因素。

2. 病理　本病为一种单纯性炎症变化。发病初期黏膜血管痉挛，局部缺血，腺体分泌减少，继之充血水肿，腺体及杯状细胞分泌增强，黏膜表皮脱落。黏膜下层水肿，并有单核及多形核细胞浸润。至晚期，多形核细胞浸润增加，渗出黏膜表面，脱落于分泌物中，故分泌物渐成黏液脓性。鼻腔分泌物 pH 多呈碱性，溶菌酶活力降低。至恢复期，黏膜上皮逐渐恢复正常。整个病程 7~10 日。

（二）中医病因病机

本病多由于气候变化，冷热不调，或者生活起居不慎，过度疲劳，风邪侵袭鼻窍而为病。中医学认为风为百病之长，风性善行而数变，头面为诸阳所聚之处，鼻居面中，为阳中之阳，清阳之气从鼻窍出入，容易受风寒、风热之邪侵袭，又风邪常夹寒邪、夹热邪侵袭人体，故发生本病，有风寒、风热之分。

1. 风寒外侵，邪滞鼻窍　肺开窍于鼻，外合皮毛。若卫气不固，腠理疏松，风寒之邪乘机外袭，肺失宣肃，鼻窍壅塞而为病。

2. 风热外袭，邪犯鼻窍　风热之邪，从口鼻而入，首先犯肺；或因风寒之邪束表，郁而化热犯肺，致肺气不宣，鼻失宣畅而为病。

二、临床表现

整个病程 7~10 日，潜伏期 1~3 日，可以分为三个时期：①初期：数小时或 1~2 日，表现为鼻内有干燥、灼热感、异物感或痒感，伴有畏寒、全身不适症状，少数患者眼结膜也可有异物感。②卡他期：2～7 日，表现为鼻塞，而且逐渐加重，喷嚏频频，流清水样鼻涕，嗅觉减退，说话时伴有闭塞性鼻音，也可出现鼻出血，同时全身症状明显较之前加重，出现发热、倦怠、食欲减退、头痛等症状，如果并发急性鼻窦炎，则头痛症状会加重。③恢复期：清鼻涕减少，逐渐变为黏液性、黏脓性，如果合并感染，鼻涕变为脓性，且全身症状逐渐减轻，如无并发症出现，7～10 日后上述症状逐渐减轻至消失。小儿患病时，全身症状比成人严重，多伴有发热、倦怠，甚至高热、惊厥，同时常伴有明显的消化道症状，比如呕吐、腹泻等，如果小儿合并腺样体肥大，鼻塞症状会比较严重，患儿也常哭闹不已。

三、诊　断

（一）病史

本病患者在发病前多有受凉、过度疲劳、烟酒过度、营养不良史。

（二）症状

初期表现为鼻痒、鼻息灼热感，或打喷嚏、鼻塞、流清水样鼻涕；随着病情发展，鼻塞逐渐加重，清水样鼻涕也逐渐变成黏黄鼻涕，嗅觉减退，语声重浊。或伴有周身不适、恶风、发热、头痛等。风寒者多表现为鼻流清涕，发热恶寒，舌质淡红，苔薄白，脉浮紧；风热者多表现为鼻流黏稠黄涕，发热，微恶风，头痛，口渴，咽痛，咳嗽痰黄，舌质红，苔薄黄，脉浮数。

（三）检查

1. 专科检查　初期：鼻腔黏膜充血、干燥。卡他期：鼻腔黏膜呈弥漫性充血、肿胀，总鼻道或鼻腔底部可以见到大量水样或黏液性分泌物，同时由于鼻腔大量分泌物的刺激与炎性反应，鼻前庭皮肤可出现红肿及皲裂。恢复期：鼻腔可见黏液性、黏脓性及脓性的分泌物。

2. 实验室检查　鼻腔分泌物检查常见鼻病毒、腺病毒、流感和副流感病毒，如果合并细菌感染，则多见链球菌、葡萄球菌、肺炎球菌、流感杆菌和卡他球菌等。血常规检查可见白细胞总数轻微升高。

四、鉴别诊断

1. 变应性鼻炎　主要症状为阵发性鼻痒，喷嚏频作，鼻塞，流清水样涕，反复发作，发作过后则如常人，鼻腔分泌物清稀且多。无外感症状。

2. 急性鼻窦炎　局部症状多限于一侧鼻腔，患侧大量黏液脓性涕或脓涕，不易擤尽，有头痛和局部疼痛，鼻黏膜充血肿胀，中鼻道或嗅裂有脓。

3. 时行感冒　传染性强，寒战、高热、四肢关节及肌肉疼痛等全身症状明显，甚则可有恶心呕吐、腹泻等肠胃症状，而鼻腔症状较轻；伤风鼻塞者则鼻部症状重而全身症状轻。

4. 血管运动性鼻炎　其症状和变应性鼻炎相似，特点为突然发作，迅速消退，有明显的诱发因素。

5. 急性传染病　早期，尤其有些呼吸道急性传染病早期，会出现类似于急性鼻炎的症状，比如麻疹、猩红热、百日咳等疾病，此类疾病除了有急性鼻炎的症状外，还有其自身疾病的临床表现，而且伴有较严重的全身症状，比如高热、寒战、全身肌肉酸痛等，通过详细的体格检查及对病程的密切观察可加以鉴别。

五、西医治疗

（一）局部用药

鼻塞甚者，以盐酸赛洛唑啉鼻喷剂、1%麻黄碱滴鼻液或呋麻滴鼻液滴鼻，盐酸赛洛唑啉鼻喷剂每日2次，余者每日3~4次。但应注意不宜过多或久用。

（二）全身用药

口服解热镇痛剂，如复方阿司匹林、康泰克之类。可选用盐酸吗啉胍等抗病毒药，如合并细菌感染者，可酌用抗生素。

六、中医辨证论治

（一）辨证要点

1. 辨寒热　本病分为寒热两证，需分清外感风邪夹寒还是夹热。病因于风寒者，由于风寒之邪外束肌表，肺卫失于宣降，致外邪壅塞鼻窍，故表现为鼻塞、语声重浊。检查可见鼻腔黏膜淡红、肿胀。风寒外邪侵袭肌表，正气与之抗争，驱邪外出，故有喷嚏频作；肺气失于肃降，水道通调不利，表现为流清稀涕；风寒之邪束表，卫阳被郁，营卫失调，故见恶寒发热、头痛；舌质淡红、苔薄白、脉浮紧为外感风寒之征。病因于风热者，风热之邪外袭，肺卫失于宣降，风热上扰鼻窍，故出现鼻塞较重、鼻流涕黏黄、鼻痒气热、喷嚏时作。检查可见鼻腔黏膜色红、肿胀；风热犯肺，致肺气上逆，故有咳嗽痰黄；发热、微恶风、头痛、口渴、咽痛、舌质红、苔薄黄、脉浮数均为风热犯肺之征。

2. 辨脏腑　明清以前，各医家多从风邪（风寒、风热）外袭，侵袭肺卫来论述本病，至明清时期开始，对本病的病因病机及治疗的论述更为全面，提出了"伤风""感冒"的内因及外因，认为本病与脾亦有一定的关系，症见高热、食少、便溏、呕吐等脾病表现，尤其在小儿患者更为明显，并论及风寒化火、风寒兼湿等病理变化，所以临床应根据体质强弱和各种兼证辨而治之。

（二）治疗原则

本病治疗以疏风散邪通窍，改善鼻通气，促进鼻分泌物排出，预防并发症为原则。

（三）分型论治

1. 风寒外侵，邪滞鼻窍证
主要证候：鼻塞，打喷嚏，流清涕，鼻音重。鼻黏膜红肿，下鼻甲淡红带紫，鼻涕清稀。

伴头痛，周身不适，恶寒发热，口淡不渴。舌质淡红，苔薄白，脉浮紧。

证候分析：风寒外袭，肺卫失宣，邪壅鼻窍，故鼻塞，鼻音重，鼻黏膜红肿；风寒袭表，正气抗争，驱邪外出，故喷嚏频频；肺失宣肃，水道不利，故鼻涕清稀；风寒束表，卫阳被郁，营卫失调，故头痛，周身不适，恶寒发热；舌质淡红，苔薄白，脉浮紧均为外感风寒之象。

治法：辛温解表，通窍散寒。

代表方：通窍汤（《古今医鉴》）。

常用药：麻黄、白芷、防风、羌活、藁本、细辛、川芎、升麻、葛根、苍术、川椒、甘草。

方中以麻黄、藁本、防风、羌活疏风散寒解表；白芷、细辛、川芎、川椒疏散风寒通窍；升麻、葛根解表升阳；苍术燥湿健脾；甘草健脾和中。全方合用，共奏辛温解表，通窍散寒之功。

2. 风热外袭，邪犯鼻窍证

主要证候：鼻塞较重，头痛，鼻息热，鼻涕黏或黏黄。鼻黏膜红肿，下鼻甲肿大。伴发热，微恶风，微汗出，或咽痛，咳嗽痰黄，口微干渴。舌质红，苔薄黄，脉浮数。

证候分析：风热外袭，肺失宣降，风热上扰鼻窍，故见鼻塞较重，鼻息热，鼻涕黏或黏黄，鼻黏膜红肿，下鼻甲肿大；风热犯肺，肺气上逆，故咳嗽痰黄；发热，头痛，微恶风，微汗出，咽痛，口微干渴，舌质红，苔薄黄，脉浮数均为风热犯肺之象。

治法：疏风清热，宣肺通窍。

代表方：银翘散（《温病条辨》）。

常用药：金银花、连翘、薄荷、淡豆豉、荆芥穗、牛蒡子、桔梗、甘草、淡竹叶、芦根。

方中以金银花、连翘辛凉解表、疏散风热、消肿通窍；薄荷、牛蒡子疏散风热，清利头目，解毒利咽；荆芥穗、淡豆豉发散解表，助君药发散表邪，透热外出，二者虽为辛温之品，但辛而不烈，温而不燥，可增辛散透表之力，助主药疏风清热、宣肺通窍；淡竹叶清热除烦，清上焦之热，且可生津，芦根可清热生津护阴，桔梗宣肺止咳，三者同为佐药，而解口渴；甘草调和诸药而解毒。全方合用，共奏疏风清热，宣肺通窍之功。

（四）特色疗法

1. 中成药治疗

（1）疏风解毒胶囊：疏风清热，解毒利咽，主治发热、恶风、咽痛、头痛、鼻塞、流浊涕、咳嗽等。适用于伤风鼻塞外感风热型。组成：虎杖、连翘、板蓝根、柴胡、败酱草、马鞭草、芦根、甘草等。用法：一次4粒，一日3次，口服。

（2）通窍鼻炎胶囊：散风消炎，宣通清窍。适用于伤风鼻塞外感风热型。组成：白术、白芷、薄荷、苍耳子、防风、黄芪、辛夷等。用法：一次4～5粒，一日3次，口服。

（3）香菊片：辛散祛风，清热通窍。适用于伤风鼻塞外感风热型。组成：化香树果序、夏枯草、野菊花、生黄芪、辛夷、防风、白芷、甘草、川芎等。用法：一次2～4片，一日3次，口服。

2. 中药外用

（1）选用芳香通窍类中药滴鼻剂滴鼻，如辛夷滴鼻液，每日3～4次，可改善通气引流。

（2）用苍耳子散，或辛夷花、薄荷各适量，研细末，每次少许吹入鼻内，或塞鼻中，可缓解鼻塞症状。

（3）用内服中药药渣蒸汽熏鼻或选用具有疏风解表、芳香通窍作用的中药煎煮蒸汽熏鼻。

3. 针灸疗法 针灸法能振奋全身之阳气，增强机体抗病能力，有效祛风散寒、温肺散邪、通利鼻窍。

针刺取穴以毫针为主，主要以循经取穴和局部取穴为主。经常选取的穴位有天府、少商、二间、合谷、迎香、巨髎、足三里、眉冲、玉枕、天柱、目窗、承灵、风池、囟会、上星、素髎、印堂、鼻通等。每次选穴 5～8 个，使用泻法，留针 15～30 分钟，每日或隔日 1 次。如鼻塞者，取迎香、印堂穴；头痛、发热者，取太阳、风池、合谷、曲池穴。或选取风门、肺俞、足三里等穴以治其本；选取印堂、迎香、攒竹以治其标，根据患者临床症状的侧重来选穴，达到标本兼顾的治疗效果。

灸疗法常用于外感风寒证，以温热悬灸为宜，达到温经散寒、解表通窍的目的。常用穴位有合谷、百会、鼻通、迎香、风池、印堂、大椎及背部的腧穴。每次选穴 1～2 个，用艾条温灸，每日 1～2 次，每次 20～30 分钟。鼻流清涕明显者，取迎香、上星温和灸。

4. 穴位按摩疗法 是用手指按揉人体体表穴位，引起局部血液循环加速，清除局部病灶，使全身血液循环改变，调节血管舒缩功能，从而达到调和阴阳，提高机体免疫力，增强机体自身的防病抗病及疾病自愈的能力。治疗急性鼻炎常用穴位有迎香、合谷、鼻通、印堂等。

风寒者，可取风门、风池、迎香、合谷，或提捏华佗夹脊穴，方法为从骶部开始向上提捏至大椎穴，一般反复做十几次即可，然后用手指腹压肺俞、膈俞、肾俞（每穴点压 10 次）；风热者，取大椎、曲池、合谷、鱼际、迎香；头痛明显者加太阳，每日 1 次。

5. 拔罐治疗 可以使风寒湿邪从表而出，从而缓解恶寒、头痛、鼻塞、流涕等症状，具有温经散寒、宣肺解表的功效。一般取穴大枢、风门、肺俞、定喘，加温和灸大椎、身柱，每日 1 次，5 次为 1 个疗程；或采用背部膀胱经走罐治疗。

6. 导引法 《保生秘要》中记载：先擦手心至热，按摩风府百余次，后定心以两手交叉紧抱风府，向前拜揖百余，俟汗自出，勿见风，定息气海，清坐一香，饭食迟进，则效矣。

7. 物理疗法

（1）紫外线疗法：具有促进和调节人体免疫功能，加强巨噬细胞系统功能的作用。用体腔紫外线鼻腔内照射，1～2 级红斑量，隔日 1 次，3 次为 1 个疗程。

（2）超短波疗法：具有改善局部血液循环、消炎、消肿、止痛等作用。用小功率超短波机，小号圆形电极于两侧鼻翼斜对放置，间隙 0.5cm，微温量，每次 12～15 分钟，每日 1 次，5～7 日为 1 个疗程。

（3）氦-氖激光疗法：具有提高人体免疫功能，增强局部组织抗感染能力，消炎和止痛等作用。将激光束对准鼻腔照射，活用光导纤维鼻腔内照射，每侧 5～10 分钟，每日 1 次，5～7 日为 1 个疗程。

七、康复治疗[1]

（一）生活习惯调理

急性鼻炎的发生与疲劳、熬夜、受凉等因素密切相关，因此，可以通过调整日常作息、适当休息、注意保暖等方式来降低患病的风险，同时要注意加强体育锻炼，适当户外运动，增强抗病能力。若已患病，则应注意使用正确的擤鼻法，即紧压一侧鼻翼，轻轻擤出对侧鼻腔的鼻涕，或将鼻涕吸入咽部再吐出，预防耳部并发症。此外，在本病的高发季节，可采用食醋熏蒸法进行预防，每立方米空间用市售食醋 5～10ml，以 1～2 倍水稀释后加热，每次熏蒸 2 小时，每日或隔日熏 1 次，以达空气消毒的目的。

（二）饮食疗法

在患病期间，宜多饮开水，食易消化食物。在冬、春易发病季节，可适当采取如下预防措施：饮预防茶、板蓝根冲剂等，受凉后可服姜糖大枣汤。

八、预防与调护

（1）注意气候变化，季节交替时注意保暖防护，注意项背足部的保暖，防止外邪诱发。
（2）保持开窗通风，环境清洁卫生，必要时可佩戴口罩等进行防护。
（3）有受凉、过度疲劳史的患者，应注意劳逸结合，适当休息，多饮温水，同时戒烟酒。
（4）饮食宜清淡而富有营养，忌食生冷、肥甘、辛辣、发物等。
（5）保持大便通畅。
（6）日常生活中，要根据个人体质适当锻炼身体，增强体质。
（7）鼻塞时，勿强力擤鼻，以防邪毒窜入耳窍，引发耳疾。
（8）积极防治全身慢性疾病，及时治疗鼻腔邻近组织疾病。

参 考 文 献

[1] 周凌.常见五官科病家庭疗法［M］.哈尔滨：黑龙江科学技术出版社，1998：130-131.

（张竞飞）

第四节 慢 性 鼻 炎

慢性鼻炎（chronic rhinitis）为鼻腔黏膜和黏膜下层的慢性炎症性疾病，是一种常见病和多发病，临床上以炎症持续数月以上或反复发作，且无明确致病微生物感染，伴有不同程度的鼻塞、鼻腔分泌物增多、鼻黏膜肿胀或增厚为特点，多为急性鼻炎反复发作或治疗不彻底转化而成。

慢性鼻炎一般分为慢性单纯性鼻炎（chronic simple rhinitis）和慢性肥厚性鼻炎（chronic hypertrophic rhinitis）。以鼻塞、鼻甲肿胀为主要临床表现，男女老幼均可发病，无季节及地域差别。本病属于中医学"鼻窒"范畴，又有"鼻塞""鼻齆""齆鼻"等名称。

一、病 因 病 机

（一）西医病因病理

1.病因 本病可能主要由急性鼻炎反复发作或治疗不彻底所致。邻近器官的感染病灶，鼻腔用药不当或过多过久，职业或环境因素，如有害气体或粉尘刺激等，也可导致本病。全身因素如慢性疾病、营养不良、内分泌失调、嗜好烟酒及免疫功能下降和变态反应等，亦与本病发生有关。

2. 病理

（1）慢性单纯性鼻炎：鼻黏膜深层小动脉呈慢性扩张状态，收缩能力降低，下鼻甲海绵状组织中的血窦也呈慢性扩张而血液充盈；血管和腺体周围有淋巴细胞及浆细胞浸润，杯状细胞增多，腺体分泌增强，但无黏膜组织增生性改变，病变性质尚属可逆性。

（2）慢性肥厚性鼻炎：可能由慢性单纯性鼻炎发展而来。黏膜固有层中小动静脉扩张，静脉及淋巴管周围有淋巴细胞及浆细胞浸润。静脉及淋巴回流受阻，管腔显著扩张，通透性增强，黏膜固有层水肿，继而发生纤维组织增生，黏膜肥厚，骨膜增殖，甚则鼻甲骨增生肥厚。

（二）中医病因病机

本病多因伤风鼻塞未及时彻底治疗，余邪未清，脏腑虚损不足，邪滞鼻窍所致，且在感受风、寒、湿邪后，症状明显加重。本病的病机多与肺、脾二脏功能失调及气血瘀滞相关。

1. 肺经蕴热 肺经蕴热，火热滞留鼻窍可以说是古代医家对鼻窒病因的最早认识。鼻窍属肺，为阳明经脉循行交会之处，伤风鼻塞余邪未清，或屡次感受风邪，郁久化热，内舍于肺与阳明经脉，以致肺失肃降，阳明郁滞，邪毒郁热循经上塞于鼻；或伤风鼻塞反复发作，失于调治，迁延不愈，致邪热内伏于肺，久郁不去，邪热蕴结鼻窍，鼻失宣通，气息出入受阻而为病。

2. 肺脾气虚 肺气虚弱，卫表失于固摄，易受邪毒侵袭，肺卫肃降失常则邪滞鼻窍，脾气虚弱，运化失健，失其升清降浊之力，湿浊留滞鼻窍，壅阻脉络而致鼻窒；或久病体弱，肺卫之气耗伤，致肺气虚弱，邪毒壅滞鼻窍而为病；或饮食失节，劳倦过度，久病后失于调养，脾胃受损而虚弱，运化功能失常，湿浊滞留鼻窍而为病。

3. 气滞血瘀 伤风鼻塞失治，或外邪屡犯鼻窍，邪毒久留不去，日久深入脉络，阻碍气血流通，瘀血阻滞鼻窍脉络，鼻窍窒塞不通而为病。

二、临 床 表 现

1. 慢性单纯性鼻炎 主要症状为鼻塞、流涕。鼻塞一般可分为间歇性或交替性，前者常在白天、夏季、劳动或运动时减轻，而在夜间、静坐、寒冷时加重；后者在变换侧卧方位时，下侧的鼻腔阻塞，上侧者则通气，两侧鼻腔阻塞随之交替。鼻涕一般为黏液涕，如果继发感染可出现黏脓鼻涕。鼻涕向后流，经过后鼻孔到达咽喉部，会出现咽喉不适、多"痰"及咳嗽等症状；也可伴有头痛、头昏、咽干、咽痛症状，闭塞性鼻音、嗅觉减退、耳鸣和耳闭塞感不明显。而小儿由于鼻涕的长期刺激，鼻前庭和上唇皮肤容易发红，可出现湿疹和毛囊炎症。

2. 慢性肥厚性鼻炎 主要症状为单侧或双侧的持续性鼻塞，常有闭塞性鼻音，嗅觉减退，鼻涕多为黏液性或黏脓性，量少，不易擤出。如果下鼻甲前端黏膜肥厚，可阻塞鼻泪管开口，出现溢泪或继发泪囊炎、结膜炎；如果肥大的下鼻甲后端压迫到咽鼓管咽口，即可出现耳鸣、耳部闷堵感、听力减退；且由于鼻腔分泌物的长期刺激及经常张口呼吸，极易引起咽干、咽痛等慢性咽喉炎症状；如果中鼻甲过于肥大，压迫鼻中隔，刺激三叉神经第 1 支（眼神经）

的分支——筛前神经，可引起三叉神经痛；本病也会出现头痛、头昏、失眠及精神萎靡等全身不适症状。

三、诊 断

（一）病史

本病患者多有急性鼻炎反复发作的病史。

（二）症状

1. 慢性单纯性鼻炎 间歇性、交替性鼻塞，静息、卧床或受凉后加重，活动后减轻；时有鼻涕，常为黏液性或黏脓性；鼻塞时嗅觉减退明显，通畅时嗅觉好转；鼻塞重时，讲话呈闭塞性鼻音，或有头部昏沉胀痛。

2. 慢性肥厚性鼻炎 鼻塞呈持续性，并渐进性加重，可引起头昏、头痛等症状。鼻涕黏稠，嗅觉减退，有较重的闭塞性鼻音，或伴有耳鸣、听力下降。

（三）检查

1. 专科检查

（1）慢性单纯性鼻炎：鼻黏膜充血，下鼻甲肿胀，表面光滑、柔软，有弹性，探针轻压之后出现凹陷，探针离开后立即复原，对鼻腔减充血剂敏感。鼻腔底、下鼻道或总鼻道可见较黏稠的分泌物。

（2）慢性肥厚性鼻炎：下鼻甲黏膜肥厚，表面呈慢性充血，多为暗红色或淡紫红色，黏膜表面凹凸不平，呈结节状或桑葚样改变，下鼻甲前端和后端游离缘尤为明显，鼻甲骨肥大，常堵塞整个鼻腔，使鼻腔变狭窄，探针触之有实质感、无凹陷，或即使有凹陷，也不会立即恢复，对鼻腔减充血剂不敏感。鼻腔底和下鼻道可见黏液性或黏脓性分泌物。部分患者检查鼻腔可见较严重的鼻中隔偏曲。

2. 实验室检查 本病无明确致病微生物感染，若合并细菌感染时，检查血细胞分析可见白细胞及中性粒细胞升高。随着生物医学工程技术和鼻腔生理功能研究技术的不断发展，出现了反映鼻腔通气功能的客观检查方法，如鼻阻力测定法、鼻声反射法、咽声反射等。

四、鉴别诊断

1. 妊娠期鼻炎 妊娠期鼻炎与慢性鼻炎在临床症状及鼻腔检查上相同，但妊娠期鼻炎是因为妇女妊娠期间雌激素和黄体酮水平升高，导致血管扩张、血容量增加，使鼻黏膜中血流瘀滞，从而导致鼻甲肿大、鼻黏膜表面充血、鼻腔内分泌物增多。本病的鼻塞、流涕症状的严重程度会随着血液中雌激素的变化而改变，在妊娠晚期，随着血流量向子宫分流，鼻塞症状便会减轻，妊娠终止，症状即会消失。

2. 与甲状腺功能减退相关的慢性鼻炎 在甲状腺激素得到补充，病情缓解后，黏液性水肿会减轻或消失，鼻塞及流涕症状也会随之逐渐消失。

3. 鼻窦炎 分为急性和慢性两种，除鼻塞症状外，同时还有鼻涕（多为黏脓性或脓性）量多，头昏痛，嗅觉减退等，检查鼻道内可见较多黏脓性分泌物，同时鼻窦 CT 检查可见窦腔内异常密度影。

4. 鼻息肉 临床上常见持续性鼻塞，且随着息肉体积增大，鼻塞症状会逐渐加重，或伴有打喷嚏，嗅觉障碍，说话时有闭塞性鼻音，睡眠打鼾，耳鸣及听力减退等症状，查体可见鼻腔内分泌物增多，多为浆液性、黏液性，如果并发鼻窦感染，分泌物则为脓性，鼻腔内有一个或多个表面光滑、灰白色、淡黄色或淡红色的"荔枝肉"样半透明新生物，鼻窦 CT 检查可见鼻腔内异常密度影。

5. 变应性鼻炎 以阵发性鼻塞、鼻痒、打喷嚏、流清涕为主要症状，呈阵发性，发作期过后诸症消失。

五、西 医 治 疗

1. 滴鼻 主要应用鼻腔黏膜血管收缩剂，如盐酸赛洛唑啉鼻喷剂、1%麻黄碱滴鼻液、呋麻滴鼻液，但不宜久用，以免发生药物性鼻炎。

2. 下鼻甲黏膜下硬化剂注射 常用硬化剂有 5%苯酚甘油、5%鱼肝油酸钠、80%甘油、50%葡萄糖等，主要用于慢性肥厚性鼻炎，一般 7～10 日注射 1 次，3 次为 1 个疗程。也可用消痔灵注射液加等量 1%利多卡因，每周注射 1 次。

3. 封闭 0.25%～0.5%利多卡因做迎香、鼻通穴封闭，也可做鼻丘或下鼻甲前端黏膜下注射，每次 1～1.5ml，隔日 1 次，5 次为 1 个疗程，主要用于慢性单纯性鼻炎。

4. 等离子消融术 可酌情采用射频或等离子消融等疗法，但须慎重，仅适用于一般疗法无效的严重肥厚性鼻炎。

5. 手术治疗 保守治疗无效者，可选用下鼻甲黏膜部分切除术、下鼻甲黏膜下组织切除术、下鼻甲骨折外移术或下鼻甲骨切除术。

六、中医辨证论治

（一）辨证要点

1. 辨寒热 "鼻窒"一名，首见于《内经》，其中曾多次论及鼻窒一病，认为其发病的外因是暑热之邪气，热邪是鼻窒发病的主要原因。故肺经蕴热所致鼻窒可见鼻涕量少黏黄，鼻气灼热，口干，咳嗽痰黄，舌尖红，苔薄黄，脉数。

2. 辨脏腑 鼻窒的辨证论治多从"肺""脾"两脏入手，鼻窒发病的内因与脏腑功能虚损不足有着密切的关系。肺气亏虚，卫外不足，则鼻塞不利；脾气虚弱，水湿不运，在上为泪为涕。肺主气，而鼻为肺窍，肺气虚则鼻为之不利。肺之阳气不足，外之风冷邪气乘虚袭肺，客于脑，致肺气不和，肺脏虚损后，感受风冷邪气，阳气不得宣发，阴邪滞留于鼻窍，发生鼻窒。脾为孤脏，太过，则令人四肢不举；其不及，则令人九窍不通。脾土居中央，主升清阳，滋养鼻窍，脾虚则鼻窍失养而为之不利。若因饥饱劳役，损伤脾胃，生发之气既弱，说明脾胃脏腑受损后，会导致鼻塞不利的发生。

肺脾气虚所致鼻窒，症见鼻涕白黏，遇寒冷时加重，或伴有倦怠乏力，懒言少气，自汗恶风，咳嗽痰稀，纳差便溏，容易感冒，头昏重，舌淡苔白，脉浮无力或缓弱；邪毒屡犯鼻窍，或脏腑虚损、运化失常，致邪毒久留，气血瘀滞所致鼻窒可见鼻涕黏白或黄，语声重浊，头胀痛，耳胀耳闭、重听，嗅觉减退。

3. 辨经络　刘完素在《素问玄机原病式》中最早描述了本病的特征，并分析了其机制：认为火热客于阳明，经气不通而为鼻窒，并形象地描述了交替性鼻塞，同时分析了其病机。《诸病源候论·鼻病诸候》认为肺脏调和，手太阴经脉通利，则鼻的生理功能正常，若脏腑外受风冷之邪侵袭，邪气通过太阴之经，蕴积于鼻，则津液壅塞，鼻气不宣调，不知香臭，发为鼻窒。

鼻为足阳明胃经所主，又鼻为肺之窍，肺气通于鼻，风冷、邪热影响肺、胃二经，发为鼻窒。同时《灵枢·经脉》指出太阳经病变，实证会导致鼻窒的发生。

（二）治疗原则

以散邪通窍，恢复鼻腔通气功能为基本原则。鼻部疾病的治疗宜先散外邪，后补卫气，以交通心肺之气；而脾胃虚弱亦可导致本病的发生，故治疗宜"养胃气""实营气"，阳气、宗气上升，鼻腔则通畅。故肺经蕴热者，应清散热邪，宣肺通鼻窍；肺脾气虚者，应补益肺脾脏腑，散邪通窍；气血瘀滞者，应活血化瘀，行气通窍。

（三）分型论治

1. 肺经蕴热证

主要证候：间歇性或交替性鼻塞，涕稍黏黄，时有鼻内灼热感，或有嗅觉减退、头额胀痛。鼻黏膜暗红，下鼻甲肥厚肿胀。全身症状或见口微干渴，小便黄，大便干。舌质红胖，苔微黄，脉数。

证候分析：肺经蕴热，熏灼鼻窍，故见鼻甲肥厚肿胀、鼻塞、涕黏黄、鼻气灼热；口微干渴、舌质红胖、苔微黄、脉数均为肺经蕴热之象。

治法：清解散邪，宣肺通窍。

代表方：黄芩汤（《医宗金鉴》）。

常用药：黄芩、栀子、桑白皮、桔梗、连翘、薄荷、荆芥穗、赤芍、麦冬、甘草。

方中黄芩、栀子、桑白皮、桔梗清泻肺热而解毒，连翘、薄荷、荆芥穗疏散风热，赤芍清热凉血，麦冬养阴清热，甘草调和诸药。全方合用，共奏清解散邪，宣肺通窍之功。

2. 肺脾气虚证

主要证候：鼻塞时轻时重，呈间歇性或交替性，受凉益甚，涕稍黏白，或有嗅觉减退、头昏沉重。鼻黏膜及鼻甲淡红肿胀。或见体倦乏力，少气懒言，恶风自汗，咳嗽痰稀，易患感冒，纳差便溏。舌质淡胖，边有齿痕，苔白，脉缓弱。

证候分析：肺脾气虚，卫外不固，邪滞鼻窍，故鼻塞不通；肺卫不固，不能抵御外寒，故恶风自汗，受凉益甚；证属虚寒，故鼻黏膜肿胀，色淡红，涕稍黏白；肺不布津，聚而生痰，肺气上逆，故咳嗽痰稀；脾虚运化失常，则纳差便溏；体倦乏力，少气懒言，面色不华，舌质淡胖，边有齿痕，苔白，脉缓弱均为气虚之象。

治法：补益肺脾，散邪通窍。

代表方：肺气虚为主者，方用温肺止流丹（《辨证录》）；脾气虚为主者，方用补中益气汤（《内外伤辨惑论》）。

常用药：肺气虚为主者，常用人参、荆芥、细辛、诃子、甘草、桔梗、鱼脑石。

方中荆芥、细辛疏散风寒；人参、甘草、诃子补肺敛气；桔梗、鱼脑石散结除涕。诸药合用，共奏补益肺气，散邪通窍之功。

脾气虚为主者，常用黄芪、人参、白术、炙甘草、当归、陈皮、升麻、柴胡。

方中重用黄芪，入脾经，补中益气，升阳固表，为君药；人参、白术、炙甘草益气健脾，为臣药，与黄芪合用，以增强其补益中气之功；当归养血和营，协人参、黄芪以补气养血，陈皮理气和胃，使诸药补而不滞，共为佐药；小剂量柴胡、升麻升阳举陷，为使药；炙甘草调和诸药，亦为使药。全方合用，共奏补脾益气，升阳通窍之功。

3. 气滞血瘀证

主要证候：病程长，持续性鼻塞，嗅觉明显减退，闭塞性鼻音，或有少量黏涕。鼻甲肿胀硬实，表面不平，或鼻甲呈桑葚样变，收缩反应差。头胀头痛，耳闭重听。舌质暗，或有瘀点，脉弦涩。

证候分析：邪毒久留鼻窍，气血瘀阻，故持续性鼻塞，嗅觉明显减退，鼻甲肿胀硬实，表面不平；邪浊蒙蔽清窍，故头胀头痛，耳闭重听；舌质暗红或有瘀点，脉弦涩为血瘀之象。

治法：行气活血，化瘀通窍。

代表方：通窍活血汤（《医林改错》）。

常用药：桃仁、红花、赤芍、川芎、老葱、麝香、红枣、黄酒。

方中以桃仁、红花、赤芍、川芎活血化瘀，疏通血脉；老葱、麝香通阳开窍；黄酒温通血脉；红枣健脾和中。全方合用，共奏行气活血，化瘀通窍之功。

（四）特色疗法

1. 中成药治疗

（1）温肺止流丹、补中益气丸：适用于鼻窒肺脾气虚型。温肺止流丹组成：诃子、甘草、桔梗、石首鱼脑骨（煅过存性，为末）、荆芥、细辛、人参。用法：一剂水煎服，止流不必再服。补中益气丸（浓缩丸）组成：炙黄芪、党参、炙甘草、白术（炒）、当归、升麻、柴胡、陈皮、生姜、大枣。用法：一次8～10丸，一日3次，口服。

（2）利鼻消炎丸（黑龙江中医药大学附属第一医院院内制剂）：适用于鼻窒邪毒久留，气血瘀滞型。

（3）鼻渊通窍颗粒：适用于鼻窒肺经蕴热型。组成：辛夷、苍耳子（炒）、麻黄、白芷、薄荷、藁本、黄芩、连翘、野菊花、天花粉、地黄、丹参、茯苓、甘草等。用法：一次15g（1袋），一日3次，开水冲服。

2. 中药外用

（1）吹鼻：鹅不食草（95%）、樟脑（3%）、冰片（2%）研细末和匀，装瓶密封。每用少许吹鼻，每日3次。亦可用碧云散吹鼻。

（2）塞鼻：冰片、白芷、赤芍、牡丹皮各适量，研细粉，和入适量凡士林，制成20%药膏，再将剪成合适大小的纱条搅入凡士林药膏中，取纱条塞入鼻腔，每次保持1小时以上，每日1次。

（3）中药下鼻甲注射：以复方丹参注射液、川芎嗪注射液、当归注射液或冬青注射液之类活血化瘀药物，每次每侧注入药液 0.5～1ml，每周 1～2 次。

（4）超声雾化吸入：用中药煎煮液，如苍耳子散，或用柴胡、当归、丹参等注射液作超声雾化经鼻吸入。

（5）滴鼻：可用芳香通窍的中药滴鼻剂滴鼻。

（6）鼻腔冲洗法：冲洗药物选用苍耳散煎剂，组方：苍耳子 10g、白芷 6g、辛夷 10g、薄荷 10g、黄芩 10g，加 500ml 水煎至 200ml，并于低温下保存，使用前加温，待接近室温后使用。冲洗时患者取坐位，头偏向一侧并前倾，将鼻腔冲洗器出水端置入一侧鼻孔，冲洗器吸水端置于洗液中，通过按压负压球进行鼻腔冲洗，每侧鼻腔冲洗用液用量为 50ml，每日 2 次，以 7 日为 1 个疗程。

3. 经验方

（1）鼻炎 2 号（周凌经验方）：方中桃仁、红花、赤芍、川芎、当归活血化瘀，疏通血脉，共为君药；苍耳子、辛夷、细辛、白芷祛风散寒，通窍止痛共为臣药；石菖蒲、郁金、泽泻祛痰除湿，解郁利咽，凉血化瘀，共为佐药；桔梗载药上行，为使药。诸药合用，共奏行气活血，化瘀通窍，祛湿除涕之效，以达到治疗气滞血瘀型鼻窒的目的。

（2）益气活血通窍方：太子参 10g、黄芪 20g、升麻 6g、葛根 10g、桃仁 10g、红花 10g、川芎 10g、石菖蒲 6g、路路通 10g、辛夷 6g、苍耳子 10g 等。治疗肺虚邪滞（气虚）或气滞血瘀（血瘀）型鼻窒。诸药合用，可达益气活血通窍之功。

（3）鼻窍通合剂：治疗血瘀型鼻窒，以祛风散寒，宣肺通窍。方中苍耳子、辛夷为君药；黄芪、白术、细辛、白芷、防风、麻黄、石菖蒲共为臣药；黄芩、川芎为佐药。用法用量：每次服 20ml，每日 3 次。疗程为 14 日。

（4）苍耳子散加减内服以补益肺脾，宣通鼻窍，活血通络；外用辛夷花、苍耳子、白芷、川芎、细辛、没药加水浓煎取液滴鼻，活络通窍，改善局部肿胀；三棱针点刺放血以疏通经气，活血化瘀，消肿通窍。上述方法同用，治疗慢性鼻炎。

（5）草珊瑚散涂鼻，使鼻黏膜产生清凉感，草珊瑚具有抗菌、消炎、抗病毒作用，可以改善鼻腔局部微循环，有止痛、促进组织生长、促进愈合的作用。

（6）辛夷、麻黄、白芷、薄荷、黄芩五味药物提取制成鼻炎通窍喷雾剂，具有疏风清热、通鼻窍的功效。方中辛夷能疏风散邪，具有良好的通透鼻窍之功，为君药；麻黄有温通之功，能开宣肺气、利水消肿而通窍，和辛夷同为君药；白芷可祛风止痛、辛散通窍，为臣药；佐以薄荷芳香开郁而通窍；黄芩入肺经，为使药，引诸药直达病所。

4. 针灸疗法

（1）针刺：肺经郁热证，取二间、内庭、迎香、太阳、尺泽，用泻法；气虚邪滞证，取足三里、迎香、太渊、公孙、印堂，用补法；血瘀鼻窍证，取迎香、印堂、合谷、风池，用泻法。每日 1 次，10 次为 1 个疗程。也可针刺蝶腭神经节，使慢性鼻炎患者蝶腭神经分布区的交感神经重新活跃起来，而达到治疗的目的。

（2）灸法：有温经通窍的作用，可取人中、迎香、风府、百会，肺气虚者配肺俞、太渊，脾气虚者配脾俞、足三里，灸至局部发热、有红晕为度，隔日灸 1 次；亦可用艾条立柱灸，或用温针灸，以加强温通经络的作用。小儿患者可用荜茇、天南星研末，炒热后纱布包裹，温灸囟门 20～30 分钟，每日 1～2 次。

（3）耳穴贴压：取王不留行籽用小胶布贴在耳部适当的穴位，如鼻、内鼻、肺、脾、内分泌、皮质下等穴，可直达病变所在部位，起促进炎症消退、宣肺开窍、改善鼻黏膜营养等功能。

5. 穴位埋线疗法　迎香穴位埋线方法：按外科消毒原则常规消毒，铺小孔巾，在迎香穴局部注入 1%普鲁卡因，每侧 1~2ml，用带有羊肠缝线的三角缝针，穿过穴位内，埋线长约 0.5cm，剪去露出皮肤外面的线头，如有出血，稍加压迫止血，不必包扎。

6. 鼻保健操　保健操取穴以迎香、印堂、合谷穴为主穴，共涉及 12 个穴位，包括迎香、上迎香、口禾髎、百会、上星、印堂、素髎、阳白、攒竹、丝竹空、合谷、风池，通过推擦鼻背来改变局部的血液循环、宣通鼻窍；点揉迎香穴以疏通经气、改善鼻腔通气；按揉百会等督脉穴位以疏通督脉经气、提升阳气。

7. 物理疗法[1]

（1）微波疗法：可改善局部血液循环，消炎消肿，改善鼻腔通气。鼻腔黏膜表面麻醉后，选择适宜微波电极，将其与中、下鼻甲黏膜接触，使黏膜表面形成蛋白凝固。一般治疗只需 1次，必要时数月后再行微波治疗 1 次。注意操作时勿损伤鼻中隔黏膜。

（2）超短波疗法：能改善血液和淋巴循环，进而达到消炎、消肿效果。用小功率超短波机，小号圆形电极于两侧鼻翼斜对放置，间隙 0.5cm，微温量，每次 12~15 分钟，每日 1 次，15~20 日为 1 个疗程。

（3）氦-氖激光疗法：能提高人体免疫功能，增强局部组织抗感染能力，改善局部血液循环，减轻局部充血和水肿。将激光束对准鼻腔或迎香、鼻通穴位进行照射，每个部位或穴位照射 5~10 分钟，每日 1 次，12~15 日为 1 个疗程。穴位照射时，注意防护眼睛。

（4）紫外线疗法：具有促进和调节人体免疫功能，加强巨噬细胞系统功能的作用。用体腔紫外线鼻腔内照射，1~2 级红斑量，隔日 1 次，6~8 日为 1 个疗程。

七、康 复 治 疗

（一）生活习惯调理

慢性鼻炎的发生与长时间的粉尘及烟酒刺激密切相关，因此，建议患者戒除烟酒，注意环境保护，改善劳动条件，避免接触有害粉尘，若无法避免，则应注意防护。

（二）自然疗法[1]

1. 冷水浴面疗法　有兴奋、提高交感神经张力的作用，能提高人体对寒冷的适应能力。用后使人感觉舒适、轻松。每日晨起用冷水洗脸，并用双手捧水浸泡鼻部（要使冷水充满鼻孔）3~5 次。水温在 20℃以下。冷水浴面宜由夏季开始，至少坚持 2~3 年。

2. 鼻腔洗浴疗法　可清洁鼻腔。用温开水一杯，泡精盐半勺，待盐溶解后，即以一手捧水，一手堵住一侧鼻孔，慢慢将盐水吸入另一鼻腔，并从口中吐出，每次每侧鼻孔冲洗 9 次，然后头向后仰，以使盐水进入鼻窦。再以湿毛巾盖在鼻部，以逆呼吸法将盐排出。逆呼吸法即吸气时收腹，呼气时鼓腹。每日 1 次，10 日为 1 个疗程。注意鼻孔吸水时不要过快、用力，以免引起呛咳。

（三）功法锻炼[1]

此法是依靠自己的努力，锻炼用个人的意念向自己身体内部发放信息的能力，以期最大限度地调动人体自身的生理潜能，达到治病的目的。在意守丹田基础上，以意引气沿督脉上升至百会穴并盘旋 9 圈，体质虚者顺时针，强者逆时针旋绕，然后沿任脉缓缓下行再至丹田穴，采用自然呼吸法，反复 9 次。然后引气循肺经下降，沿大肠经上升，反复 9 次，引气沿任脉回归丹田。以同法循环另一侧肺经、大肠经 9 次。如果系胆热上移，表现为偏头痛、口苦胁痛等症状，以上法循胆经下降，沿肝经上行，循行 3 次，做完一侧再做另一侧，最后引气回到丹田穴，意守片刻结束。

八、预防与调护

（1）注意气候变化及防寒保暖，防止伤风鼻塞反复发作而诱发本病。

（2）保持环境清洁卫生，避免或减少粉尘、刺激性气体对鼻黏膜的刺激，必要时可佩戴口罩等进行防护。

（3）宜清淡饮食，忌生冷、辛辣等刺激性食物，戒烟酒以减少不良刺激。

（4）要劳逸结合，根据个人体质适当锻炼身体，增强体质，保持心情舒畅，防止过度疲劳和情志刺激。

（5）避免长期使用血管收缩剂滴鼻，不可用力擤鼻，避免邪毒入耳。

（6）要积极治疗全身性的急慢性疾病，如急性传染病、贫血、糖尿病、风湿病、结核病、心肝肾疾病、自主神经功能紊乱及慢性便秘等疾病，因上述疾病都可引起鼻黏膜营养缺乏，血管长期瘀血或反射性充血会导致鼻腔腺体萎缩，这些原因都是导致慢性鼻炎的重要因素。

参 考 文 献

[1] 周凌，马莉，张莉. 常见病非药物治疗手册 [M]. 赤峰：内蒙古科学技术出版社，2001：472-476.

（张竞飞）

第五节　萎缩性鼻炎

萎缩性鼻炎（atrophic rhinitis）是一种以鼻腔黏膜萎缩性或退行性病变为病理特征的慢性炎症。本病发展缓慢，病程长，主要临床特点是鼻黏膜、鼻甲萎缩，鼻腔宽大，鼻腔内积结黄绿色分泌物和痂皮，嗅觉障碍，或有恶臭，严重者鼻甲骨膜和骨质亦发生萎缩。黏膜萎缩性改变可向下发展延伸到鼻咽、口咽、喉咽等，无臭味者为单纯性萎缩性鼻炎，有臭味者为臭鼻症（ozena）。多发于山区和气候干燥地区，女性多于男性，体格瘦弱者多于健壮者。

本病属于中医学"鼻槁"范畴，又有"鼻藁""鼻槁腊"等名称。

一、病 因 病 机

（一）西医病因病理

1. 病因　原发性者原因不明，多认为是全身疾病的局部表现。可能与缺乏某些营养成分如脂溶性维生素而造成鼻黏膜与骨质营养障碍有关，或与遗传因素、自主神经失调、内分泌紊乱、细菌（臭鼻杆菌）感染有关，或谓之为自身免疫性疾病。继发性者主要继发于慢性鼻窦炎的分泌物长期刺激，以及由于高浓度有害粉尘、有害气体的长期刺激。鼻中隔偏曲及手术所致鼻黏膜广泛损害，结核、梅毒、麻风等特殊传染病对鼻黏膜的损害等，也可继发本病。

2. 病理　病变早期，鼻黏膜仅呈慢性炎症改变，继而发展为进行性萎缩。黏膜与骨部血管逐渐发生闭塞性动脉内膜炎和海绵状静脉丛炎，血管壁结缔组织增殖，管腔缩小或闭塞，血液循环不良，导致黏膜、腺体、骨膜及骨质萎缩、纤维化，甚至蝶腭神经节亦可发生纤维性变；假复层纤毛柱状上皮化生为无纤毛的鳞状上皮。因黏膜萎缩，局部抵抗力降低，臭鼻杆菌感染而致鼻腔黏膜浅表溃疡、渗出、积结痂块。

（二）中医病因病机

本病主要病机为津伤而致鼻窍失养，病因则与燥邪、阴虚、气虚等因素有关。

1. 肺经燥热，虚火上炎　久病阴虚，肺经燥热，或气阴两亏，清阳不升，津不上乘，阴血虚少，鼻窍失养，虚火上炎，致鼻窍肌膜枯萎，发为本病。

2. 阴虚瘀滞，湿热熏鼻　阴血亏虚，鼻窍失养，肌膜枯萎，复感湿浊之邪，湿郁化热，灼腐酿脓，积结痂皮。

二、临 床 表 现

本病起病缓慢，鼻腔或咽喉干燥不适，女性患者每于月经期症状加重。嗅觉减退或消失，鼻内虽有恶臭，但不能自知；鼻腔堵塞感，可因干痂堵塞而致鼻塞，或因鼻腔感觉功能减退而感觉鼻塞。常发鼻衄，伴头昏、头痛，吸入冷空气时尤甚。检查可见鼻腔宽大，黏膜萎缩，鼻甲瘦小，尤以下鼻甲为甚，甚则从鼻腔可直接看到鼻咽部。鼻腔干枯少津，或有稠厚脓痂，黄褐色或灰绿色，大块或呈管筒状，清除痂皮后见黏膜糜烂或出血；在鼻咽部甚则咽部、喉部黏膜亦可有类似改变。或伴有慢性鼻窦炎体征。自幼发病者，可见鼻梁平塌凹陷。

三、诊　　断

（一）病史

本病患者可有慢性鼻病、鼻特殊传染病史，或有害粉尘、气体长期刺激史。

（二）症状

本病症状表现为鼻腔干燥，易鼻出血，鼻塞，嗅觉减退或丧失，鼻气腥臭。

（三）检查

检查见鼻黏膜干燥、萎缩，鼻甲缩小（尤其是下鼻甲为甚），鼻腔宽大，可见大量黄色或黄绿色脓痂覆着。

四、鉴别诊断

1. 干燥性鼻炎 有鼻腔干燥感，易出血，下鼻甲前端可能有少许干痂黏附，但嗅觉障碍不甚，无鼻气腥臭及鼻甲萎缩，鼻腔内脓痂甚少。

2. 鼻硬结病 是一种慢性进行性肉芽肿病变，常先发生于鼻部，缓慢向上唇、鼻咽、腭部、咽、气管、支气管、鼻窦、鼻泪管等处发展，故本病又称呼吸道硬结病，也有少数可原发于咽、喉或气管而不累及鼻部，是由鼻硬结杆菌传染所致。本病病程分为三期：卡他期、肉芽肿期、瘢痕期。卡他期（第一期）常见症状为鼻腔黏膜干燥、萎缩、结痂、出血等，临床易误诊为萎缩性鼻炎，但无臭气，病变一般在鼻腔前部，痂皮不易取出，此期可持续数月甚或数年，在多发病区，应取活检或细菌培养，以明确诊断。

3. 鼻麻风 系麻风杆菌引起的慢性传染病在鼻部的表现。麻风常侵及皮肤、黏膜和某些周围神经，在耳鼻咽喉麻风病变中，鼻部受损多见。鼻麻风临床可见重度萎缩性鼻炎、鼻中隔穿孔及鼻塌畸形等。取病变黏膜涂片进行细菌检查、活组织检查均可查出麻风杆菌，且伴有全身症状。

4. 鼻结核 很少见，多为结核杆菌感染所致。好发于鼻中隔前段，亦可侵及鼻前庭皮肤、鼻腔底及下鼻甲前段，病变多表现为局部浅表溃疡上有痂皮覆盖，痂皮下为苍白肉芽，严重者病变向深层发展，破坏软骨，可致鼻中隔穿孔，鼻翼塌陷。身体其他部位，尤其是肺部有结核病灶时，结合分泌物抗酸染色检验、细菌培养或病理检查，有助于诊断。

5. 鼻梅毒 是由梅毒螺旋体引起的慢性传染病，分为三期。一期鼻梅毒称为硬性下疳，临床上极少见，表现为外鼻皮肤有糜烂、覆有干痂或渗出物，颌下淋巴结肿大；二期鼻梅毒是全身发病的一部分，称为梅毒性鼻炎，表现为鼻黏膜充血，持续性鼻塞；三期鼻梅毒是树胶样梅毒瘤所致的软骨和骨质破坏，形成塌鼻和鼻中隔穿孔，梅毒瘤浸润消退后鼻黏膜萎缩。根据梅毒接触史、家族史，结合症状体征及血清学反应阳性，可做出诊断。

五、西医治疗

（一）全身治疗

1. 维生素疗法 常服维生素 A、维生素 B、维生素 C、维生素 E 或鱼肝油丸等，也可用维生素 A 肌内注射。

2. 免疫调节剂 可选用转移因子、胸腺素、IL-2 等。

3. 血管扩张剂　可经常口服烟酸、地巴唑等扩血管类药，以改善鼻黏膜血液循环。

（二）局部治疗

1. 滴鼻　可用 25%葡萄糖甘油、复方雌二醇滴鼻剂滴鼻，以抑制鼻分泌物分解；表现臭鼻症者，以 3%链霉素液滴鼻可减轻症状。

2. 鼻腔冲洗　可用温生理盐水冲洗鼻腔，以清除鼻腔痂皮，消除臭味。

3. 涂鼻　用 1%碘甘油或 1%新斯的明涂鼻黏膜，每周 2 次，以促进黏膜血管扩张。

4. 鼻甲药物注射　ATP 或维生素 A 下鼻甲注射，每周 2 次。

（三）手术治疗

手术治疗主要是缩窄鼻腔，减小鼻腔空气流量，减少水分丢失，保持鼻腔湿润。常用手术方法有鼻腔侧壁内移术、黏骨膜下填塞术、鼻前庭缩窄术等。

六、中医辨证论治

（一）辨证要点

1. 辨脏腑　本病与肺、脾、肾三脏关系密切，燥热袭肺，耗伤津液，鼻窍失养，故出现鼻内干燥、灼热疼痛、涕痂带血、舌红少津等燥热伤肺之象；肺肾阴虚，津不上乘，虚火上炎，鼻失滋养，可见鼻干较甚、鼻衄、嗅觉减退、结痂增多、舌红少苔等阴虚之象；脾胃虚弱，气血生化不足，水谷精微不能上输，故见鼻内干燥、萎缩，鼻腔宽大，脉缓弱等脾虚之象；脾虚湿蕴化热，熏蒸鼻窍，可见涕痂黄绿、舌苔黄腻等湿热之象。

2. 辨虚实　实证一般为燥热、湿热致病，虚证多阴虚、气虚为病。燥热、湿热都有热象，均可见苔黄、脉数之证，燥热者兼见灼热疼痛、咽干少津，湿热者伴有黄涕量多、苔腻、脉滑等症状；阴虚者可见腰膝酸软、手足心热、舌红少苔、脉细数等兼症，气虚者可见倦怠乏力、面色萎黄、唇舌色淡、脉缓弱等症状。

（二）治疗原则

本病治疗原则是对症治疗以减轻局部症状，辨证论治以改善全身状况并促进局部病变好转。

（三）分型论治

1. 肺经燥热，虚火炎鼻证

主要证候：鼻内干燥，鼻息灼热，嗅觉减退。鼻黏膜萎缩，鼻腔宽大，或有鼻腔干痂而较薄、少量黄绿秽涕。或伴咽痒干咳、倦怠乏力、纳差食少、干燥季节症状加重。舌红少苔，脉细数。

证候分析：燥热之邪伤及津液，致津不上承，鼻失滋养，故鼻内干燥少津、鼻息灼热，鼻黏膜萎缩，鼻腔宽大；虚火上炎，灼伤鼻窍黏膜，则擤鼻带血，嗅觉减退，鼻内结痂，伴少量黄绿秽涕；阴虚肺燥，故见咽痒干咳、倦怠乏力。舌红少苔，脉细数均为阴虚内热之象。

治法：养阴清热，润肺生津。

代表方：养阴清肺汤（《重楼玉钥》）。

常用药：玄参、生甘草、白芍、麦冬、生地黄、薄荷、贝母、牡丹皮。

方中玄参、白芍、麦冬、生地黄滋阴养液；薄荷、贝母、牡丹皮清肺热；甘草健脾和中。全方合用，共奏养阴清热，润肺生津之功。

2. 阴虚瘀滞，湿热熏鼻证

主要证候：鼻内干燥感，涕浊腥臭，如浆如酪，色微黄或浅绿，痂皮量多，嗅觉减退或丧失。鼻黏膜干红枯萎，鼻甲萎缩较甚。伴见头昏头痛。舌质偏红，苔微黄腻，脉细濡数或细滑。

证候分析：热邪伤阴，致阴血亏虚，鼻窍失养，肌膜枯萎，故鼻内干燥，痂皮量多，嗅觉减退或丧失，鼻黏膜干红枯萎，鼻甲萎缩较甚；复感湿浊之邪，湿郁化热，灼腐酿脓，故见涕浊腥臭，如浆如酪，色微黄或浅绿。舌质偏红，苔微黄腻，脉细濡数或细滑，均为湿热之象。

治法：养阴益气，化浊通窍。

代表方：甘露饮（《阎氏小儿方论》）。

常用药：生地黄、熟地黄、黄芩、茵陈、枳壳、枇杷叶、石斛、天冬、麦冬、甘草。

方中生地黄、熟地黄、天冬、麦冬又名固本丸，滋养肺肾之阴，石斛养胃阴，共同固护三焦之阴；黄芩清热；茵陈淡渗利湿；枳壳、枇杷叶降肺胃之气，以利于清热除湿；炙甘草和胃。全方合用，共奏养阴益气，化浊通窍之功。

（四）特色疗法

1. 中成药治疗

（1）补中益气丸、参苓白术散等中成药：治疗脾气虚型鼻槁，口服。

（2）裸花紫珠片：治疗鼻腔反复出血，或出血量较多的鼻槁患者，口服，一次2～4片，一日3次。

2. 中药外用

（1）鼻腔冲洗：用鱼腥草、白芷各50g，煎水取汁200ml，冲洗鼻腔，以清除鼻腔痂皮，消除臭味。

（2）滴鼻：苁蓉滴鼻液、复方薄荷油滴鼻剂、鱼肝油滴剂、液状石蜡或蜂蜜等滴鼻以湿润鼻腔黏膜，软化干痂。

（3）涂鼻：以冰片3g研细，溶于蜂蜜100g中，搅匀装瓶，以棉签蘸药涂鼻腔，每日3次，10日为1个疗程；或用全蝎软膏（黑龙江中医药大学附属第一医院院内制剂）局部涂抹，每日2～3次。

（4）中药下鼻甲注射：毛冬青、复方丹参注射液，每侧0.5～1ml，隔日或隔2日1次下鼻甲注射，10日为1个疗程，以活血祛瘀通络，促进局部肌膜修复。

（5）蒸汽及超声雾化吸入：可用内服中药，再煎水，或用清热解毒排脓类药物煎水，或用双黄连粉针剂，做蒸汽或超声雾化吸入，每日1～2次。

（6）吹鼻：可用鱼脑石、白芷、硼砂等药物研末吹鼻，每日2～3次。适用于鼻气腥臭者，具有散邪辟秽，恢复肌膜正常功能的作用。

3. 经验方

（1）甘遂3g，细辛3g，附子3g，通草3g。以上药物研磨成细散，以棉裹后塞入鼻中，主要用于治疗鼻塞、失嗅症状较重的鼻槁患者。

（2）辛夷花 30g，白芷 30g，野菊花 30g，桂枝 30g，当归 30g，栀子 30g。以上药物煎水后，用药液冲洗鼻腔，具有消炎解毒，调和气血的功效。

（3）羌活、独活、白术、防风、升麻、荆芥穗、葛根、白芷、川芎、通草各 6g，麻黄、细辛、炙甘草各 3g。以上药物研成细散，早晚冲服，7 日为 1 个疗程。

4. 针灸疗法

（1）针刺疗法：临床上应以局部取穴、近端取穴与循经远端取穴相结合。局部取穴：是在疾病的部位取穴，以激发局部功能。如迎香、禾髎、素髎等穴位。近端取穴：是在病变附近取穴，以辅助局部和增强邻近器官的生理功能。如取穴上星、印堂治疗前额部疼痛和鼻部压重感明显者；取穴通天、百会、前顶治疗头痛；取穴四白、巨髎、颧髎治疗鼻涕黏稠者。循经远端取穴：可按脏腑病变循经取穴。如手太阴肺经取穴太渊、列缺、尺泽、肺俞等穴位，足太阴脾经取穴三阴交、阴陵泉、商丘、脾俞等穴位。

操作方法：捻转进针，中弱刺激，留针 15～20 分钟，每日 1 次或隔日 1 次，10 次为 1 个疗程。

（2）灸法：可用艾条灸百会、足三里、肺俞、脾俞等穴位，悬灸至局部发热，呈现红晕为止，每日或隔日 1 次。灸法可以温通经络，通窍除涕。

5. 穴位埋线疗法　迎香穴位埋线适用于鼻槁嗅觉减退的患者，具有益气利肺，促进肌膜逐渐恢复的功效。操作方法：鼻部周围按外科常规消毒后，铺小孔巾，在迎香穴局部注入 1%利多卡因，每次 1～2ml，用带有羊肠线的三角缝针，穿过穴位内，埋线长约 0.5cm，剪去露出皮肤外面的线头，如果线头露出，则容易感染，或使整条羊肠线脱落。若有出血，可稍压迫止血，不必包扎。

6. 鼻部按摩法

（1）鼻背按摩：方法是用两手鱼际部搓热，然后分别于鼻背由鼻根向迎香穴往返按摩，至有热感为度，然后再分别由攒竹向太阳穴推按，使局部有热感。每日 3 次。

（2）迎香穴按摩：用食指于迎香穴上点、压、揉、按，每日 3 次，以觉鼻内舒适为度。

7. 物理疗法

（1）空气离子疗法[1]：阴离子（负氧离子）对人体有良好的作用，能活跃巨噬细胞系统功能，增加身体抗病能力。负离子发生器工作时的负离子含量，在距离发生器中心 20cm 处，不小于 50 万个/cm²。治疗时，患者坐位面对发生器，距离 20～50cm，每次 20～30 分钟，每日 1 次，15 日为 1 个疗程。

（2）直流电药物导入疗法[2]：用 1%～2%链霉素阳极导入，用湿药液的棉条充填于鼻腔内，前者接阴极，后者接阳极，电流强度 2～5mA。每次 15 分钟，每日 1 次，12～15 次为 1 个疗程。

七、康 复 治 疗

（一）生活习惯调理

萎缩性鼻炎的发生与长时间处于干燥的环境中有关，因此，建议患者注意改善工作环境，保持空气清新湿润及鼻腔的清洁湿润。同时注意锻炼身体，增强体质，预防感冒及各种鼻病。

（二）饮食疗法

本病患者应适当加强营养，多吃蔬菜、水果、动物肝脏、豆类等食物，少食辛辣食物。

（三）自然疗法[1]

鼻腔冲洗疗法能够清洁鼻腔，除去痂皮及臭味，使萎缩的黏膜获得刺激而活跃。自行准备一个容器，挂置位置高于头部，容器连一带橄榄头的胶管。冲洗液为温热的生理盐水。冲洗时头低垂位，将橄榄头塞于一侧鼻孔，冲洗液即进入鼻腔，并经过对侧鼻腔从对侧鼻孔流出，然后再冲洗对侧鼻腔，5～10 日冲洗 1 次，可冲洗至症状改善为止。

八、预防与调护

（1）保持鼻腔清洁，清除鼻内痂皮及分泌物，鼻腔禁用血管收缩剂滴鼻。
（2）戒烟酒，忌辛燥炙煿之品。
（3）加强营养，多食蔬菜、水果、动物肝脏及豆类食品。
（4）加强卫生管理，注意劳动保护，改善生活与工作环境，减少粉尘吸入，保持室内空气湿润。在高温、粉尘多的环境中工作时，要采取佩戴口罩、降温、除尘通风、湿润空气等措施。
（5）加强户外活动，提高身体素质，增强抗病能力。

参 考 文 献

[1] 周凌，马莉，张莉. 常见病非药物治疗手册 [M]. 赤峰：内蒙古科学技术出版社，2001：476-478.
[2] 周凌. 常见病家庭物理疗法 [M]. 哈尔滨：黑龙江科学技术出版社，1997：306.

（张竞飞）

第六节　变态反应性鼻炎

变态反应性鼻炎（allergic rhinitis，AR）简称变应性鼻炎，是发生在鼻黏膜的 I 型（速发型）变态反应性疾病，在普通人群的患病率为 10%～25%，以鼻痒、打喷嚏、鼻分泌亢进、鼻黏膜肿胀等为其主要特点。变应性鼻炎常伴有鼻窦的变态反应性炎症。变应性鼻炎分为常年变应性鼻炎和季节性变应性鼻炎，后者又称"花粉症"。另外一种分类方法是根据发病时间特点将变应性鼻炎分为间歇性变应性鼻炎和持续性变应性鼻炎。

随着工业化的发展及大气污染加重，空气中 SO_2 浓度的增高，饮食结构的改变，以及"过度清洁"的生活方式，本病发病率有明显上升趋势，在发达国家达 10%～20%。我国不同地区间发病率差异很大，高发区已达到 37.74%。本病的发生无明显性别差异，多发于青壮年及儿童。

本病属于中医学"鼻鼽"范畴，又有"鼽嚏""鼽鼻""鼽水""鼻流清涕"等名称。

一、病因病机

（一）西医病因病理

1. 病因

（1）变应原物质：为诱发本病的直接原因，包括吸入性变应原与食入性变应原两大类。前者常见的有花粉、屋尘螨、真菌、动物皮屑、羽绒、室内尘土等，后者常见的有牛奶、鱼虾、鸡蛋、水果等。

（2）遗传因素：由于本病患者常为特应性体质，属于易感个体，而且其家族成员中多有类似疾病患者，因而本病与遗传因素有关。

2. 病理

本病为 IgE 介导的鼻黏膜 I 型变态反应，但可影响整个呼吸道黏膜。当变应原进入鼻黏膜后，经抗原处理与递呈，Th0 细胞向 Th2 细胞分化，发生 Th2 细胞漂移，$CD4^+T$ 细胞等活化，释放细胞因子，刺激 B 细胞合成并分泌特异性 IgE 抗体，后者与肥大细胞、巨噬细胞、嗜碱性粒细胞等效应细胞膜上的 IgE 受体结合，使鼻黏膜致敏。同时，对嗜酸性粒细胞有较强趋化效应的细胞因子合成和分泌亦大大增加。当致敏机体再次接触同类变应原，与效应细胞膜表面的 IgE 结合，并与另一 IgE 分子桥连，激活肥大细胞等脱颗粒，释放大量生物活性介质，如组胺、白细胞三烯、激肽、前列腺素类、血小板活化因子及神经多肽类物质等，黏膜上皮 NO 合成增加，继而导致鼻黏膜毛细血管扩张，通透性增高，组织水肿，腺体分泌增加，嗜酸性粒细胞聚集，感觉神经末梢敏感性增强，表现为鼻黏膜的显著水肿。病变可波及整个呼吸道，特别是终末支气管黏膜及平滑肌。变应性鼻炎发作时，其炎症细胞的活性至少与即刻早期原癌基因 *c-jun* 的活化有关。c-jun 表达产物 AP-1 与 DNA 分子的 AP-1 位点结合，启动靶基因转录，促进细胞增殖和炎性介质的合成。由于微量元素与某些酶的活性，尤其是与涉及免疫功能的酶的活性及激活因子有关，如锌与 DNA 和 RNA 聚合酶的关系等，亦参与了变应性鼻炎的发病机制。但是，有时也可能涉及鼻腔或呼吸道局部神经-免疫网络系统参与发病机制的问题。

病理组织学上，变应性鼻炎的鼻黏膜常表现为以 T 淋巴细胞、嗜酸性粒细胞浸润为主要特征的变态反应性炎症。在疾病早期，当脱离致敏因素后，其病理改变可有不同程度的恢复。但于多次或反复发作后，由血管扩张发展为管壁增厚，纤维组织增生，可致黏膜肥厚及息肉样变。

（二）中医病因病机

本病多由肺、脾、肾三脏虚损而致，亦可因肺胃有热而生。其病之根在于肺，继则肺、脾、肾三脏相互影响，故临证时既要把握好鼻鼽的病之根，又要明确每个证的具体症状所对应的内在病机。

1. 肺气虚寒

肺气虚寒，卫表不固，则腠理疏松，风寒乘虚而入，邪聚鼻窍，邪正相搏，肺气不宣，津液停聚，遂致打喷嚏、流清涕、鼻塞等，发为鼻鼽。

2. 脾气虚弱

脾为后天之本，脾气虚弱，生化不足，清阳不升，水湿不化，鼻窍失养，外邪或异气从口鼻侵袭，停聚鼻窍而发为鼻鼽。

3. 肾阳不足 肾阳不足，则摄纳无权，气不归元，温煦失职，腠理、鼻窍失于温煦，则外邪、异气易侵，而发为鼻鼽。

4. 肺经伏热 肺经素有郁热，肃降失职，邪热上犯鼻窍，亦可发为鼻鼽。

二、临 床 表 现

本病以阵发性发作的鼻痒、喷嚏频作、流大量清水样涕、鼻塞为典型表现。其中喷嚏多呈阵发性发作，少则 3～5 个，多则 10 个以上，常在晨起或夜晚时明显；发作时有大量清水样鼻涕溢出，重者如水自流；鼻塞呈间歇性或持续性，程度轻重不一，花粉症患者鼻塞常较重；多数患者自觉鼻痒，有蚁爬感，花粉症患者以眼痒明显；部分患者伴有嗅觉减退症状，多为暂时性，偶见持久性者。鼻镜检查典型表现为鼻黏膜苍白水肿，或为淡白、灰白、浅蓝色甚至紫蓝色，以下鼻甲明显，鼻腔可见多量水样分泌物，部分患者鼻黏膜可呈息肉样变甚至形成息肉。

三、诊 断

（一）病史

本病患者有明确致敏原线索；有个人和（或）家族过敏性病史。

（二）症状

本病症状表现为鼻痒、喷嚏连作、清涕量多如水、鼻塞，呈阵发性，具有突然发作和反复发作的特点。虚寒证者多伴有畏风怕冷、自汗、气短懒言、语声低怯；舌质淡，苔薄白，脉细弱等。伏热证者多伴有咽痒，咳嗽，口干烦热，舌红苔黄，脉数等。

（三）检查

1. 一般检查 发作期鼻黏膜苍白色淡，亦可充血色红，下鼻甲肿胀，鼻道内可见多量清水样分泌物。变应原皮肤点刺试验至少有一种为（++）或（++）以上的阳性反应；特异性 IgE 抗体测定阳性。间歇期以上特征不明显。

2. 实验室及其他检查

（1）鼻分泌物涂片细胞学检查：脱落细胞学检查可见较多嗜酸性粒细胞、嗜碱性粒细胞和杯状细胞。嗜酸性粒细胞的多少与患者近期是否接触变应原有关。

（2）IgE 抗体检测：采用放射免疫法或酶联免疫吸附试验（ELISA 法）检测，血清或鼻分泌物总 IgE 水平可以升高，特异性 IgE 多为阳性。

（3）变应原半定量快速体外检测法：取血清样本，加样于检测板标本孔，15～20 分钟即可观测结果。阳性反应分 5 级。文献报道该试验阳性率>90%，特异度>99%，效果优于常规 ELISA 法，但应注意假阳性结果的排除。这类试剂盒组合可以检测吸入性与食入性变应原达 60 种以上。

（4）皮肤点刺试验（skin prick test，SPT）：以适宜浓度和微小剂量的各种常见变应原标准化浸液在前臂掌侧做皮肤点刺试验，经与组胺对照液结果比对，阳性反应说明患者对该种变应原过敏。若受检者在应用抗组胺药物或糖皮质激素治疗期间，皮肤点刺试验应在停药至少 7 日后方可进行。

（5）鼻黏膜激发试验：为进一步明确变应原检测结果的可靠性，可将某种阳性变应原以适宜浓度浸湿滤纸片，置于下鼻甲表面进行激发试验，阳性反应者即可表现出鼻痒、打喷嚏、流清涕等过敏症状。此项试验结果阳性即可确诊。

四、鉴 别 诊 断

1. 嗜酸性粒细胞增多性非变应性鼻炎　本病临床症状及鼻腔检查所见与变应性鼻炎相同，鼻分泌物中可找到较多的嗜酸性粒细胞，但无个人及家族病史且变应原皮肤试验及特异性 IgE 抗体阴性。其发病多与环境气候、湿度等非特异性因素有关。嗜酸性粒细胞增多性非变应性鼻炎病因目前尚不明确，糖皮质激素治疗有效。

2. 血管运动性鼻炎　又称血管舒缩性鼻炎、神经反射性鼻炎，是鼻部自主神经平衡失调、血管反应性增强所致的一种应激性疾病。其临床症状与变应性鼻炎极为相似，表现为鼻塞、流涕、打喷嚏、鼻痒等症状，但也有以某种症状为主者，缺乏典型的临床症状。鼻内镜检查可见鼻腔黏膜呈水肿、充血等，鼻甲，特别是下鼻甲，可表现为充血甚至肥大，鼻腔常有水样或黏稠样分泌物潴留。诊断主要依靠排除方法。以下几点可供参考：①与季节性无明显关联但却与某种（些）刺激密切相关的打喷嚏、流涕、鼻塞等；②皮肤点刺试验和（或）血清特异性 IgE 检测结果为阴性，即找不到免疫学证据；③除外感染性、变应性、结构性鼻炎；④鼻分泌物涂片及外周血中嗜酸性粒细胞不升高；⑤多有比较明确的诱发因素，如干冷空气。

3. 急性鼻炎　早期有打喷嚏，流清涕，但程度轻，病程短，一般为 7～10 日。常伴有四肢酸痛，周身不适，发热等症状。发病高峰期鼻涕可变成黏液性或黏脓性。

五、西 医 治 疗

（一）全身治疗

1. 抗组胺药　常用组胺受体 H1 拮抗剂。主要用于治疗间歇性变应性鼻炎，可控制鼻痒、打喷嚏和流涕等症状，但对缓解鼻塞作用较弱。口服用药常用的有西替利嗪、氯雷他定、地氯雷他定、左旋西替利嗪等。口服抗组胺药在儿童变应性鼻炎治疗中的作用尤为重要。

2. 细胞因子拮抗剂　目前常用的是白三烯拮抗剂孟鲁斯特钠等制剂，有助于增强疗效。

3. 免疫疗法　亦称特异性脱敏疗法。以皮肤试验及鼻黏膜激发试验阳性的相应变应原提取液，以极低浓度开始少量皮下注射或舌下滴药含服，逐渐增加浓度和剂量，经诱导期后改为维持剂量。一旦开始免疫治疗，就不能中断治疗计划，需要坚持 2 年以上方能获得理想疗效。

（二）局部治疗

1. 肾上腺糖皮质激素　该疗法被认为是目前治疗变应性鼻炎等变应性疾病最有效的药物疗法，临床上多采纳鼻用糖皮质激素喷雾制剂。常用者有丙酸倍氯米松、布地奈德、丙酸氟替卡松和糠酸莫米松等。对儿童患者应尽量降低使用剂量并缩短使用疗程。

2. 肥大细胞稳定剂 如色甘酸钠，以 4%溶液滴鼻或喷鼻。

3. 减充血剂 发作期间，可于鼻腔局部短期适量应用盐酸赛洛唑啉鼻喷剂或 1%麻黄素滴鼻液（儿童用 0.5%），以缓解鼻塞症状。

4. 抗胆碱药 0.03%异丙托溴铵喷鼻剂，可减少水样鼻分泌物。

5. 鼻腔冲洗 可起到辅助治疗作用。

（三）手术治疗

鼻内选择性神经切断术，如翼管神经或筛前神经切断或更为精准的相关神经分支切断，可使鼻内副交感神经兴奋性降低，改善靶器官黏膜神经-免疫病理机制，减轻神经源性炎症病变，获得一定治疗效应。

（四）其他疗法

1. 避免接触变应原 对已明确的变应原，应设法避免接触或食用。如花粉症患者，可在花粉季节减少外出或迁移他地；对动物皮屑、羽毛过敏者，应避免接触宠物、禽鸟；对真菌、屋尘过敏者，应保持室内通风、干爽。

2. 下鼻甲黏膜冷冻疗法、微波热凝、激光照射、20%硝酸银烧灼 可降低鼻黏膜敏感性，但应慎重选用。

六、中医辨证论治

（一）辨证要点

1. 辨寒热 病因于寒者，常由素体肺气不足，卫外功能低下，寒邪束表，则发鼽嚏。表现为清涕如水，畏风怕冷或形寒肢冷，面色苍白或无华，舌质淡，苔薄白，脉弱无力。鼻腔检查见鼻黏膜苍白、水肿，下鼻甲肿大、光滑，鼻道可见水样分泌物。病源于热者，常在闷热天气发作，肺经郁热，邪热上犯，常表现为鼻热，口干，或有咳嗽，咽痒等全身其他症状，舌质红，苔白或黄，脉数。鼻腔检查可见鼻黏膜色红或暗红，鼻甲肿胀。

常年性发作者多见肺、脾、肾三脏虚寒，季节性发作者多见肺经伏热，也有北方寒证多，南方热证多的地域特点。临证时应注意寒热的相兼和转化。

2. 辨脏腑 肺气虚寒证见清涕量多如水，嗅觉减退，畏风怕冷、自汗、气短懒言、语声低怯；舌质淡，苔薄白，脉细弱。肺经伏热证见鼻热，口干，或有咳嗽，咽痒等全身其他症状，舌质红，苔白或黄，脉数。脾气虚弱，可见面色萎黄，食少纳呆，腹胀便溏，舌淡胖、有齿痕等症状。肾阳不足主要表现为腰膝酸软，神疲倦怠，脉沉细无力等。

3. 辨虚实 阴阳气血之偏虚皆可导致本病的发生，如脾肺气虚不能实腠理而致鼻流清涕，寒噤嚏喷，畏风怕冷，易自汗等；阳气亏虚，阴气凑之，会令人脑寒而流清涕，面色苍白，形寒肢冷，遇冷加重，遇热舒缓；血虚可生风，产生鼻痒，喷嚏频频之症状；因先天不足或肾中精气匮乏以致清窍不温，喷嚏阵发，清涕无制。以上皆属虚证，临证时应详加辨别，分清主次。此外，若肺经素有郁热，肃降失职，邪热上犯于鼻窍亦可出现鼻痒、喷嚏频作、流清涕、鼻塞等症状，热盛伤津则口干烦热，此属实证，因此，在临证时要注意全身及局部辨证相结合以辨别虚实。

（二）治疗原则

药物治疗是控制变应性鼻炎的首选措施，免疫治疗则为最根本的疗法。急性发作期采用抗组胺药、糖皮质激素和抗胆碱能治疗，可在短时间内迅速控制症状；缓解期或间歇期，则以中医辨证治疗为主，虚寒致病时应以补肺气，温脾肾以充养肺脏立论，使用温和之剂，补肺敛气止涕，散寒通窍止痒。由肺经伏热而致病的鼻鼽，应以清肺之热、抑金通窍立论，使用清肺寒凉之剂，宣肺止涕，清热通窍止痒。

（三）分型论治

1. 肺气虚寒证

主要证候：鼻塞，鼻痒，喷嚏频频，清涕如水，嗅觉减退，畏风怕冷，自汗，气短懒言，语声低怯，面色苍白，或咳嗽痰稀。舌质淡，舌苔薄白，脉虚弱。检查见下鼻甲肿大光滑，鼻黏膜淡白或灰白，鼻道可见水样分泌物。

证候分析：肺气虚寒，卫表不固，风寒乘虚而入，邪正相争，争而不胜，则喷嚏频频；肺失清肃，气不摄津，津液外溢，则清涕如水；水湿停聚，肺卫不固，腠理疏松，故畏风怕冷，自汗；因风寒束肺，肺气不宣，则咳嗽痰稀；水湿停聚鼻窍，则鼻塞，下鼻甲肿大光滑，鼻黏膜淡白或灰白；肺气虚弱，精微无以输布，则气短懒言，语声低怯，面色苍白；舌质淡，舌苔薄白，脉虚弱为气虚之象。

治法：温肺散寒，益气固表。

代表方：温肺止流丹（《辨证录》）。

常用药：人参、荆芥、细辛、诃子、甘草、桔梗、鱼脑石。

方中细辛、荆芥两药药性辛温发散，气味俱升，既可疏风散寒，又可轻扬透散以止痒；人参是一味益气与健脾功效并重的中药，与荆芥同用时可扶正祛邪，治疗气虚外感之证；诃子药性酸涩，可补肺敛气，固摄清涕；与桔梗合用一敛一宣，相辅相成，使肺平调升降，功能正常；桔梗、鱼脑石散结除涕；甘草在方中作用有三，一可调和脾胃，助人参补脾肺之气；二可调和诸药药性，使各药药效协同发挥，相辅相成；三可解毒。全方合用，共奏温肺散寒，益气固表之功。

2. 脾气虚弱证

主要证候：鼻塞，鼻痒，清涕连连，喷嚏突发，面色萎黄无华，消瘦，食少纳呆，腹胀便溏，四肢倦怠乏力，少气懒言，舌淡胖，边有齿痕，苔薄白，脉弱无力。检查见下鼻甲肿大光滑，黏膜淡白，或灰白，有水样分泌物。

证候分析：脾气虚弱，清阳不升，鼻窍失养，风寒、异气乘虚而入，正邪相争，争而不胜，则鼻痒，打喷嚏；脾气虚弱，水湿不运，停聚鼻窍，故鼻塞，清涕连连，下鼻甲肿大光滑，黏膜淡白；脾胃虚弱，受纳、腐熟、输布之功能失职，则食少纳呆，腹胀便溏；四肢倦怠乏力，少气懒言，舌淡胖，边有齿痕，苔薄白，脉弱无力均为脾气虚之象。

治法：益气健脾，升阳通窍。

代表方：补中益气汤（《内外伤辨惑论》）。

常用药：黄芪、白术、人参、炙甘草、当归、陈皮、升麻、柴胡。

方中黄芪味甘微温，入脾、肺经，补中益气，升阳固表，利水消肿，为君药。配伍人参、炙甘草、白术，补气健脾为臣药。当归养血和营，协人参、黄芪补气养血；陈皮理气和胃，使诸药补而不滞，共为佐药。少量升麻、柴胡升清阳，引诸药上行，为佐使。炙甘草调和诸药，为使。全方合用，共奏益气健脾，升阳通窍之功。

3. 肾阳不足证

主要证候：鼻塞，鼻痒，喷嚏频频，清涕长流。面色苍白，形寒肢冷，腰膝酸软，神疲倦怠，小便清长，或见遗精早泄。舌质淡，苔白，脉沉细无力。检查见下鼻甲肿大光滑，黏膜淡白，鼻道有水样分泌物。

证候分析：肾阳不足，温煦失职，鼻窍失于温养，外邪及异气易于侵入，正邪相争，争而不胜，则鼻痒，喷嚏频频；肾阳虚弱，气化失职，寒水上泛鼻窍，故清涕长流，鼻塞，下鼻甲肿大光滑，黏膜淡白；阳虚不能温煦肌肤，则面色苍白，形寒肢冷；腰为肾之府，肾虚则腰膝酸软；肾阳虚气化无权，则小便清长；肾阳虚不能固摄，则遗精早泄；舌质淡，苔白，脉沉细无力均为阳气虚之象。

治法：温补肾阳，固肾纳气。

代表方：肾气丸（《金匮要略》）。

常用药：熟地黄、山茱萸、山药、牡丹皮、泽泻、茯苓、桂枝、附子。

方中熟地黄、山茱萸、山药滋补肝肾，补益肾阴而摄精气；牡丹皮、泽泻、茯苓健脾利水渗湿，泄肾中水邪，辅助上三味补药而为三泄，以补而不腻；配以桂枝、附子以温补肾中元阳、命门真火，意在微微生火，即生肾气也。诸药合用，共奏温补肾阳，固肾纳气之效。

4. 肺经伏热证

主要证候：鼻痒，喷嚏频作，流清涕，鼻塞，常在闷热天气发作，全身或见咳嗽，咽痒，口干烦热，舌质红，苔白或黄，脉数。检查见鼻黏膜色红或暗红，鼻甲肿胀。

证候分析：肺经伏热，肃降失职，外邪上犯鼻窍，故鼻痒，喷嚏频作，流清涕，鼻塞；肺气上逆，故咳嗽，咽痒；肺热煎熬津液，故口干烦热；舌质红，苔白或黄，脉数为内热之象。

治法：清宣肺气，通利鼻窍。

代表方：辛夷清肺饮（《医宗金鉴》）。

常用药：辛夷花、石膏、知母、栀子、黄芩、枇杷叶、升麻、百合、麦冬、生甘草。

方中辛夷花为君药，归肺经，具有祛风发散、通利鼻窍的功效。黄芩性寒，归肺、胃等经，具有清热燥湿泻火等功效；栀子性寒，入肺、胃等经，具有清热泻火等功效；石膏性大寒，归肺、胃经，具有清热泻火，除烦止渴的功效；此三味药物共为臣药，功以清肺经之湿热、泻肺经之火。枇杷叶性微寒，归肺、胃经，具有清肺止咳、降逆止呕的功效；升麻微寒，归肺、胃等经，具有解表透疹、清热解毒等功效；此两味药物亦共为臣药，与君药辛夷相须使用，增强清宣肺气，利鼻通窍之功效。百合性寒，具有养阴清肺、清心安神之功效；麦冬性微寒，归心、肺、胃经，具有滋阴益气、清心除烦等功效；知母性寒，归肺、胃等经，具有清热泻火、滋阴润燥、止渴除烦等功效。此三味药物共为佐药，与君、臣等药物配合，以增强全方滋肺阴降肺火，除烦热之功。甘草健脾和中。全方合用，共奏清宣肺气，通利鼻窍之功。

（四）特色疗法

1. 中成药治疗

（1）温肺止流丸（黑龙江中医药大学附属第一医院院内制剂）：用于肺脾气虚型鼻鼽，口服，一次 1 袋，一日 3 次。

（2）鼻渊通窍颗粒：用于肺经伏热型鼻鼽，口服，一次 1 袋，一日 3 次。

（3）利鼻消炎丸（黑龙江中医药大学附属第一医院院内制剂）：用于鼻塞症状较重的鼻鼽，口服，一次 1 袋，一日 3 次。

2. 经验方

（1）鼻炎 1 号：党参、黄芪、白术（炒）、茯苓、荆芥、防风、诃子、五味子、辛夷花、苍耳子、枸杞子、女贞子、细辛等。此方为黑龙江省名中医周凌教授经验方，用于治疗肺脾气虚型鼻鼽。

（2）人参、荆芥穗、诃子肉、细辛、桔梗、甘草、鱼腥草、辛夷等加蜜制成小蜜丸，一次 6g，一日 3 次。

（3）白芷、川芎、防风、石菖蒲、甘草、菊花、桔梗、藁本等加蜜制成小蜜丸，一次 10g，一日 3 次。

3. 中药外用

（1）嗅法：白芷 5g、川芎 5g、细辛 5g、辛夷 5g 共研细末，放置瓶内，时时嗅之，可缓解鼻塞、鼻痒等症状。

（2）滴鼻法：用葱白滴鼻液、滴鼻灵等滴鼻。

（3）吹鼻法：用碧云散、荜茇适量研末，吹鼻。

（4）涂鼻法：用鹅不食草干粉，加入凡士林制成药膏，涂入鼻腔。或用干姜适量研末，蜜调涂鼻内。

（5）塞鼻法：细辛膏，棉裹塞鼻。

4. 针灸疗法

（1）针刺疗法：取风池、迎香、印堂、风府、合谷等为主穴，以上星、禾髎、肺俞、脾俞、肾俞、三阴交、大椎等为配穴，轮换使用，每日 1 次，10 日为 1 个疗程，用补法。

（2）灸法：可用艾条灸百会、足三里、命门、肺俞、脾俞、三阴交、神阙等穴，悬灸或隔姜灸。

（3）耳穴贴压：选神门、内分泌、内鼻、肺、脾、肾等穴，以王不留行籽贴压以上穴位，双耳交替。

（4）穴位注射：可选迎香、风池、合谷等穴，药物可选当归注射液或丹参注射液等，每穴 0.5～1ml。

（5）鼻内针刺：选取双侧内迎香、鼻丘穴，每日 1 次。

5. 穴位埋线疗法　在严格消毒的条件下，通过一次性埋线针具将线体埋于蝶腭神经节，通过线体在穴位内缓慢吸收的过程产生持续的刺激，每周治疗 1 次，3 次为 1 个疗程，推荐治疗 3 个疗程。蝶腭神经节穴位埋线术是针灸的发展和延伸，可以缩短疗程，起到双向良性调节的作用。

6. 冬病夏治穴位贴敷　适用于肺、脾、肾三脏虚损，正气不足的患者，使用斑蝥虫、白芷、桂枝、甘遂、芫花等药材研粉，将粉末敷贴于内关、肺俞、大椎等穴位，2～4 小时后取下（亦可视皮肤的反应程度而定）。每 10 日贴 1 次，在夏季三伏时，伏前 10 日开始，每伏 5 次，3 伏为 1 个疗程。

7. 鼻部按摩法 通过按摩以疏通经络，使气血流通，驱邪外出，宣通鼻窍。方法：患者自行先将双手大鱼际摩擦至发热，再贴敷于鼻梁两侧，自鼻根至迎香穴反复摩擦至局部觉热为度；或以两手中指于鼻梁两边按摩 20～30 次，令表里俱热，早晚各 1 次；再由攒竹向太阳穴推按至热，每日 2～3 次；患者亦可用手掌心按摩面部及颈后、枕部皮肤，每次 10～15 分钟；或可于每晚睡觉前，自行按摩足底涌泉穴至发热，并辅以按摩两侧足三里、三阴交等。

8. 物理疗法[1]

（1）氦-氖激光疗法：能提高人体免疫功能，增强局部组织抗感染能力，减轻局部充血和水肿。鼻腔内照射或选迎香、鼻通穴位照射，每穴 5～10 分钟，每日 1 次，12～15 日为 1 个疗程。穴位照射时，注意防护眼睛。

（2）超短波疗法：能改善组织的血液和淋巴循环，使血管通透性增高，局部的细胞和抗体增加，还能促使病灶组织干燥，避免组织水肿。用小功率超短波机，小号圆形电极于两侧鼻翼斜对置，间隙 0.5cm，微温量，每次 12～15 分钟，每日 1 次，15～20 日为 1 个疗程。治疗时两电极切勿相互接触。

（3）微波疗法：能降低鼻腔黏膜对变应原的易感性，改善鼻腔通气。鼻腔黏膜表面麻醉后，选择适宜微波电极，将其与中、下鼻甲黏膜接触，使黏膜表面形成蛋白凝固。一般只需治疗 1 次，必要时数月后再进行 1 次。注意操作时勿损伤鼻中隔黏膜。

（4）紫外线疗法：具有促进和调节人体免疫功能，加强巨噬细胞系统功能的作用。可采用全身照射法，患者取卧位，分前后两面照射。灯管中心应对向大腿的上 1/3 处，距离取 100cm。治疗时被照者需戴防护镜，每日或隔日 1 次，10 日为 1 个疗程。也可用鼻腔局部紫外线照射。用体腔紫外线灯照射，1～2 级红斑量。隔日 1 次，8～10 日为 1 个疗程。

（5）超声穴位疗法：可使神经兴奋性降低，神经传导速度减慢，可改善血液循环，而使组织变态反应减轻并促进炎症吸收，减轻组织水肿。取迎香、合谷、人迎穴，0.5～0.7W/cm^2，连续输出或脉冲输出，每穴 2 分钟，每日 1 次，15 日为 1 个疗程。

七、康复治疗

（一）生活习惯调理

变应性鼻炎的发生与患者机体免疫力密切相关，因此，可以通过规律作息，加强体育锻炼，提高自身免疫力的方式降低本病的发病率。另外，本病的发生与患者接触空气中的过敏物质有关，如尘埃、花粉等，应加强在工作和生活环境中的自我防护，尽量避免或减少此类物质的刺激。

（二）饮食疗法

本病患者饮食宜清淡而有营养，变应性鼻炎属鼻黏膜的变态反应性疾病，因此在饮食调摄上应忌食鱼、虾、蟹、牛奶、鸡蛋等，以免诱发和加重病情。

（三）环境控制疗法[2]

1. 远离变应原　临床报道指出，本病的变应原主要为蟑螂、尘螨、花粉、霉菌、冷空气、动物毛发和食物变应原等。针对变应原不同，应给予个体化预防。花粉与尘螨过敏，则禁止种植花草，保证室内清洁；动物毛发过敏，则禁止居家饲养动物，外出时远离动物聚集地；霉菌过敏，则禁食变质食物，日常生活中注意饮食与个人卫生。

2. 远离空气污染　空气污染的原因是工业污染、汽车尾气排放与地理环境不佳等，本病患者应远离交通繁忙地段，雾霾天气减少外出次数，上下班佩戴防雾霾口罩等。若空气污染较重，则关闭门窗，于室内放置空气净化器，减少悬浮微粒的吸入量。若室内空气浑浊，可开窗通风，加强室外活动，同时应严格戒烟。

3. 关注气候变化　因温度因素导致的变态反应性鼻炎被称为冷空气过敏综合征，患者的免疫系统紊乱，会在冷空气的作用下，激活免疫相关递质，释放大量组胺，进而引发呼吸道过敏反应。常见症状为打喷嚏、气短与胃肠道溃疡等，此时应加强保暖，避免冷空气入侵体内。若温差较大，则应及时增减衣物。

八、预防与调护

（1）注意气候影响，防止外邪诱发。

（2）保持环境清洁卫生，避免或减少接触粉尘、花粉等敏感物质，必要时可佩戴口罩。

（3）发作期应慎食牛奶、鸡蛋、鱼、虾、蟹类食物，忌食牛肉、含咖啡因饮品、巧克力等。忌食刺激性食物，如辣椒、生葱、生姜、生蒜等。忌食寒凉生冷食物，如冰激凌、瓜类等。

（4）饮食宜清淡而富有营养，忌生冷、肥甘、辛辣、发物等，以免伤脾生湿。

（5）注意劳逸结合，保持心情舒畅，防止过度疲劳和情志刺激。

（6）根据个体条件适当锻炼身体，增强体质。

（7）有效加强婴幼儿时期特应性体质调理，以阻抑特应性体质的发展；强化婴幼儿特应性皮肤疾病防治，阻断特应性进程，防止演变为系统性变应性疾病。

（8）常行鼻部按摩以健鼻。

（9）可行三伏贴疗法预防本病。

参 考 文 献

[1] 周凌，马莉，张莉. 常见病非药物治疗手册 [M]. 赤峰：内蒙古科学技术出版社，2001：478-479.
[2] 庞伟. 变应性鼻炎的治疗方法进展 [J]. 继续医学教育，2021，35（1）：77-79.

（张竞飞）

第七节　急性鼻窦炎

鼻窦炎（sinusitis）是指鼻窦黏膜的感染性炎症性疾病，多与鼻炎同时存在，所以也称为鼻-鼻窦炎（rhinosinusitis）。按照症状体征的发生和持续时间可分为急性鼻-鼻窦炎（acute rhinosinusitis，ARS）和慢性鼻-鼻窦炎（chronic rhinosinusitis，CRS）。本病相当于中医学"急鼻渊"。

严重者可累及骨质和周围组织及邻近器官。由于鼻窦黏膜与鼻黏膜相连续，所以鼻窦炎会同时伴有不同程度的鼻腔黏膜的炎症，且很多鼻窦炎继发于鼻炎。本病临床上常表现为鼻塞、流脓涕、嗅觉减退、头痛或局部疼痛。急性鼻窦炎是耳鼻喉科常见病、多发病，尤其以气候寒冷的东北为高发地区。近年，其发病率有逐年增加的趋势，在临床中越来越得到重视。

一、病 因 病 机

（一）西医病因病理

1. 病因 本病多由病毒及细菌感染所致。常见感染病毒为鼻病毒和冠状病毒，其他如流感病毒、副流感病毒等亦可见；最常见的病原菌为肺炎双球菌、链球菌、葡萄球菌等化脓性球菌，亦可由大肠杆菌、变形杆菌、流感杆菌及厌氧菌等引起。但其发病常常有以下诱发因素。

（1）全身因素：过度疲劳、受寒受湿、营养不良、维生素缺乏引起全身及局部抵抗力低下，以及生活与工作环境不卫生等，是诱发本病的原因。急性传染病，特别是急性上呼吸道感染，更易诱发本病。

（2）局部因素：阻碍鼻窦通气的各种鼻病及相关因素，如急、慢性鼻炎，鼻中隔偏曲，鼻腔异物、肿瘤，鼻外伤，鼻腔填塞物留置过久，鼻窦气压骤变和邻近器官的感染病灶的影响等，均可诱发鼻窦的急性感染。

2. 病理 急性鼻-鼻窦炎的病理学变化与致病微生物的种类、毒力强度、抗生素耐药性有密切关系。如肺炎双球菌多引起卡他性炎症，不易化脓、不侵及骨壁，较易治疗；葡萄球菌易引起化脓性炎，治疗比较困难。病毒感染可引起炎症细胞浸润，加之过敏反应和其他因素，导致鼻黏膜上皮屏障破坏，杯状细胞增生及黏液清除功能减退，鼻窦黏膜肿胀，有利于细菌定植和生长。

急性化脓性病变可分为三期：卡他期，主要为黏膜血管扩张充血，上皮肿胀，固有层水肿，多形核白细胞和淋巴细胞浸润，纤毛运动缓慢，腺体分泌亢进；化脓期，上述病理改变加重，上皮细胞与纤毛发生坏死与脱落，小血管出血，分泌物转为脓性；并发症期，少数病例可因炎症侵及骨质或经血道扩散而引起骨髓或眶内、颅内并发症。但上述病理分期仅为一般规律。

（二）中医病因病机

本病乃因外感风寒湿邪，内传肺与脾胃、肝胆；或脾胃素有蕴热，因外邪引动，邪毒循经上蒸，壅滞于鼻。

1. 风热犯肺 风热之邪，侵袭肌表，郁于肺经，内犯于肺，肺失宣降，邪热循经上鼻窦窍而为病。

2. 胃热熏窦 肺卫表邪不解，内传于胃腑，引动胃腑积热，化生火热，循经上犯，熏灼窦窍而病情加剧。

3. 湿热蒸窦 胃腑火热不解，反侮于木，引动肝胆积热，夹湿上蒸，移热于面颅骨窍，病情重笃。

二、临床表现

本病常继发于外感或急性鼻炎，往往表现为原有症状加重，出现恶寒、发热、食欲减退、便秘、周身不适等。小儿还可发生呕吐、腹泻、咳嗽等消化道和呼吸道症状。

1. 上颌窦炎　以患侧鼻塞，流脓涕为主，眶上额部疼痛，可能伴有同侧颌面部痛或上颌磨牙痛。一般晨起较轻，午后较重。

2. 筛窦炎　多为患侧持续性鼻塞。如双侧同时患病，则可为双侧持续性鼻塞。因鼻塞可伴有嗅觉暂时性减退或丧失。脓涕可后流至咽喉部而产生刺激，引起咽痒、恶心、咳嗽、咳痰等症状。局限目内眦或鼻根部疼痛或向头部放射痛。

3. 额窦炎　症状以头痛为主，前额周期性疼痛，晨起重，午后轻。机制考虑与鼻额管的解剖位置相关。鼻塞、流涕症状可以不明显。

4. 额窦炎　头痛多位于颅底或枕部。头痛一般以下午为主。脓涕可后流至咽喉部而产生刺激，引起发痒、恶心、咳嗽、咳痰等症状。

三、诊　　断

（一）病史

本病患者多有外感病史，或者牙根病变。

（二）症状

本病症状表现多为患侧持续性鼻塞。如双侧同时患病，则可为双侧持续性鼻塞。因鼻塞可伴有嗅觉暂时性减退或丧失。鼻腔内大量脓性或黏脓性鼻涕，难以擤尽，脓涕中可带有少许血液。厌氧菌或大肠杆菌感染者脓涕有明显臭味（多为牙源性上颌窦炎）。脓涕可后流至咽喉部而产生刺激，引起发痒、恶心、咳嗽、咳痰等症状。头痛或局部疼痛为常见症状。因脓性分泌物、细菌毒素和黏膜肿胀刺激、压迫神经末梢所致。可有明显的头痛和患窦局部疼痛。一般前组鼻窦炎引起的头痛多在额部和颌面部，后组鼻窦炎的头痛则多位于颅底或枕部。

（三）检查

1. 一般检查　与鼻窦部位相应的体表皮肤可有红肿，并伴有局部压痛及叩击痛。鼻黏膜充血、肿胀，尤以中鼻甲和中鼻道黏膜为甚。鼻腔内有大量黏脓性或脓性鼻涕。前组鼻窦炎之脓液积留于中鼻道，后组鼻窦炎之脓液积留于嗅裂。如鼻黏膜肿胀明显，不能明确脓液来源，宜先用黏膜血管收缩剂收缩，或加做体位引流后再行检查。

2. 鼻内镜检查　应用管径较细的鼻内镜，或以纤维内镜行鼻腔检查，可以比较准确地判断脓液来源。

3. 影像学检查　X 线片可显示窦黏膜增厚。若有脓液积蓄，则可见窦腔密度增高，发生在上颌窦者可见液平面。CT 检查更可清晰地显示病变范围与程度。

4. 上颌窦穿刺 须在患者无发热并在抗生素控制下施行。观察冲洗液中有无脓性分泌物，并做窦腔分泌物的细菌培养和药敏试验。

5. 血常规检查 外周血白细胞总数升高，中性粒细胞比例增加。

四、鉴别诊断

1. 慢性鼻窦炎 包括复发性急性鼻窦炎和慢性鼻窦炎。急性鼻窦炎与慢性鼻窦炎临床表现相似，一般从时间上区分。对于成人，若症状和体征持续 8 周或复发性急性鼻窦炎每年发作 4 次，每次至少持续 10 日，药物治疗 4 周后无急性感染，但 CT 异常持续存在；对于儿童，症状和体征持续 12 周或复发性急性鼻窦炎每年发作 6 次，每次至少持续 10 日，药物治疗 4 周后无急性感染，但 CT 异常持续存在，即可诊断为慢性鼻窦炎。急性鼻窦炎若治疗不彻底，常可迁延为慢性鼻窦炎。

2. 急性鼻炎 又称为急性上呼吸道感染，大多由病毒感染引起。一般表现为鼻部症状，如打喷嚏、鼻塞、流清水样鼻涕，检查可见鼻腔黏膜充血水肿，伴有分泌物附着，除此之外也可出现咽痛、咽干、咳嗽、头痛及畏寒等症状。急性鼻窦炎通常由急性鼻炎引起，鼻窦 X 线或 CT 检查可以帮助鉴别诊断。

3. 鼻息肉 是鼻腔和鼻窦黏膜的常见慢性疾病，鼻黏膜极度水肿，在中鼻道形成单发或多发息肉。临床上常表现为持续性鼻塞，嗅觉减退，打喷嚏，鼻流清涕或脓涕及头痛等。其病程较急性鼻窦炎长，鼻镜或鼻内镜检查可见鼻腔内有一个或多个表面光滑、灰白色、淡黄色或淡红色的如荔枝肉状半透明肿物，触之柔软，不痛，不易出血，可以帮助鉴别诊断。

4. 鼻腔鼻窦肿瘤 分为良性与恶性，良性如内翻性乳头状瘤、血管瘤，恶性如鳞状细胞癌等。临床上常表现为持续性鼻塞、嗅觉减退、流脓涕，甚则涕中带血，头痛，面部疼痛等症状。一般鼻内镜或者鼻窦 MRI 可以帮助鉴别诊断，最终确诊需依据病理结果。

五、西医治疗

本病西医治疗以全身治疗为主，合理应用抗生素，解除鼻腔与鼻窦引流和通气障碍；根除相关病灶，预防并发症，防其转变成慢性鼻窦炎。

（一）药物治疗

抗生素治疗首选青霉素，应足量足疗程。对青霉素过敏或已产生耐药性者，可改用红霉素、磺胺类药物或其他广谱抗生素。明确为牙源性或厌氧菌感染者，同时应用替硝唑或甲硝唑。在应用抗生素之前，如能做细菌培养和药敏试验，对正确选择抗生素更有帮助。合理选用黏液促排剂，能够增强窦腔和鼻腔黏膜上皮细胞纤毛运动功能，稀化黏液，有助于窦腔内脓性分泌物的排出。

（二）局部治疗

1. 鼻部用药 血管收缩剂与抗生素滴鼻剂滴鼻，有利于促进鼻窦与鼻腔引流通畅。应注意正确的滴鼻方法。可用浸药棉片，置于中鼻道前段最高处，对引流和减轻头痛效果较好。局部用药时，可联合使用皮质类固醇激素。

2. 上颌窦穿刺冲洗　在全身症状消退和局部炎症基本控制后，可行上颌窦穿刺冲洗。此方法既有助于诊断，也可用于治疗。可每周冲洗 1 次，直至再无脓液冲洗出为止。并可于冲洗后向窦腔内注入庆大霉素 8 万 U、地塞米松 5mg 或双黄连粉针剂等。

3. 物理治疗　局部红外线照射、超短波透热和热敷等物理疗法，对改善局部血液循环，促进炎症消退及减轻症状均有帮助。

4. 其他疗法　可以应用熏鼻法。以芳香通窍、行气活血的药物，如苍耳子散、川芎茶调散等，放入砂锅中，加水 2000ml，煎至 1000ml，倒入容器中，先令患者用鼻吸入热蒸汽，从口中吐出，反复多次；待药液温度降至不烫手时，用纱布浸药液热敷印堂、阳白等穴位。每日早晚各 1 次，7 日为 1 个疗程。

六、中医辨证论治

（一）辨证要点

1. 辨表里　肺位最高，肺如华盖，肺脏娇嫩，肺气通于鼻，鼻为肺之外窍，乃气息出入之通道，故外邪侵犯首先犯肺。病在表者，常因起居不慎，冷暖失调，或过度疲劳，致风热或风寒之邪侵袭，外邪袭表伤肺，壅塞肺气，肺失清肃，邪聚鼻窍而发病。故临床常表现为鼻塞，鼻涕量多、白黏或黄稠，嗅觉减退，头痛。检查可见鼻黏膜充血肿胀，尤以中鼻甲为甚，中鼻道或嗅裂可见黏性或脓性分泌物。此外应有发热恶风，汗出或咳嗽，痰多，舌质红，苔薄白，脉浮数等表证。若无上述病邪在表之症状体征，当属里证。

2. 辨脏腑　急鼻渊的病位在鼻窍，在病之脏腑与肺、肝胆、脾胃密切相关。症见鼻塞，鼻涕量多、白黏或黄稠，并伴有发热恶风，汗出或咳嗽，痰多，舌质红，苔薄白，脉浮数等表证者，病位多在肺卫，因外邪侵袭肺卫，壅塞肺气，肺失清肃，邪聚鼻窍而为病；症见脓涕量多、色黄或黄绿，或有腥臭味，并伴有烦躁易怒，口苦，咽干，耳鸣耳聋，寐少梦多，小便黄赤，舌质红，舌苔黄或腻，脉弦数者，病位多在肝胆，因情志不遂，郁怒伤肝，肝胆疏泄失常，气郁化火，胆火循经移热于脑，伤及鼻窍所致；症见鼻塞重而持续，鼻涕黄浊而量多，并伴有头昏闷，或头重胀，倦怠乏力，胸脘痞闷，纳呆食少，小便黄赤，舌质红，苔黄腻，脉滑数者，病位多在脾胃，因饮食不节，过食辛辣、肥甘厚味，致脾胃失运，湿热内蕴，熏蒸鼻窍所致。

（二）治疗原则

急性鼻窦炎发病急，病程短，属实证、热证，应采取急则治其标的治疗原则，多用清热排脓通窍之法，但根据病变脏腑不同而有所差别，如肺热者治宜疏风清热，宣肺通窍；胆热者治宜清泄胆热，利湿通窍；脾胃湿热者治宜清热利湿，化浊通窍。

（三）分型论治

1. 风热犯肺证

主要证候：病初起，鼻塞，涕多而白黏或黄稠。鼻黏膜红肿，鼻窦相应部位或有叩痛、压痛。伴发热、恶寒、头痛、咳嗽、嗅觉减退。舌质红，苔薄黄，脉浮数。

证候分析：风热犯肺，肺失宣降，邪热循经上壅鼻窍，燔灼黏膜，则鼻甲充血肿大、鼻塞不通、鼻涕增多；邪壅肺系，肺气不利，则嗅觉减退、头晕头痛；风热内郁，气血不通，上困鼻窍，故前额、颌面部疼痛；风热外袭，则发热恶风、汗出；舌质红，苔薄黄，脉浮数均为风热在表之象。

治法：疏风清热，宣肺通窍。

代表方：银翘散（《温病条辨》）。

方中重用连翘、银花为君药，既有辛凉解表，清热解毒的作用，又具有芳香辟秽的功效。薄荷、牛蒡子可以疏散风热，清利头目，且可解毒利咽；荆芥穗、淡豆豉有发散解表之功，若无汗者，可以加大用量，助君药发散表邪，透热外出，此二者虽为辛温之品，但辛而不烈，温而不燥，反佐用之，可增辛散透表之力，为臣药。竹叶清热除烦，清上焦之热，且可生津，芦根功在清热生津，桔梗可宣肺止咳，三者同为佐药。甘草调和诸药。

2. 胃热熏窦证

主要证候：鼻涕浓浊、量多、色黄或黄绿，或有腥臭味，鼻塞甚，嗅觉差。鼻甲肿胀，黏膜深红，中鼻道、嗅沟或鼻底可见有黏性或脓性分泌物潴留；鼻窦相应部位有叩痛、压痛或红肿。全身症状可兼见发热，头痛剧烈，口渴欲饮，口臭，大便秘结，小便短赤。舌红，苔黄，脉数有力。

证候分析：肺卫表邪不解，内传于胃腑，引动胃腑积热，化生火热，故可见发热，口渴欲饮，口臭，大便秘结，小便短赤。火热之邪循经上犯，熏灼窦窍发为鼻涕浓浊、量多，鼻甲肿胀。综合舌脉，均属胃热熏窦证。

治法：清胃泻火，宣肺通窍。

代表方：凉膈散（《太平惠民和剂局方》）。

本证多由热毒火邪郁结于胸膈所致，治疗以泻火解毒，清上泄下为主。热邪灼伤津液，津液不能上承，故见口渴欲饮，鼻涕浓浊；火性炎上，故见面赤；热邪灼伤津液，无力行舟，故见便秘；舌红苔黄，脉滑数，均为热毒火邪互结之征。方中连翘轻清透散，长于清热解毒，清透上焦之热，故为君药。黄芩清透上焦之热，清透胸膈之热；栀子清利三焦之热，通利小便，引火下行；大黄、朴硝泻下通便，故为臣药。薄荷清利头目、利咽；竹叶清上焦之热，故为佐药。

3. 湿热蒸窦证

主要证候：涕黄绿、黏稠而量多，鼻塞重而持续，嗅觉减退。鼻甲肿胀，黏膜色红，鼻窦相应部位多有叩痛、压痛。全身症状可见发热，口苦咽干，头闷痛或重胀，目眩，耳鸣，耳聋，烦躁易怒，失眠。舌红，苔黄，脉弦数或滑数。

证候分析：胆腑郁热，循经上犯鼻窍，燔灼气血，熏蒸黏膜，故鼻涕浓浊或黄绿、量多，鼻黏膜充血肿胀。胆经火热上攻头目，清窍不利，故头痛剧烈，目赤，口苦咽干，胆热内郁，扰乱神明，故多梦急躁。舌红，苔黄，脉弦数均属胆经湿热之象。

治法：清利肝胆，化浊通窍。

代表方：龙胆泻肝汤（《医方集解》）。

常用药：龙胆草、黄芩、栀子、泽泻、木通、车前子、当归、生地黄、柴胡、甘草。

方中龙胆草大苦大寒，既能清利肝胆实火，又能清利肝经湿热，故为君药。黄芩、栀子苦寒泻火，燥湿清热，共为臣药。泽泻、木通、车前子渗湿泄热，导热下行；实火所伤，损伤阴血，当归、生地黄养血滋阴，邪去而不伤阴血，共为佐药。柴胡舒畅肝经之气，引诸药归肝经；甘草调和诸药，共为佐使药。

（四）特色疗法

1. 中成药治疗

（1）千柏鼻炎片：口服，一次 3～4 片，一日 3 次。适用于风热犯肺，内郁化火所致急鼻渊。

（2）鼻渊通窍颗粒：开水冲服，一次 15g（1 袋），一日 3 次。适用于肺经伏热型急鼻渊。

（3）香菊胶囊：口服，一次 2～4 粒，一日 3 次。适用于肺经风热型急鼻渊。

（4）龙胆泻肝丸：水丸，口服，一次 3～6g，一日 2 次。适用于胆腑郁热型急鼻渊。

2. 针灸治疗

（1）体针：选取手太阴肺经、足阳明胃经、足少阳胆经穴位及鼻部穴位为主，常用巨髎、四白、迎香、风池、合谷、丘墟、列缺、足三里、阴陵泉等，每日 1 次，留针 30 分钟，用泻法。

（2）耳针：取内鼻、上颌、额、肺、胃、肝、胆等穴，每次 2～3 穴，每日 1 次，留针 20～30 分钟，或用王不留行籽贴压。

（3）电针：取迎香穴，消毒后，将电极置穴位上固定，按患者病情及耐受程度调节电流强度，每日 1 次，每次 15 分钟，7 日为 1 个疗程。

（4）穴位注射：可选丹参注射液，每穴 0.2～1ml，隔日 1 次。

（5）可取穴迎香、印堂、百会、上星、风池、大椎、曲池、合谷或太阳、阳明经穴位，用小号药线点燃后取其珠火，逐一点灸各穴位。

3. 局部治疗

（1）熏鼻法：是用芳香通窍、行气活血的药物，如苍耳散、川芎茶调散等，加水煎好，倒入合适的容器中，令患者用鼻吸入热气，从口中吐出，反复多次，待药液温度降至不烫手时，用纱布浸药液热敷印堂、阳白等穴。每日早晚各 1 次。

（2）滴鼻法：是用芳香通窍的中药滴鼻剂滴鼻，以疏通鼻窍，利于引流。如《中医耳鼻咽喉科学》中记载的滴鼻灵，用鹅不食草 650g、辛夷花 150g、盐酸麻黄素 3.75g、葡萄糖粉 15g，前二味水煎 2 次，将药液混合，浓缩，加入麻黄素、葡萄糖粉，过滤消毒，瓶装备用。滴鼻时每鼻 2～4 滴，每日 2～4 次。滴鼻时宜采用仰卧垂头位，肩下垫枕，使颏与外耳道口连线与床面垂直。

（3）洗鼻法：将苍耳子 15g 择净，加入清水，煮沸，先熏蒸双鼻孔，待药液温度下降时，以消毒棉签蘸药液擦洗鼻腔。每日 2 次，2 日 1 剂，连续治疗 1 个月。

4. 按摩导引疗法　《杂病源流犀烛》引《保生秘要》方法："常以手中指，于鼻梁两边二三十遍，令表里俱热，所谓灌溉中岳，以润于肺也。"又曰："用中指尖于掌心搓令极热，熨搓迎香二穴，可时搓时运，此法并治不闻香臭。"

七、康　复　治　疗

（一）心理治疗

将急性鼻窦炎的致病因素、治疗措施、预后情况、常见并发症等详细告知患者，严格根据患者心理状态给予针对性的疏导措施，帮助患者缓解内心恐惧等不良心理，将治疗过程告知患者，让患者参与治疗，从而消除患者的紧张不安心理。

（二）饮食疗法

辛辣刺激类食物、发物、烟酒容易使本病病情加重，要注意避免。肉类或高脂食物，对于急性鼻窦炎患者不宜，不仅影响疗效，且对病情恢复也不利。建议急性鼻窦炎患者可多选择贝类和坚果类食物，多吃一些新鲜水果和蔬菜等含丰富维生素 C 的食物，对于维持正常的免疫功能有很大作用，同时这类食物还含有生物类黄酮，它和维生素 C 配合可保持微血管健康，且生物类黄酮还有消炎效果，对于鼻窦炎有一定的防治作用。如坚果、葵花子、种子油等含维生素 E 丰富，可促进免疫功能，在饮食中不妨选择食用。

（三）日常护理

休息可以帮助身体对抗感染，加速恢复。吸入热蒸汽，或者洗热水澡，呼吸温暖、潮湿的空气，可以帮助缓解急性鼻窦炎患者的疼痛，帮助黏液排出。

（四）起居调节

注意鼻部清洁，尤其是鼻腔的清洁，保持鼻腔良好通气。积极锻炼，注意防寒保暖，避免鼻窦炎症状的加重。尽量避免倒吸鼻涕，以防继发咽喉炎、气管炎。

八、预防与调护

（1）及时合理治疗感冒、急性鼻炎及邻近器官（如牙）疾病。
（2）注意鼻部清洁及正确的擤鼻方法，保持鼻腔通气良好。
（3）锻炼身体，增强体质，尽量避免急寒骤冷刺激，以免诱发鼻窦炎急性发作。

（汪婧怡）

第八节　慢性鼻窦炎

慢性鼻-鼻窦炎是耳鼻咽喉科常见疾病之一，在世界范围的平均发病率为 1%～5%。临床症状主要为鼻塞、头痛、流脓涕及嗅觉丧失，对患者的生理、心理造成的影响是多方面的，使患者的生存质量降低。

慢性鼻窦炎（chronic rhinosinusitis，CRS）是鼻窦黏膜的慢性炎症性疾病。急性鼻-鼻窦炎的鼻部症状持续超过 12 周而症状未完全缓解，即可认为已经进入慢性阶段。本病多因急性鼻-鼻窦炎反复发作未彻底治愈，迁延而致，以常流脓涕为主要特征。本病可单侧或单窦发病，但常为双侧或多窦同时或相继患病。当一侧或双侧各窦均患病时，称全鼻窦炎。

本病相当于中医学"慢鼻渊"。

一、病因病机

（一）西医病因病理

1.病因 多因急性鼻-鼻窦炎治疗不当或未彻底治愈，以致反复发作，迁延不愈而转为慢性。除了与感染、变态反应、鼻腔解剖异常有密切关系外，环境、遗传因素、胃炎、胃食管反流、呼吸道纤毛系统疾病、全身免疫功能低下等均可为诱因。

2.病理 约半数慢性鼻窦炎患者病变黏膜固有层有显著的腺体增生（腺体型），小部分患者表现为固有层纤维组织增生（纤维型）及显著水肿（水肿型），其余患者表现为腺体增生、纤维组织增生及水肿同时存在（混合型）。不伴有鼻息肉的患者没有显著嗜酸性粒细胞浸润，而大多数为中性粒细胞浸润，同时伴有上皮细胞增生、杯状细胞增生、基底膜增厚及鳞状上皮化生。

（二）中医病因病机

本病有虚实之分。实者为郁热，虚者为气虚夹寒湿，慢鼻渊的形成，与患者个体禀赋相关的病理体质条件有关。

1.胆腑郁热，上犯窦窍证 反复感受风热邪毒，邪热郁滞，胆失疏泄，气郁化火，蒸腐鼻窍肌膜，浊涕长流不止。

2.气虚邪恋，留滞窦窍证 鼻渊久不愈，耗伤肺脾之气，致肺脾气虚，清阳不升，湿浊上干，久滞窦窍，流浊涕不止。

3.肾虚寒凝，困结窦窍证 久病伤气损阳，病变由脾及肾，督脉虚寒，涕难已。

二、临床表现

（一）症状

1.全身症状 轻重不等，多数患者无。较常见的为头昏，倦怠，精神不振，失眠，记忆力减退，注意力不集中等，尤以青年学生明显。

2.局部症状 主要为鼻部症状。

（1）多脓涕：为本病的特征性症状。呈黏脓性或脓性，色黄绿或灰绿。前组鼻窦炎的脓涕易从前鼻孔溢出，部分可流向后鼻孔；后组鼻窦炎的脓涕多经后鼻孔流入咽部而表现为咽部多痰，甚或频繁咳痰，此即"后鼻孔流涕"，是为"无声之嗽"的重要原因，仅闻主动的咯痰之声而无反射性咳嗽动作之声；部分慢性鼻窦炎患者有时可能仅仅表现为此类症状。牙源性上颌窦炎的鼻涕常有腐臭味。

（2）鼻塞：多呈持续性，患侧为重。鼻塞的程度随病变的轻重而不同，伴鼻甲肥大、鼻息肉者，鼻塞尤甚。

（3）头痛：不一定有，即使有头痛，也不如急性鼻窦炎那样明显和严重。一般表现为钝痛和闷痛，或头部沉重感。若出现明显的头痛，应小心并发症可能。

（4）嗅觉障碍：乃因鼻黏膜肿胀、肥厚或嗅器变性所致，多数为暂时性，少数为永久性。

（二）体征

鼻镜检查可见下鼻甲肿胀，少数患者也可表现为萎缩。或有中鼻甲息肉样变，钩突黏膜水肿（慢性鼻窦炎的重要体征），中鼻道变窄。前组鼻窦炎时，脓液多见于中鼻道，上颌窦炎者脓液一般在中鼻道后下段，并可沿下鼻甲表面下流而积蓄于鼻底和下鼻道；额窦炎者，脓液多自中鼻道前段下流。后组鼻窦炎脓液多位于嗅裂，或下流积蓄于鼻腔后段，或流入鼻咽部。

三、诊 断

（一）病史

既往有急性鼻窦炎发作史、鼻源性头痛、鼻塞、流脓涕为本病的重要病史和症状。

（二）症状

本病以脓涕量多为主要症状，常同时伴有鼻塞及嗅觉减退，症状可局限于一侧，也可以双侧同时发生，部分患者可有头痛，头痛部位局限于前额或头顶部。

（三）检查

1. 影像学检查 鼻窦 X 线平片和断层片是本病诊断之重要手段，可显示鼻腔大小、窦腔密度、液平面或息肉阴影等。必要时行鼻窦 CT 扫描及 MRI 检查，对精确判断各鼻窦，特别是后组筛窦炎和蝶窦炎，鉴别鼻窦占位性或破坏性病变有重要价值。

2. 上颌窦穿刺冲洗 对于慢性上颌窦炎，穿刺冲洗可用于诊断，也可用于治疗，其诊断价值可能优于鼻窦 X 线片。通过穿刺冲洗，可了解窦内脓液之性质、量、有无恶臭等，并便于做脓液细菌培养和药物敏感试验。

3. 鼻阻力计检查 可客观记录鼻腔通气功能受损情况。

四、鉴 别 诊 断

1. 慢性鼻炎 二者均有伤风鼻塞的反复发作史，以及鼻塞、流涕的症状，但鼻渊浊涕量多，可伴有头痛或头昏，专科检查见中鼻道或嗅裂有脓涕潴留，中鼻甲常肿胀，病程可长可短；鼻窒以下鼻甲肿胀为主，病程较长。鼻窦影像学检查可帮助鉴别诊断。

2. 鼻部肿瘤 二者均有鼻塞、流脓涕的症状表现，但鼻部肿瘤常涕中带血，症状呈进行性加重，可伴有鼻衄、鼻内疼痛、流泪、张口困难、眼球突出、牙龈肿痛、面部麻木等症状，此外，通过局部检查及影像学检查均可鉴别。

五、西 医 治 疗

现如今比较注重保守治疗。手术治疗的目的重在通畅引流，不宜轻易剥除窦内健康黏膜。

治疗的关键在于,合理地调治患者的病理体质,最大限度地恢复窦腔引流和鼻腔正常生理功能,并重视抗变态反应的处理,以利于提高远期疗效。

(一)药物治疗

局部予以鼻用糖皮质激素,有急性发作迹象或有化脓性并发症者,应全身给予抗生素治疗。慢性鼻窦炎急性发作者,应合理选用敏感药物,用常规剂量,疗程不超过 2 周。不推荐局部使用抗生素。但是,由于大环内酯类药物具有抗炎作用,可以小剂量口服,疗程不少于 12 周。结合应用鼻用糖皮质激素已成为慢性鼻-鼻窦炎的基础疗法。

(二)上颌窦穿刺冲洗

上颌窦穿刺冲洗,每周 1~2 次。必要时可经穿刺针导入硅胶管,留置于窦内,以便每日冲洗和灌注抗生素、激素或中药制剂。

(三)鼻窦负压置换疗法

用负压吸引法促进鼻窦引流,并将药液带入窦内,以达到治疗目的。本法尤适用于后组鼻窦炎及慢性全鼻窦炎。

(四)手术治疗

鼻腔病变的手术处理,即以窦口鼻道复合体为中心的鼻窦外围手术,如鼻中隔偏曲矫正术、鼻息肉摘除术及咬除膨大的钩突与筛泡等。手术目的是解除窦口鼻道复合体区域的阻塞,改善鼻窦通气引流,促进鼻窦炎症的消退。在正规的保守治疗无效后方可采用。包括传统手术和功能性鼻内镜手术两大类,现多趋向于开展功能性鼻内镜手术。

六、中医辨证论治

(一)辨证要点

1. 辨虚实 本病病程较长,多属本虚为主或虚实夹杂证。本虚主要为肺、脾、肾三脏的虚损,虚实夹杂证主要为在上述三脏虚损的基础上,进一步导致痰浊内生,壅塞鼻窍,或邪毒滞留不去,伤及鼻窍,或邪毒日久成瘀,阻于鼻窍。临证时应注意虚实的变化,虚证可夹实,实证可致虚。

2. 辨寒热 虚证多见寒证表现,虚实夹杂证可见寒证或热证表现。寒证多因素体阳虚,或久病伤及阳气,或湿浊内困所致,表现为鼻涕色白或清稀,量多不止,鼻塞,嗅觉减退,头昏头重,遇冷则加重。热证多因邪热稽留所致,表现为鼻涕色黄质黏稠,鼻塞,头痛等。临证时应注意寒热的相兼和转化。

3. 辨脏腑 脏腑虚证主要包括肺虚、脾虚、肾虚三者。肺气虚者,症见自汗恶风,气短乏力;脾气虚者,症见面色萎黄,神疲乏力,肢体困倦,纳少便溏;肾阳虚者,症见形寒肢冷,精神萎靡,夜尿频多。

4. 辨涕色及鼻黏膜色泽 一般而言,鼻涕色黄、鼻腔黏膜色红者,多属实证、热证;鼻涕色白质稀、鼻腔黏膜色淡者，多属虚证、寒证。

（二）治疗原则

本病分为虚证和实证，虚证一般多从肺、脾、肾三脏的虚损进行论治，治宜虚则补之，扶正固本，肺气虚当补益肺气，脾气虚当健脾益气，肾阳虚当温补肾阳；实证多与痰湿、热邪、血瘀等因素关系密切，治宜实则泻之，常用除湿、祛邪、化瘀开窍等法，如痰浊阻肺者当宣肺化痰、除浊通窍，肺经蕴热者当宣肺清热、解郁通窍，气血瘀阻者当活血化瘀、解毒除渊。因此"虚则补之，实则泻之"是本病的治疗原则。

（三）分型论治

1. 胆腑郁热，上犯窦窍证

主要证候：鼻涕浓浊，色黄或黄绿，或有腥臭味，鼻塞，头昏重。鼻黏膜红肿。兼见烦躁易怒，口苦咽干，小便黄赤。舌质红，苔黄腻，脉弦滑数。

证候分析：胆腑郁热，循经上犯鼻窍，燔灼气血，熏蒸黏膜，故鼻涕浓浊或黄绿，鼻黏膜充血肿胀。胆经火热上攻头目，清窍不利，故目赤，口苦咽干，胆热内郁，扰乱神明，故多梦急躁。舌红，苔黄腻，脉滑数均属胆经湿热之象。

治法：清泄胆热，利湿通窍。

代表方：奇授藿香丸（《医宗金鉴》）。

常用药：藿香、猪胆汁、苍耳子。

方中藿香芳香化浊排脓，为君药；猪胆汁为臣药，清热解毒；苍耳子汁为引经药，通利鼻窍。

2. 气虚邪恋，留滞窦窍证

主要证候：鼻塞或轻或重，稍遇风冷则鼻塞加重，鼻涕黏白量多，无臭味，嗅觉减退。鼻黏膜晦暗，鼻甲肿大，或有息肉样变。全身症状见倦怠乏力，头昏闷或重胀，恶风自汗，咳嗽痰稀，食少腹胀，便溏。舌质淡或胖而有齿印，苔白或腻，脉濡弱。

证候分析：脾气虚弱，健运失职，湿浊上泛，停聚鼻窍，则鼻塞、涕多、嗅觉减退；脾虚湿困，升降失常，则食少腹胀，便溏，恶风自汗。舌质淡或胖而有齿印，苔白或腻，脉濡弱，均为脾气虚弱之象。

治法：健脾补肺，渗湿化浊。

代表方：参苓白术散（《太平惠民和剂局方》）。

常用药：人参、白术、茯苓、甘草、山药、扁豆、薏苡仁、砂仁、桔梗。

方中人参、白术、茯苓、甘草为四君子汤，以补脾益气；山药、扁豆、薏苡仁、砂仁健脾渗湿，芳香醒脾；桔梗开宣肺气，祛痰排脓。

3. 肾虚寒凝，困结窦窍证

主要证候：鼻塞，嗅觉减退，流黏白浊涕不止，遇风寒而症状加重，缠绵难愈。鼻黏膜淡红肿胀，中鼻甲水肿明显。并见形寒肢冷，精神萎靡，腰膝冷痛，小便清长，夜尿多。舌淡苔白，脉沉细。

证候分析：肾阳不足，温煦失职，外邪及异气从鼻窍入表，正邪相争，则遇冷加重，缠绵难愈，肾阳虚弱，气化失职，水寒上犯鼻窍，故流黏白浊涕不止，形寒肢冷，精神萎靡，腰膝冷痛，小便清长，夜尿多。舌淡苔白，脉沉细，均为肾阳虚之象。

治法：温壮肾阳，散寒通窍。

代表方：麻黄附子细辛汤（《伤寒论》）。

常用药：麻黄、附子、细辛。

方中麻黄可以发汗解表，附子温经助阳，以助邪外出，两药相合散寒而恢复阳气，共为君药，辅以细辛外解太阳之表，内散双阴之寒，既能助麻黄发汗解表，又助附子温经散寒，三药合用可以补散兼施，既可使外感寒邪从表散，又能固护真阳，使里寒为之散逐。

（四）特色疗法

1. 中成药治疗

（1）鼻渊舒口服液：口服，一次 10ml，一日 2～3 次。益气宣肺、清热化浊、排脓开窍，用于慢性鼻窦炎属肺热证者。

（2）防芷鼻炎片：口服，一次 5 片，一日 3 次，饭后服用。清热消炎、祛风通窍，用于慢性鼻窦炎引起的打喷嚏、鼻塞、头痛。

2. 针灸疗法

（1）针刺：主穴取迎香、攒竹、上星、禾髎、印堂、阳白等，配穴取合谷、列缺、足三里、三阴交等。根据患者证型，每次选取主穴与配穴各 1～2 个，用捻转补法，留针 20 分钟，每日治疗 1 次，7～10 日为 1 个疗程。

（2）灸法：主穴取囟会、前庭、迎香、四白、上星等，配穴取足三里、三阴交、肺俞、脾俞、肾俞、命门等。根据患者证型，每次选取主穴与配穴各 1～2 个，悬灸至局部有焮热感、皮肤潮红为度，每日治疗 1 次，7～10 日为 1 个疗程。本法一般用于虚寒证。

（3）揿针：根据患者情况选择适宜型号的揿针，留置于穴位处，留针 3 日，每日可适当进行穴位按摩。若鼻塞重者取迎香穴，对改善鼻腔通气有明显效果；若嗅觉减退，取迎香、列缺及印堂穴。

3. 穴位按摩　选取迎香、合谷穴，进行自我按摩，每次 5～10 分钟，每日 1～2 次。或者用两手大鱼际，沿两侧迎香穴上下按摩至发热，每日可进行数次。

4. 外治法

（1）滴鼻法：选用芳香通窍的中药滴鼻剂滴鼻，如鱼腥草液、辛夷液、鹅不食草液等，每侧 2～3 滴，每日 3～4 次，以疏通鼻窍，利于引流。

（2）吹鼻法：可用冰连散、苍耳子散等，吹入鼻内，每日 3～4 次。

（3）熏鼻法：用芳香通窍、活血行气的药物，如苍耳子散、川芎茶调散等，放入砂锅中，加水 2000ml，煎至 1000ml，倒入合适的容器中，先令患者用鼻吸入热气，从口中吐出，反复多次，待药液温度下降至不烫手时，用纱布浸药液热敷印堂、阳白等穴位。每日早晚各 1 次，7 日为 1 个疗程。

（4）雾化吸入：用苍耳子散为基本方，白涕者加诃子；黄涕者加夏枯草；头痛者加菊花、蔓荆子；鼻塞重者加石菖蒲，属寒者加荆芥、防风、羌活、细辛；属热者加鱼腥草、龙胆草、连翘、黄芩、栀子；清阳不升者加藿香、厚朴、桔梗、升麻、柴胡。将上述药物加水煎取汁，雾化吸入，每日 2 次，每次 10～20 分钟，10 日为 1 个疗程。亦可用鱼腥草注射液、清热解毒注射液、复方丹参注射液等兑入薄荷冰少许进行超声雾化吸入等。

（5）鼻窦穿刺冲洗法：多用于上颌窦病变者，按照常规操作方法进行上颌窦穿刺，先将窦内脓液冲洗干净，再注入适宜的药液，如鱼腥草液、黄连液等，每周1～2次。

（6）鼻窦负压置换法：用负压吸引法将鼻窦内的脓液吸引出来，再将适宜的药物置换进入鼻窦，以达到局部治疗目的。

（汪婧怡）

第九节 鼻 出 血

鼻出血是耳鼻咽喉头颈外科最常见的急症，其中有一部分患者由于出血部位较深，或鼻腔解剖结构异常，行常规前鼻镜检查时不能发现出血点，常借助鼻内镜检查[1]。

鼻出血（nasal bleeding，epistaxis）是耳鼻咽喉科临床常见急症之一，可发生于单侧，也可双侧同时发病。轻者仅为涕中带血，重者大出血，可引起失血性休克。鼻出血的发生除局部原因外，与全身疾病关系更为密切，尤其是全身性出血性疾病。

本病相当于中医学"鼻衄"。

一、病 因 病 机

（一）西医病因病理

1. 病因

（1）局部因素：包括创伤（及手术创伤）、鼻腔鼻窦炎症、鼻中隔病变、鼻部良性肿瘤、鼻部恶性肿瘤、解剖变异、血管畸形等。

（2）全身因素：包括凝血功能障碍（血液系统疾病、肝脏或肾脏功能障碍、非甾体消炎药使用、酗酒等）、心血管疾病、急性传染病、内分泌疾病、遗传性出血性毛细血管扩张症等。

2. 病理 成人鼻出血常与心血管疾病、非甾体消炎药的使用及酗酒因素有关；儿童鼻出血多见于鼻腔干燥、变态反应、鼻腔异物、血液系统疾病、肾脏疾病及饮食偏嗜等。

（二）中医病因病机

鼻出血的病因有伤寒、时气、温病、虚劳等不同类型。辨证有实证、虚证之分。

1. 肺经风热 外感风热或燥热之邪上犯于肺，致肺失肃降，邪热循经上犯鼻窍，损伤阳络，血溢出于鼻道而为衄。

2. 脾胃积热 脾胃素有积热，或因嗜食辛辣炙煿，致胃热炽盛，火热内燔，循经上炎，损伤阳络，迫血妄行而为鼻衄。

3. 肝火上逆 情志不舒，肝气郁结化火，循经上炎，或暴怒伤肝，肝火上逆，灼伤脉络，血随火动，血溢脉外而为衄。

4. 气虚鼻衄 久病不愈，忧思劳倦，饮食不节，损伤脾胃，致脾气虚弱，统摄无权，气不摄血，血不循经，渗溢于鼻窍而致衄。

二、临 床 表 现

（一）症状

鼻出血多为单侧鼻腔出血，量少者如涕中带血，出血剧烈或鼻腔后部的出血常表现为口鼻同时流血或双侧流血。血块大量凝集于鼻腔可导致鼻塞症状。咽入大量血液可出现恶心、呕吐，需要与咯血、呕血进行鉴别。成人急性失血量达 500ml 时，多有头昏、口渴等症状，失血量达到 1000ml 时可出现血压下降、心率加快等休克前期症状。

（二）体征

因出血部位及原因不同，鼻前庭局部皮肤可有糜烂，或渗血，或有结痂；鼻中隔前下方的易出血区可有扩张的静脉丛、黏膜糜烂；下鼻甲前端表面糜烂；如是鼻中隔穿孔，也可造成出血。

三、诊　　断

（一）病史

（1）局部可有外伤、鼻腔异物、鼻腔或鼻窦炎症、鼻中隔疾病、萎缩性鼻炎、肿瘤等病史。
（2）全身可有高血压、凝血功能障碍或导致血管张力改变的全身性疾病等病史。

（二）症状

鼻出血表现为鼻中流血。可单侧出血，亦可双侧出血。可表现为反复间歇性出血，亦可为持续性出血。出血较轻者仅涕中带血或倒吸血涕，重者出血量可达数百毫升以上。

（三）检查

1. 鼻内镜检查　可根据鼻出血易发生的部位，逐一检查鼻中隔前下部、下鼻道后部、鼻中隔后下部、后鼻孔缘、嗅裂等部位。
2. 实验室检查　通过血细胞分析、凝血功能检测等测定有无贫血，有无凝血功能障碍。
3. 影像学检查　鼻窦 CT、数字减影血管造影（DSA）、CT 血管造影（CTA）、MRI 等。

四、鉴 别 诊 断

1. 咯血、呕血　咯血是指喉及喉部以下呼吸道任何部位的出血，经口腔排出者。咯血时有喉痒感，血呈弱碱性、泡沫状，色鲜红，常混有痰液。咯血后数日内仍常有血痰咯出，患者通常有肺部疾病或心脏病病史。呕血是指上消化道出血时，停于食管或胃内的血液从口中呕出，多呈褐色或鲜红或暗红色。呕血时有恶心感，血大多呈酸性，色多暗红或呈咖啡渣样，可混有食物，易凝成块状，呕血后连续几日排黑便，患者常有胃病或肝病病史。鼻腔出血多从鼻前孔流出，有时鼻腔后部出血量较多，而易误诊为咯血、呕血，检查可见血液从后鼻孔沿咽后壁向下流，用鼻咽镜检查可以确诊。

2. 全身性疾病所致鼻出血 血液病如原发性血小板减少性紫癜、白血病、再生障碍性贫血及其他原因所致的严重贫血等引起的鼻出血，多伴有全身症状，不难鉴别。

五、西 医 治 疗

鼻出血是常见急症，其治疗原则为首先止血，然后循因施治。寻找出血部位，判断出血原因，以尽量缩短诊疗时间。同时，估计出血量，对出血量多的患者，注意补充血容量。

（一）止血法

1. 简易止血法 位于鼻中隔前段的出血，常为黎特区出血，可推挤鼻翼压迫鼻中隔，或用冷毛巾湿敷前额、后颈部，促进血管收缩，制止或减少出血。亦可选用 1%麻黄素棉片、1：1000 肾上腺素棉片，或以棉片裹云南白药粉填入鼻窍前段，压迫黏膜，收缩血管以止血。

2. 烧灼止血法 鼻腔内可见之出血点，可于血管收缩剂收缩止血后，选用 20%硝酸银、纯苯酚或 50%三氯醋酸等酸性腐蚀药物烧灼出血点。亦可用高频电刀局部电凝、激光烧灼或微波辐射凝固等进行局部止血处理。

3. 填塞止血法 出血较剧烈或出血面积较大，难以用简易方法止血时，可采用填塞止血法。这是最有效、最可靠的止血方法。填塞法分前鼻孔与后鼻孔填塞两种。鼻黏膜收缩及表麻后，立即用凡士林纱条做前鼻孔或后鼻孔填塞止血，亦可以鼻用气囊做填塞，或膨胀止血海绵进行填塞，其优点是操作简单，填塞后局部刺激反应轻。对于反复鼻出血或凝血机制障碍者，可先在出血部位敷以明胶海绵或凝血酶、中药止血粉等，再以凡士林纱条等填塞物加压填塞，可收到较好的止血效果。有条件者，必要时可在鼻内镜下施行止血术。填塞物一般留置 2～3 天，时间过长则有可能因继发感染而加重病情。

4. 血管凝固（结扎）术 经内镜检查出血部位不明或经鼻腔填塞后出血仍不能控制时，HDTE 应根据鼻腔血管分布和可疑出血部位考虑进行相应的血管电凝（结扎）术。包括蝶腭动脉、筛前动脉、筛后动脉、颈外动脉凝固（结扎）术等。

5. 血管栓塞术 适用于上述方法不能控制的严重鼻出血或头颅外伤所致的严重鼻出血。通过数字减影血管造影（DSA），对出血责任血管进行定位、栓塞治疗。

（二）药物治疗

鼻出血可以使用镇静剂，有助于安定情绪，减缓出血。止血剂可改善凝血机制。补充维生素，如维生素 C、维生素 K、维生素 P 等。出血量大者静脉补液以扩充血容量，必要时可输血，防止休克。如有明确的出血原因，应选择适合的治疗措施，积极治疗原发病。如抗高血压、改善凝血机制等。

六、中医辨证论治

（一）辨证要点

1. 辨病位　既要分辨鼻衄是由鼻内损伤而致，还是鼻外损伤引起；还要分辨鼻衄是否与内在脏腑等全身疾病有关。鼻外损伤多有鼻外伤史或手术史，鼻腔局部检查和鼻部 X 线、CT 检查可诊断。鼻内损伤多有鼻腔黏膜干燥和（或）糜烂、挖鼻、鼻腔炎症（鼻前庭炎、萎缩性鼻炎等）、鼻窦炎症（特异性或非特异性鼻窦炎等）、鼻中隔疾病（鼻中隔偏曲、鼻中隔黏膜糜烂等）、鼻腔内肿瘤等因素存在。除鼻部因素外，需进一步辨别相关脏腑，多数为肺、胃、肝、心火热燥邪偏盛，迫血妄行，以致血溢清道，从鼻孔流出而成鼻衄，亦有少数因肝肾精气亏虚或气虚不摄血液所致。

2. 辨脏腑　鼻衄与肝、肺、脾、肾、心、胃等脏腑皆有关系。太阳肺经风热证，多发生在冬春气候干燥时节，鼻腔灼热，多伴鼻塞涕黄、咳嗽、苔白、脉浮数等症状。阳明胃经炽盛可见口臭、牙龈红肿、便秘、舌苔黄厚而干、脉洪数等症状。血总系肝经所属，肝火上逆证见口苦咽干、烦躁易怒、脉弦数等症状。心主血，心火热迫血液上溢鼻窍，故见鼻血外涌、面赤、心烦失眠、口舌生疮，甚则神昏谵语等危重急症。肝肾阴虚，虚火上炎，伤及血络而致鼻衄，症见五心烦热、腰膝酸软、舌红少苔、脉细数等。脾虚不能统血，出现鼻衄色淡、面色无华、少气懒言、食少便溏、脉缓弱等症状。

3. 辨虚实　鼻衄初期一般多为邪实，经久不愈，伤及脏腑，则虚实互见，正虚邪实。外感鼻衄多为风热袭肺，特点为发热汗出，咳嗽咽痛。内伤实证之鼻衄常由胃、肝、心等脏腑郁热而致。症见鼻中出血量多，色红。检查可见鼻腔黏膜干燥，颜色红赤，舌质红，脉数。内伤虚证则为阴虚和气虚。虚证鼻衄特点为出血反复发作，但量不多，渗渗而出，时作时止。检查可见鼻黏膜色淡，舌红少苔或舌淡苔白，脉细数或脉弱。

（二）治疗原则

鼻衄属于急症，临床治疗时要"急则治其标，缓则治其本"，出血不止或大量出血者在辨证治疗的同时，需先采用外治法止血，出血量大时患者常常情绪紧张、恐惧，治疗时应注意稳定患者情绪，使之镇静。若有虚脱者，应先采取抢救措施。

（三）分型论治

1. 肺经风热证

主要证候：鼻中出血，点滴而下，色鲜红，量不甚多。出血部位多位于鼻中隔，或见黏膜糜烂。鼻腔干燥，灼热感。多伴有身热烦躁，口干咽痛，咳嗽痰少。舌红少苔，脉数或浮数。

证候分析：外感风热或燥热之邪上犯于肺，致肺失肃降，邪热循经上犯鼻窍，损伤阳络，血溢出于清道而为鼻衄。

治法：疏风清热，凉血止血。

代表方：黄芩汤（《伤寒论》）。

方中黄芩可以清热，本病是由于太阳、少阳二经病变导致，故用其泻火；甘草、大枣，甘柔用以和太阴。白芍酸涩，可以收敛。白茅根、栀子炭、侧柏叶凉血止血。

2. 脾胃积热证

主要证候：鼻血量多，色深红。鼻黏膜色深红而干，或有糜烂。多伴有烦渴引饮，口臭，大便干结，小便短赤。舌红，苔黄或起芒刺，脉洪滑数。

证候分析：脾胃素有积热，或因嗜食辛辣炙煿，致胃热炽盛，火热内燔，循经上炎，损伤阳络，迫血妄行而为鼻衄。

治法：清胃泻火，凉血止血。

代表方：凉膈散（《太平惠民和剂局方》）。

方中连翘轻清透散，长于清热解毒，清透上焦之热，故为君药。黄芩清透上焦之热，清透胸膈之热；栀子清利三焦之热，通利小便，引火下行；大黄、朴硝泻下通便，故为臣药。薄荷清利头目、利咽；竹叶清上焦之热，故为佐药。

3. 肝火上逆证

主要证候：鼻衄暴发，量多迅猛，血色深红。鼻黏膜色深红。常伴有头痛头昏、耳鸣、口苦咽干，胸胁苦满，面红目赤，烦躁易怒。舌质红，苔黄，脉弦数。

证候分析：情志不舒，肝气郁结化火，循经上炎，或暴怒伤肝，肝火上逆，灼伤脉络，血随火动，血溢脉外而为鼻衄。

治法：清肝泻火，凉血止血。

代表方：龙胆泻肝汤（《医方集解》）。

常用药：龙胆草、黄芩、栀子、泽泻、木通、车前子、当归、生地黄、柴胡、甘草。

方中龙胆草大苦大寒，既能清利肝胆实火，又能清利肝经湿热，故为君药。黄芩、栀子苦寒泻火，燥湿清热，共为臣药。泽泻、木通、车前子渗湿泄热，导热下行；实火所伤，损伤阴血，当归、生地黄养血滋阴，邪去而不伤阴血，共为佐药。柴胡舒畅肝经之气，引诸药归肝经；甘草调和诸药，共为佐使药。

4. 气虚鼻衄证

主要证候：鼻衄常发，渗渗而出，色淡红，量或多或少。鼻黏膜色淡。全身症状见面色无华，少气懒言，神疲倦怠，食少便溏。舌淡，苔白，脉缓弱。

证候分析：久病不愈，忧思劳倦，饮食不节，损伤脾胃，致脾气虚弱，统摄无权，气不摄血，血不循经，渗溢于鼻窍而致衄。

治法：健脾益气，摄血止血。

代表方：归脾汤（《正体类要》）。

常用药：人参、黄芪、白术、甘草、当归、龙眼肉、茯神、酸枣仁、远志、木香、生姜、大枣。

方中以人参、黄芪、白术、甘草甘温之品补脾益气以生血，使气旺而血生；当归、龙眼肉甘温补血养心；茯苓（多用茯神）、酸枣仁、远志宁心安神；木香辛香而散，理气醒脾，与大量益气健脾药配伍，复中焦运化之功，又能防大量益气补血药滋腻碍胃，使补而不滞，滋而不腻；姜、枣调和脾胃，以资化源。

（四）特色疗法

1. 中成药治疗

（1）复方蒲芩片：适用于鼻衄之上焦有热者，口服，一次 3 片，一日 3 次。

（2）裸花紫珠片：适用于鼻衄外治止血后，具有消炎止血之功，口服，一次 4 片，一日 3 次。

（3）龙胆泻肝胶囊：适用于鼻衄之肝火上攻者，口服，一次 4 粒，一日 3 次。

2. 针灸疗法　体针：实证用泻法，可点刺少冲、少泽、少商等穴位出血，虚证用补法或平补平泻法。病在上焦可取尺泽、合谷、天府、阴郄等穴位；病在中焦可选内庭、天枢、足三里等穴位；病在下焦可用巨髎、太冲、阴陵泉等。

3. 吹药法　将血余炭、马勃、侧柏炭、三七粉、云南白药等具有止血作用的药末吹入鼻腔，用于出血量少的鼻衄患者。

七、康 复 治 疗

（一）心理治疗

由于鼻出血的反复性与心理因素有着相关性，紧张的情绪往往会导致和加重再次出血。因此，在对鼻出血患者进行护理时，心理护理是不容忽视的重要环节。适时进行卫生宣教也可使患者情绪稳定，缓解病情。待患者情绪稳定时主动和患者交谈，了解其心理情绪，恰如其分地解答患者的问题，帮助患者正确认识疾病，以及出血的诱发因素，消除患者的紧张情绪，使患者认识到情绪波动与疾病之间的利益关系[2]。

（二）饮食疗法

鼻出血患者首先要改善自身的饮食习惯，发病期间宜清淡饮食，补充对止血有利的维生素 A、维生素 E 和维生素 C 等，如荠菜、芹菜、猕猴桃等，维生素 C 对伤口的修复也很有好处。多喝水，增加代谢，保持鼻腔湿润。多吃一些富含维生素 B 的食物，如豆制品，这些食物中富含维生素 B_2，能维持鼻腔黏膜的完整性，并且能够修复破损的鼻腔黏膜，对防治鼻出血很有好处。保持大便通畅，忌烟酒、辛辣和油煎炙煿之物[3]。

（三）日常护理

紧急出血时要镇静情绪，接着取坐姿，稍仰高额头，用温冷毛巾或冰块敷鼻以上的额头部位，注意头不要过度后仰，以免血流入喉部引起其他病症。大部分鼻部出血都在鼻腔的前下方，可用拇指及食指紧捏两侧鼻翼，用口呼吸，数分钟后便可止血。此法简便而有效，最适合少量出血者。止血后，不要在短时间内猛力擤鼻或剧烈运动、打喷嚏等，以防再度出血。如果自己护理后鼻出血仍不止，或因出血量较多，出现面色苍白、脉搏快而弱或者其他身体不适状况时，应立即到医院治疗[2]。

（四）起居调节

为了更好地保证治疗效果，降低本病发病率，患者应该对自身的起居习惯进行科学的调节，在日常生活中保持充足的睡眠和休息，增强免疫力，平时适当地进行体育锻炼。需要注意的是出血时不可剧烈活动[2]。

患者应该控制吸烟、饮酒等行为，生活居住温度、湿度适宜，戒除挖鼻、拔鼻毛等不良习惯，避免头低位作业，防止诱发鼻出血，防寒保暖，避免温度对鼻黏膜的刺激而诱发出血。如有全身疾病而诱发鼻出血，如高血压、血液病等，应积极治疗原发病[3]。

八、预防与调护

（1）鼻出血时，患者多较紧张、烦躁，因此，要先安定患者情绪，使之镇静，必要时可给予镇静剂。

（2）鼻出血患者宜少活动，多休息。一般采用坐位或半卧位。有休克者，应取平卧低头位。嘱患者勿将血液咽下，以免刺激胃肠而致呕吐。

（3）忌食辛燥刺激之物，以免资助火热，加重病情。注意保持大便通畅。

（4）平时注意锻炼身体，注意情志调养，保持心情舒畅，忌忧郁暴怒。

（5）戒除挖鼻等不良习惯。

参 考 文 献

[1] 范森，付勇. 难治性鼻出血患者出血部位各年龄段间的差异与特点 [J]. 中国耳鼻咽喉头颈外科，2017，24（6）：309-311.

[2] 蔡若銮，余雪婷，许建红. 综合性护理在高龄鼻出血患者中应用价值 [J]. 医学食疗与健康，2021，19（2）：85-86.

[3] 孙静波. 舒适护理在中老年高血压鼻出血病人的应用 [J]. 实用临床护理学电子杂志，2020，5（26）：56.

（汪婧怡）

第十节 鼻 骨 骨 折

鼻处于颜面部较突出部位，外鼻突出于面部，易遭受撞击、跌撞、枪弹创伤。鼻骨位于梨状孔的上方，与周围诸骨连接，位于中线两侧，受暴力作用易发生鼻骨骨折（fracture of nasal bone）。鼻骨由于上部窄厚，下部宽薄，下方为鼻中隔和鼻腔，支撑薄弱，因而鼻骨骨折多累及鼻骨下部，并向下方塌陷。骨折类型与暴力的方向和大小有关，临床可见单纯鼻骨骨折或合并颌面骨和颅底骨折，如鼻根内眦部受伤使鼻骨、筛骨、眶壁骨折，出现"鼻额筛眶复合体骨折"。儿童鼻骨骨折由于其外鼻或鼻骨细小，且常伴有血肿瘀斑和肿胀，诊断较成人困难。由于儿童鼻骨支架大部分由软骨构成，且部分骨化，外伤多造成不完全骨折或青枝骨折，可不伴有明显移位。

本病属中医学"鼻损伤"范畴。

一、病 因 病 机

（一）西医病因病理

1. 病因　本病多发生于交通事故、工农业生产事故，以及体育运动中拳击、生活中的斗殴、跌撞等。

2. 病理　鼻部受外力而遭受损伤，导致鼻骨骨折、鼻梁塌陷、鼻中隔骨折移位或血肿，甚至合并多发性颅颌面部骨折、鼻窦骨折、脑脊液鼻漏等，甚者引发休克。

额窦骨折多发生在额窦前壁。按骨折部位分为前壁骨折、前后壁复合骨折和底部骨折。前壁凹陷性骨折可见前壁塌陷进入窦腔内，可累及眶上区及睑部。前后壁复合骨折时，常有脑膜损伤及继发性颅前窝病变。

筛窦骨折常合并额窦、眼眶和鼻骨的损伤，通常是由于鼻骨或额骨遭受暴力打击，鼻骨或额骨下缘骨折，骨折端嵌入筛窦，或是颅底骨折所致。有时可伤及视神经管，使该管骨折造成失明。筛窦上壁损伤可发生脑脊液鼻漏，内外壁骨折可损伤筛前动脉发生眶后血肿或严重出血，表现为鼻腔上部出血，鼻根及眼眶部肿胀，内眦距增宽或塌陷畸形，视力障碍。

（二）中医病因病机

外力伤鼻，撞击力较强，如拳击殴打、跌仆冲撞、锐器裂伤等，致鼻梁骨折断而畸形，脉络受损，伴有瘀肿疼痛。

1. 气血瘀鼻　鼻伤早期，外力伤鼻，耗气伤血，血络受损，瘀阻脉络，致外鼻瘀肿疼痛。

2. 瘀血阻鼻　鼻伤中期，锐器裂伤，暴力伤鼻，致鼻骨骨折，脉络受损，鼻窍衄血，气滞血瘀，肿胀疼痛。

3. 气血亏虚，鼻窍失养　鼻伤后期，损伤严重，失血甚多，致气血亏虚，鼻窍失养。

二、临 床 表 现

本病常见症状是鼻出血和鼻痛，严重者可出现休克。

1. 鼻骨骨折　鼻骨骨折且有移位者，表现为鼻梁塌陷或偏斜。暴力来自一侧时，同侧鼻梁下陷，对侧隆起。正面暴力常使两侧鼻骨骨折，形成鞍鼻。鼻创伤 2～4 小时后，鼻部软组织肿胀、瘀血，常掩盖外鼻塌陷畸形。鼻局部触诊有触痛，两侧鼻骨不对称及骨摩擦音，如鼻腔黏膜撕裂，擤鼻后可出现皮下气肿，触之有捻发音。

2. 鼻中隔骨折　如鼻中隔发生骨折并有脱位，可出现鼻塞，鼻中隔软骨偏离中线，近鼻前庭处突向一侧鼻腔，黏膜撕裂，软骨或骨质外露；鼻中隔黏膜下出现血肿，则在中隔一侧或两侧显示膨隆。

3. 鼻窦骨折　可表现为鼻窦体表区疼痛，若发现鼻流清稀液或淡红血水，宜行糖检验，糖检验阳性者即为脑脊液鼻漏。

不同鼻窦骨折其临床表现不同。额窦前壁线型骨折者，前壁无变形，表现为软组织肿胀，局部压痛；额窦前壁凹陷性骨折者，可见眶上区肿胀、睑部瘀血、皮下气肿；额窦前后壁复合骨折时，常有脑膜损伤，继发颅前窝气肿、血肿或脑脊液鼻漏，可引起颅内严重感染。筛窦骨折表现为鼻腔上部出血，鼻根及眼眶部肿胀，内眦距增宽或塌陷畸形，或有视力障碍。

三、诊　断

（一）病史

本病患者有明确的鼻外伤史。

（二）症状

本病症状表现主要为不同程度的疼痛，或有鼻塞、衄血，甚或头痛头昏。

（三）检查

结合视诊、触诊及前鼻镜检查，可见鼻部瘀肿或鼻衄，鼻中隔膨隆、紫暗、光滑柔软，鼻梁歪斜或塌陷如马鞍状，触诊可有骨擦音或捻发感。CT 检查或鼻骨 X 线正侧位片有助于诊断。

四、鉴 别 诊 断

主要鉴别鼻骨骨折是单纯性还是复合性，包括颌面复合骨折、颅底骨折、眼眶骨折等。依据病史、临床表现及相关体征、影像学检查可以确诊。

五、西 医 治 疗

（一）一般治疗

（1）外有伤口者给予一般外科处理，伴有鼻衄者，宜先行止血处理，外鼻肿胀者在 24 小时内做冷敷，24 小时后做热敷；鼻腔黏膜有撕裂伤及皮下气肿者，应禁止擤鼻。

（2）单纯性骨折：无鼻外形改变和塌陷，不需整复，可嘱患者加强鼻部保护，避免触摸、受压等影响创口愈合的动作，鼻腔内可滴 1%呋麻液改善通气。

（3）移位性骨折：鼻外形改变者，需进行整复，最好在受伤后 10 日之内进行。采用鼻黏膜表面麻醉。

常规局麻或全麻后，用鼻骨复位钳复位，先用鼻骨复位钳于鼻外对鼻骨骨折处进行标记，然后将鼻骨复位钳插入鼻腔内，深度达鼻骨骨折断裂处稍后方，用力向前上方将骨折断端抬起，同时用另一个手的拇、食二指于鼻外夹持鼻骨处，将对侧移位突起的鼻骨向内后方推压，两手相互配合复位，此时常可听到骨折复位时的咔嚓声。操作中，应注意复位器伸入鼻腔深度不宜超过两内眦连线，以免损伤筛板。复位后，鼻腔内填塞凡士林纱条，以固定并止血；固定纱条一般于术后第 3 天取出。复位后 2 周内不可用力压迫鼻梁，勿用力擤鼻。鼻中隔骨折或脱位时，宜用鼻骨复位钳整复，然后鼻腔填压凡士林纱条 2～3 天。如有鼻中隔黏膜撕裂并骨折断端外露时，需剪去外露的断端骨质，缝合黏膜裂口。有鼻中隔血肿者，应切开血肿，清除凝血块，放入引流条，再用凡士林纱条填压，以防血肿复发。

（二）全身治疗

有开放性裂伤者，术后应常规应用抗生素、止血剂，并肌内注射破伤风抗毒素。

六、中医辨证论治

（一）治疗原则

综合评价病情，开放性创伤宜先清创缝合，病情允许可同步行鼻骨、鼻窦骨折复位；合并眼眶及颅面骨折，请相关科室会诊，共同制定治疗方案。中医临证分早、中及后期辨证治疗，在中后期的康复治疗中发挥重要作用。

（二）分型论治

1. 气血瘀鼻证

主要证候：鼻创伤早期，鼻痛，鼻塞，皮色青紫，鼻腔衄血。舌红，脉紧或弦。

证候分析：多因钝力撞击，使筋肉受伤，脉络破损，血溢脉外，则鼻衄，若血瘀积于皮肉之间，则皮色青紫；气血瘀滞，脉络不通，则鼻部疼痛；若鼻中隔骨折、脱位，则可致鼻塞；舌红，脉紧或弦为气血瘀滞之象。

治法：行气活血，消肿止痛。

代表方：活血止痛汤（《外科大成》）。

常用药：当归、苏木、落得打、川芎、红花、乳香、没药、三七、赤芍、陈皮、地鳖虫、紫金藤。

方中以乳香、没药、苏木活血祛瘀、消肿止痛，红花、三七、地鳖虫破血逐瘀消肿，配以当归、川芎养血活血，助以落得打、赤芍、紫金藤清热凉血祛瘀，陈皮行气健胃，以防苦寒伤胃。全方合用，共奏行气活血，消肿止痛之功。

2. 瘀血阻鼻证

主要证候：鼻创伤中期，鼻痛，鼻塞，鼻梁瘀肿。舌暗红，脉弦紧或涩。

证候分析：因鼻梁骨轻薄且脆，故易折断，外伤后局部血脉破损，血溢皮肉之间，故瘀肿疼痛。舌暗红，脉弦紧或涩为脉络破损，瘀滞不通之象。

治法：活血祛瘀，和营生新。

代表方：正骨紫金丹（《医宗金鉴》）。

常用药：丁香、木香、血竭、儿茶、熟大黄、红花、当归、莲子、茯苓、牡丹皮、白芍、甘草。

方中红花、当归、熟大黄、牡丹皮活血消肿；血竭、儿茶祛瘀止痛，生新接骨；丁香、木香行气止痛；莲子、茯苓、甘草健脾；白芍养血。全方合用，共奏活血祛瘀，和营生新之功。

3. 气血亏虚，鼻窍失养证

主要证候：鼻创伤后期，神疲乏力，头晕。舌淡红，脉细。

证候分析：鼻部受伤后鼻窍黏膜破裂，血不归经，数日仍反复衄血，持续难止，致气血不足，不能濡养四肢头目，则神疲乏力，头晕。舌淡红，脉细为气血亏虚之象。

治法：补益气血，坚骨养筋。

代表方：人参紫金丹（《医宗金鉴》）。

常用药：人参、丁香、当归、血竭、骨碎补、五味子、甘草、五加皮、没药、茯苓。

方中人参、当归、甘草、茯苓健脾补气血而养肝；五加皮、没药、血竭散瘀消肿，定痛生肌；丁香、骨碎补、五味子理气补肾壮筋骨。诸药合用，共奏补益气血，坚骨养筋之效。

（三）特色疗法

1. 中成药内服

（1）三七粉：散瘀止血，消肿定痛。每次 3g，每日 3 次，冲服。或三七片，每次 3 片，每日 3 次，口服。

（2）云南白药：止血愈伤，活血散瘀，消炎消肿。每次 0.25～0.5g，每日 4 次，口服。

（3）跌打丸：活血散瘀，消肿止痛。每次 1 丸，每日 2 次，口服。

（4）接骨紫金丹：活血逐瘀，接骨止痛。每服 1 丸（10g），每日 2 次，口服。

（5）七厘散：活血散瘀，定痛止血。每次 1～1.5g，温黄酒送服，每日 2 次。孕妇忌服。

2. 经验方

（1）凤鸡接骨续筋方：五加皮 15g，骨碎补、地鳖虫各 12g，血竭、地龙、龙骨、川断、桃仁、红花各 10g，乳香、没药、三七各 6g，放锅内焙干、碾碎，将活公鸡去毛后，捣成肉泥状，再加入碾碎的药物同捣之，用手摸无刺状骨即可，取无虫、无纵裂、无节疤的杉树皮，削去其表层，骨折复位后，根据损伤部位，两端剪成弧形，将药物均匀地敷于伤处，外以杉树皮固定，24 小时后去除敷药。功效消肿止痛。

（2）经验方：炒防风 6g，炒荆芥 6g，炒薄荷（后入）5g，杭菊 6g，茜草 10g，炒当归 10g，生地炭 12g，黑山栀 6g，藕节炭 12g，旱莲草 10g，茅花炭 6g，三七粉（另冲服）2g。

（3）王德鉴等对鼻骨骨折提倡用续断紫金丹（经验方）。组成：红花、血竭、儿茶、乳香、没药、自然铜、虎胫骨、当归、熟地黄、首乌、丹皮、菟丝子、骨碎补、川断、怀牛膝、白术、茯苓。本方除有活血祛瘀，消肿止痛，生新接骨的功效外，还兼有健脾益气，养血活血，补肾养肝等作用。

3. 中药外用

（1）外敷接骨散：用黄酒或麻油、凡士林调成糊状，涂患处。有接骨止痛的功效。

（2）外敷金黄膏：用凡士林与金黄散调匀成膏敷患处。具有清热解毒，疏散消肿的作用。

4. 物理疗法

（1）冷敷疗法：可使局部组织血管遇冷收缩，减少血管的渗出，减轻组织瘀血和肿胀，适用于伤后 24 小时之内，使用浸湿的冷毛巾或冰袋敷患处。使用冰袋时需注意防止局部组织冻伤。

（2）热敷疗法：可使局部组织血管发生扩张，促进组织肿胀、瘀血的快速吸收。用热毛巾或热水袋敷患处，可连续使用直至肿胀、瘀血吸收消失为止。适用于受伤 24 小时之后。使用热水袋时需注意防止局部烫伤，热度以患者能耐受为度。

七、康复治疗[1]

（一）生活起居调理

减少暴力行为，避免外伤；有瘀肿者，应避免用力按揉患处，以防内部损伤，再度出血，加重肿胀；有骨折者，要防止再度碰撞或按压，以免骨折端移位，难以愈合或形成畸形。

（二）情志疗法

因鼻骨骨折后，自我形象紊乱给患者造成极大心理压力，患者对身体变化或损失有偏见，应针对这一心理耐心给予解释，消除患者的恐惧感，使患者能积极尽早配合治疗和护理，利于疾病的愈合，以免延误病情，失去复位的机会。此外，鼻骨骨折后疼痛症状明显，患者易产生焦虑情绪，应积极安慰患者，并通过分散患者注意力的方式来增加对疼痛的耐受性和减轻疼痛的强度，如有节奏的呼吸、自己默默数数、听音乐等；同时应鼓励家属多给予患者关心，协助患者使用恰当的、无创性的措施解除疼痛，如鼻额部冷敷等。

（三）饮食疗法

适当增加营养丰富的高蛋白类及富含多种维生素食物的摄入，以促进骨折的愈合；忌食刺激性食物，如辛辣食物，避免牵拉刺激伤口引起疼痛、出血；出血期间忌食人参类及活血类药物。

八、预防与调护

（1）着重进行各项安全教育，注意保护，避免意外事故的发生，是预防本病的关键。
（2）受伤后即时进行处理，保持局部清洁，严重者应预防并发症的发生。
（3）有瘀肿者，忌用力揉按患处，以防内部损伤再度出血而加重肿胀。
（4）鼻骨骨折者，要防止再碰撞或挤压，以免折端移位，难以愈合或形成畸形。

参 考 文 献

[1] 周凌，孙秀. 现代中医临床护理［M］. 北京：人民卫生出版社，2005：508-510.

（张竞飞）

第四章

咽喉部疾病

第一节　急性咽炎

急性咽炎的临床表现为咽痛，常持续1周，可能伴有全身症状。急性咽炎多由病毒引起，非病毒性病因占比15%左右，包括A组β-溶血性链球菌及C组、G组链球菌等[1]。

急性咽炎（acute pharyngitis）是咽部黏膜、黏膜下组织的急性非特异性炎症，以咽部红肿疼痛为主要特征。常发生于秋冬及冬夏之交。

本病相当于中医学"急喉痹""风寒喉痹""风热喉痹"范畴。

一、病因病机

（一）西医病因病理

1.病因

（1）感染：病毒感染以柯萨奇病毒、腺病毒、副流感病毒多见；细菌感染以链球菌、葡萄球菌及肺炎双球菌多见。

（2）诱发因素：在高温、粉尘、烟雾、刺激性气体环境中停留过久，以及受凉、过度疲劳等，均可诱发本病。

2.病理　咽黏膜充血肿胀，血管扩张，浆液渗出，黏膜下血管及黏膜腺体周围有白细胞及淋巴细胞浸润，甚至淋巴滤泡肿大，并有黄色点状渗出物。常有颈部淋巴结肿大。

（二）中医病因病机

本病常见于失调质偏热型，或兼夹偏湿及偏瘀型个体。

1.外邪侵袭，上犯咽喉　气候骤变，起居不慎，肺卫失固，易为外邪所中。若风寒束表，卫阳被遏，肺气不宣，邪滞咽喉，则发为风寒喉痹；风寒郁而化热，或风热外邪从口鼻而入，内犯于肺，肺失宣降，邪热上壅咽喉，则发为风热喉痹。

2.肺胃热盛，上攻咽喉　表邪不解，壅盛传里；或肺胃素有蕴热，复感外邪，内外邪热搏结，熏蒸咽喉而为病。

二、临床表现

1. 症状　起病较急，初觉咽干、灼热、咽痒，继有咽微痛感，空咽时明显，并可放射至耳部。全身症状一般较轻，但因个体体质、免疫力、年龄及细菌、病毒毒力不同而症状表现轻重不一，可伴有恶寒、发热、头痛、四肢酸痛、食欲不振等。

2. 体征　咽部黏膜急性弥漫性充血、肿胀，悬雍垂及软腭水肿。咽后壁淋巴滤泡及咽侧索红肿，表面可见黄色点状渗出物。颌下淋巴结肿大、压痛。

3. 并发症　本病可引起急性中耳炎，鼻窦炎，喉炎，气管、支气管炎及肺炎。急性脓毒性咽炎可能并发急性肾炎、风湿热及败血症等。

三、诊　　断

（一）病史

本病患者多有受凉、疲劳、烟酒过度、各种物理和化学刺激等诱因。

（二）症状

本病起病较急，咽部疼痛，吞咽时尤甚，咽部干燥、灼热、异物感不适，可伴有发热、头痛、食欲不振、四肢酸痛等全身症状。

（三）检查

（1）血常规可有白细胞或淋巴细胞增高，提示细菌感染或病毒感染，同时可查血病原体。

（2）咽拭子培养可有致病菌，如革兰阳性菌或阴性菌。

四、鉴别诊断

1. 急性扁桃体炎　二者有相同病史，且皆表现为发病急骤，以咽部红肿疼痛为主，吞咽时咽痛加重等。但是喉痹的病变在咽部，一般不波及喉核，而乳蛾的病变主要在喉核，但可波及咽部。喉痹病名最早见于帛书《五十二病方》。

急喉痹咽部黏膜充血、肿胀，悬雍垂色红、肿胀，咽后壁或见脓点，喉核肿胀不明显为其特征。急喉痹多不伴有全身症状，起病急者，若得到及时恰当的治疗，多可痊愈。

急乳蛾咽部黏膜弥漫性充血，以扁桃体及双侧腭弓最为明显，腭扁桃体肿大。急性化脓性扁桃体炎时在其表面可见黄白色脓点，或在隐窝口处有黄白色或灰白色点状豆渣样渗出物，可连成一片形似假膜，不超出扁桃体范围，较易拭去而不遗留出血创面，双侧下颌角淋巴结肿大、压痛。全身症状表现为畏寒、高热、头痛、食欲下降、疲乏无力、全身不适、便秘等。小儿患者可因高热而引起抽搐、呕吐及昏睡。

2. 咽白喉　为白喉杆菌引起的急性传染病，儿童多见。临床表现为咽痛、发热。检查可见扁桃体肿大，扁桃体及邻近黏膜表面附有灰白色假膜，不易剥离，剥之易出血。咽拭子培养及涂片检查可找到白喉杆菌。

五、西医治疗

无全身症状，或全身症状较轻者，可以局部用药为主。对病情较重，伴有发热者，也可选用抗生素和抗病毒类药，必要时可以静脉途径给药。同时应注意休息，多饮水，进流质饮食，保持大便通畅。

感染严重或有并发症者，常伴有高热，可根据血常规检查白细胞分类情况，选用抗生素或抗病毒类药。局部可以用复方硼砂溶液含漱、含片等。

六、中医辨证论治

（一）辨证要点

1. 辨寒热 病因于寒者，常由于风寒外袭，侵袭肺卫，卫阳郁而不达，邪聚咽部所致。故常表现为咽痛不甚，恶寒发热，头痛，四肢酸痛，检查咽部淡红或淡紫，不甚肿，舌红苔薄白，脉浮紧；若咽痛，咽部红肿，同时伴恶寒发热，舌红苔薄白，脉浮，多为风寒入里化热。病因于热者，常为风热邪毒侵袭，热毒搏结咽喉或肺胃实热熏蒸咽喉所致。咽痛、咽干灼热，发热恶风，检查见咽部红肿，咽后壁颗粒突起，舌边尖红苔薄黄，脉浮数者为风热侵袭；咽痛剧烈，吞咽不利，咽干口渴，口臭，发热，便秘，检查咽部红肿甚，舌红苔黄，脉数者为肺胃里热炽盛；若咽痛甚，咽部红肿伴黄白色脓点附着，舌红苔黄腻，脉滑数，多为肺胃湿热熏灼。

2. 辨表里 病在表者，除表现为咽痛，不甚剧烈，咽部淡红或红肿，咽后壁颗粒突起外，常常伴有恶寒发热或恶风发热、头痛、舌苔薄白或薄黄、脉浮等表证；病在里者，表现为咽痛剧烈，吞咽时尤甚，咽部灼热，咽干口渴，口臭，大便秘结，小便黄赤，舌红苔黄，脉数。检查可见咽部鲜红肿胀，可伴有黄白色脓点附着。

3. 辨脏腑 咽痛不甚，咽痒，咽干灼热，恶寒或恶风发热，头痛，舌苔薄白或薄黄，脉浮，检查咽部淡红或微红肿胀，咽后壁颗粒突起者，多为病在肺卫；咽痛剧烈，吞咽不利，咽部灼热，咽干口渴，口臭，大便秘结，小便黄赤，舌红苔黄，脉数，检查可见咽部鲜红肿胀，伴黄白色脓点附着，多为病在肺胃，属于肺胃热盛。

（二）治疗原则

喉痹起病急者，多属肺胃之热证，如《丹溪心法》指出"喉痹大概多见痰热"，因此治疗上，应适当配合清热化痰利咽的药物。外感风寒邪气客于肺卫，卫阳被遏，邪不外达，凝聚于咽，治以祛风散寒，宣肺利咽。风热邪毒侵袭，客于肺系，结聚于咽，治以疏风清热，解毒利咽。肺胃火热上蒸咽喉，治以泄热解毒，利咽消肿。

（三）分型论治

1. 外邪侵袭，上犯咽喉证

主要证候：咽部疼痛，吞咽不利，偏于风寒者，见于本病初起，咽痛较轻；检查见咽部黏膜淡红；周身不适，咳嗽痰稀，鼻塞；舌淡红，苔薄白，脉浮紧。偏于风热者，咽痛较重，吞咽时痛甚；检查见咽部黏膜充血、肿胀；伴有发热恶风，头痛，咳嗽痰黄；苔薄黄，脉浮数。

证候分析：外邪侵袭，肺失宣降，气机不利，则咽部疼痛，吞咽不利；风寒外袭，胃阳被郁遏，不得宣泄，邪不外达，凝聚于咽，则咽痛不适，黏膜淡红，寒邪束表，肺卫失宣，则恶寒发热，身疼痛，咳嗽痰稀，舌质淡红，苔薄白，脉浮紧为风寒在表之象；若为风热上攻咽喉，则疼痛较重，黏膜红肿明显，咳嗽痰黄稠，发热恶寒，头痛，舌红苔薄黄，脉浮数为风热在表之象。

治法：疏风散邪，宣肺利咽。

代表方：风寒外袭者，宜疏风散寒，宣肺利咽，用六味汤（《喉科指掌》）；风热外袭者，宜疏风清热，消肿利咽，用疏风清热汤（《中医喉科学讲义》）。

六味汤中薄荷、僵蚕宣畅气机，祛风化痰散结，为治喉痹之要药。桔梗配甘草，宣肺利咽，解毒止痛，又引药力达于病所；甘草兼能调和诸药，上药皆为佐使之用。六药相合，散火寒，利咽喉，为治风寒喉痹之代表方。疏风清热汤中金银花、连翘、赤芍清热解毒，玄参、大贝、天花粉、桑白皮清热化痰；牛蒡子、桔梗、甘草散结解毒，清利咽喉。

2. 肺胃热盛，上攻咽喉证

主要证候：咽喉疼痛较重，吞咽困难，痰多而黏稠，咽喉梗塞感。检查见咽部黏膜充血、肿胀，咽后壁淋巴滤泡红肿隆起，表面可见黄白色分泌物。颌下淋巴结肿大、压痛。并见发热，口渴喜饮，大便秘结，小便黄；舌红，苔黄，脉洪数。

证候分析：肺胃热盛，火热燔灼咽喉，则咽部疼痛剧烈；火热炽盛，则发热，口渴喜饮，口气臭秽，大便燥结，小便短赤；火热邪毒结于颌下，则颌下有淋巴结肿大；舌质红，苔薄黄，脉洪数为里热之象。

治法：泄热解毒，消肿利咽。

代表方：清咽利膈汤（《证治准绳·幼科》）。

方中荆芥、薄荷疏风散邪；连翘、黄芩、栀子、金银花、黄连泻火解毒；玄参、牛蒡子、桔梗、甘草利咽消肿止痛；大黄通便。

（四）特色疗法

1. 中成药治疗

（1）银黄颗粒：温开水冲服，一次 1～2 袋，一日 2 次。适用于肺经风热型急喉痹。

（2）芩石利咽口服液：口服，一次 10ml，一日 3 次。适用于肺胃实热兼外感风邪型急喉痹。

（3）小儿咽扁颗粒：温开水冲服，1～2 岁一次 4g，一日 2 次；3～5 岁一次 4g，一日 3 次；6～14 岁一次 8g，一日 2～3 次。适用于小儿肺卫热盛型急喉痹。

2. 针灸疗法

（1）体针：主要选用手太阴经、手足阳明经及任、督脉等经络的穴位。常用穴位有少商、鱼际、列缺、商阳、尺泽、合谷、内庭、曲池、内关、足三里、肺俞、人迎及天突等，以泻法为主，每日 1 次，留针 30 分钟。

（2）放血疗法：可选商阳、拇指三商穴（老商、中商、少商）、耳尖、耳轮三点或耳背浅显小静脉，用三棱针点刺放血；或者用 5 寸长毫针以丛刺法点刺咽部红肿患处放血；亦可针刺大椎穴并立即出针，加拔火罐，留罐 5 分钟以放血。

（3）耳针疗法：选穴咽喉、肺、心、肾上腺、神门，用耳针刺或用王不留行籽贴压，每日按压数次。

3. 吹药法 吹药以散剂为主，多将具有清热解毒、消肿止痛作用的芳香药物，研为细末，密闭封存。使用时，用竹管或鹅毛管等管状物将药末少许吹喷入咽喉，以清热解毒利咽。如《外科正宗》的冰硼散，以泄热解毒、祛腐消肿为主；《焦氏喉科枕秘》的人中白散，以苦寒清热、消肿止痛为主。

4. 噙化法 以丸剂为主，方药多由清热解毒，除痰消肿，清利咽喉的药物组成。所用药物研制为末后，用蜜或优质醋为丸，使用时取丸入口中噙化，徐徐咽下，使药物缓慢而持久地发挥作用，每日数次。如《喉科紫珍集》中的噙化丸、《喉证秘方》中的秘传噙化丸、《咽喉秘授》中的上清噙化丸等药物均属此类。

5. 含漱法 将具有清热解毒利咽功效的药物煎汤含漱。如金银花、连翘、薄荷、甘草煎汤；桔梗、甘草、菊花煎汤等。

6. 中药雾化吸入法 可用具有疏散风热、清热解毒利咽功效的中药煎水，如金银花、菊花、连翘、板蓝根、蒲公英等，每次用 20~30ml 作超声雾化，每日 1~2 次，使药物直接作用于咽部患处。

七、康 复 治 疗

（一）心理治疗

咽炎急性发病时会出现咽痛、异物感等症状，而这些症状会严重影响患者生活质量，影响其心理状态，产生焦虑、烦躁、不安的心理。这些情绪对疾病的康复往往起反作用。这时患者可以参与一些愉快轻松的事情来放松精神，如看电影、听音乐等，同时家属及朋友应给予患者关心与帮助，疏导患者的情绪，帮助其排除焦虑不安的因素，从而促进疾病尽快康复[2]。

（二）饮食疗法

饮食宜清淡，以易消化的食物为主。对于急性咽炎患者来说，食疗的方式是不错的选择，尤其是很多食物都有润喉的作用，如梨子、甘蔗等，在患病阶段，能够缓解咽喉不适感[3]。

（三）日常护理

急性咽炎患者一般经过抗感染治疗和局部治疗，可有效缓解不适症状，逐渐康复。另外需注意监测患者病情变化。居家日常可以饭后用温盐水漱口，可清除口腔细菌。居家可放置加湿器，以提高空气湿度，缓解咽喉干燥。可口含冰块或喉咙含片以舒缓咽喉症状[2]。

（四）起居调节

首先需注意个人卫生，饭前、咳嗽、打喷嚏后洗手，不要和他人分享食物和器具，避免病毒及细菌传播。适时增减衣物，注意保暖，避免受凉。注意劳逸结合，避免劳累过度使免疫力下降，秋冬等高发季节少去人群密集的公共场所，减少接触感染源的机会。可以根据自身体质，进行快走、游泳等有氧运动，以增强自身抵抗力和免疫力[2]。

八、预防及调护

（1）注意饮食有节，忌过食辛辣、肥甘厚味。

（2）注意防寒保暖，尤其在季节交替、气温变化时，宜及时增减衣物，防止受凉感冒。

（3）积极治疗邻近器官疾病，如急性鼻炎、慢性鼻炎、鼻窦炎、龋齿等，以防诱发本病。

参 考 文 献

[1] Harris A M，Hicks L A，Qaseem A. Appropriate antibiotic use for acute respiratory tract infection in adults: advice for high-value care from the american college of physicians and the centers for disease control and prevention [J]. Ann Intern Med，2016，164（6）：425.

[2] 李永芳，邹积丽. 急性咽炎的验方治疗及护理 [J]. 中国民间疗法，2016，24（6）：72.

[3] 林翠玲. 中药超声雾化治疗急性咽炎的观察及护理 [J]. 现代中西医结合杂志，1997（4）：681-682.

（汪婧怡）

第二节　慢 性 咽 炎

慢性咽炎（chronic pharyngitis）属上呼吸道慢性炎症，多见于成人，症状顽固，不易治愈。症状因人而异，通常咽部可有各种不适感，如异物感、烧灼感、干燥感、痒感、刺激感和轻微的疼痛等。其病因复杂，细菌感染是最重要的原因，其次是非感染性因素，如阻塞性睡眠呼吸暂停低通气综合征[1]。

咽部黏膜、黏膜下及淋巴组织的弥漫性炎症，常为呼吸道慢性炎症的一部分。多发生于成年人，病程较长，症状顽固。常反复发作，不易治愈。

本病相当于中医学"慢喉痹""虚火喉痹""阳虚喉痹"。

一、病 因 病 机

（一）西医病因病理

1.病因

（1）急性咽炎反复发作转为慢性，此为主要原因。

（2）患有慢性鼻炎、鼻窦炎等，由于长期鼻阻塞，张口呼吸及鼻涕后流，刺激咽部；或患慢性扁桃体炎、牙周炎，均可引起慢性咽炎。

（3）长期烟酒过度，粉尘、有害气体刺激，嗜食刺激性食物等，均可引起本病。

（4）职业因素，如教师、播音员、歌唱家等，说话及用嗓过多，也易患慢性咽炎。

（5）全身因素，如贫血、心血管病、慢性支气管炎、支气管哮喘、便秘、内分泌紊乱、免疫功能低下及维生素缺乏等，都可继发本病。

2. 病理

（1）慢性单纯性咽炎（chronic simple pharyngitis）：咽黏膜充血，黏膜下结缔组织及淋巴组织增生，血管周围淋巴细胞浸润，腺体肥大，黏液分泌增多。

（2）慢性肥厚性咽炎（chronic hypertrophic pharyngitis）：咽黏膜充血肥厚，黏膜下有广泛的结缔组织及淋巴组织增生，形成咽后壁颗粒状隆起的淋巴滤泡。如咽侧索淋巴组织增生肥厚，则呈条索状隆起。

（3）干燥性咽炎与萎缩性咽炎（pharyngitis sicca and atrophic pharyngitis）：主要病理变化为腺体分泌减少，初见黏膜干且粗糙，继而萎缩变薄。初起黏液腺分泌减少，分泌物黏稠，黏膜干燥；继因黏膜下层慢性炎症，逐渐发生机化和萎缩，压迫黏液腺与血管，使腺体分泌减少，黏膜营养障碍，致黏膜萎缩变薄，咽后壁可有干痂附着，或有臭味。

（二）中医病因病机

本病主要由脏腑虚损，咽喉失养，以及痰凝血瘀，结聚咽喉所致。体质病理基础为虚弱质，可兼夹失调体质偏热型、偏寒型及偏瘀型。

1. 肺肾阴虚，虚火灼咽　温热病后，或劳伤过度，耗伤阴液，肺肾阴虚，咽失濡养；或虚火上炎，熏蒸咽窍，发为喉痹。

2. 脾胃虚弱，咽失濡养　思虑过度，劳伤脾胃，或饮食不节，或久病伤脾，致脾胃虚弱，水谷精微生化不足，咽喉失于濡养，发为喉痹。

3. 痰凝血瘀，结聚咽窍　饮食不节，脾胃受损，运化失常，水湿内停，聚而为痰，凝结咽窍；或喉痹反复发作，余邪滞留咽窍，久则经脉瘀滞，闭阻咽窍而为病。

二、临床表现

（一）症状

本病一般无明显全身症状。咽部可有各种不适感觉，如异物感、干燥、灼热、发痒、微痛等。常有黏稠分泌物附着于咽后壁，晨起时可出现频繁的刺激性干咳，伴恶心，甚至咳出带血的分泌物。由于分泌物增多而黏稠，常有清嗓动作。萎缩性咽炎时咽干较重，有时可咳出带臭味的痂皮。

（二）体征

1. 慢性单纯性咽炎　可见咽黏膜弥漫性充血，血管扩张，色暗红，咽后壁有散在的淋巴滤泡，常有少许黏稠分泌物附着于黏膜表面。

2. 慢性肥厚性咽炎　可见咽黏膜充血肥厚，咽后壁淋巴滤泡增生，可散在突起，也可融合成片。咽侧索亦充血肥厚。

3. 干燥性咽炎及萎缩性咽炎　临床少见，常伴有萎缩性鼻炎。可见咽黏膜干燥，萎缩变薄，色苍白发亮，咽腔宽大，咽后壁颈椎椎体轮廓清楚，常附有黏稠的分泌物或带臭味的痂皮。

三、诊　　断

（一）病史

本病的病程一般较长，多有急性咽炎反复发作史，病程在 3 个月以上。

（二）症状

咽部不适，可表现为咽干、咽痒、咽部异物感、灼热感、咽痛感，刺激性干咳，晨起刷牙时恶心等。

（三）检查

1. 喉镜检查　黏膜充血肥厚，咽后壁淋巴滤泡增生，咽侧索亦充血肥厚。或附有黏稠的分泌物或带臭味的痂皮。

2. 涂片检查　不作为诊断标准，但有参考意义，有时可发现病原菌。

四、鉴别诊断

1. 慢性扁桃体炎　可出现咽部异物感、咽痒、咽干、咽痛、刺激性干咳等类似慢性咽炎的不适症状。但是慢性扁桃体炎检查可见腭扁桃体慢性充血肿大，超出咽腭弓甚或中线，挤压扁桃体可见隐窝口有黄白色干酪样物溢出，扁桃体表面可见瘢痕，与周围组织粘连，咽后壁可无明显异常。临床上慢性扁桃体炎常与慢性咽炎兼见，不易绝对区分。

2. 反流性咽喉炎　是指胃内容物及胃液反流至咽喉引起的疾病。主要是由食管上、下括约肌功能障碍及食管的蠕动能力减弱所致。临床可出现咽部异物感、灼热感，咽痛，慢性咳嗽等慢性咽炎的症状，除此之外还常表现为声嘶、发音困难、吞咽困难、烧心、反酸等。检查咽喉部除了慢性咽炎的表现外，纤维喉镜检查可见喉黏膜充血肥厚，后联合水肿和充血，杓间区水肿、充血为其典型表现。

3. 茎突过长　茎突是颞骨岩部底面茎乳孔前方的细长圆柱骨质。有多条肌肉和韧带附着，附近有舌咽神经、副神经、迷走神经和颈内、外动脉。茎突发育过长或茎突舌骨韧带骨化，压迫周围肌肉、韧带、神经或血管，可出现咽部异物感、咽痛，常为刺痛、牵拉痛，可放射至颈部、耳部或肩背痛，多为一侧性。扁桃体窝触诊可在扁桃体窝偏后方触及坚硬条索状物或茎突尖锐末端。茎突正侧位片及茎突断层片可帮助诊断。

4. 舌骨综合征　由附着于舌骨诸肌的肌腱或二腹肌中间腱的退行性变、腱鞘炎、滑膜囊炎或舌骨大角骨质增生钙化引起，常表现为吞咽时一侧颈部疼痛，可放射至耳部、面部和下颌等处，可伴有咽部异物感等不适，检查患侧舌骨大角处有触痛。舌骨 X 线片及 CT 可帮助诊断。

5. 咽异感症　表现为咽部异常感觉，咽部异物感如树叶、发丝、线头、肿物及痰黏着感、蚁行感、灼热感、紧束、闷塞、狭窄等，症状常随患者情绪起伏波动，一般无疼痛或仅有轻度咽痛。检查咽部常无明显异常。

6. 咽部及邻近部位良恶性肿瘤　鼻咽、口咽、喉咽的良恶性肿瘤均可出现咽部异物感等不适,通过详细的专科检查和纤维喉镜检查可确诊。早期食管癌患者在出现吞咽功能障碍以前,常仅有咽部不适或胸骨后压迫感,较易与慢性咽炎混淆。

五、西 医 治 疗

首先要针对病因治疗,消除各种致病或诱发因素,如戒除烟酒等不良嗜好,保持室内空气清新,坚持户外活动,积极治疗鼻炎,气管、支气管炎等呼吸道慢性炎症及全身性疾病。

1. 慢性单纯性咽炎 常用复方硼砂溶液、呋喃西林溶液、复方氯己定含漱液等含漱。含漱时头后仰、张口发"啊"音,使含漱液能清洁咽后壁。亦可服碘喉片。

2. 慢性肥厚性咽炎 除上述治疗外,可用激光、低温等离子等治疗,若淋巴滤泡广泛增生,治疗宜分次进行,亦可用硝酸银、冷冻或电凝固法治疗,但治疗范围不宜过广。

3. 萎缩性与干燥性咽炎 用2%碘甘油涂抹咽部,可改善局部血液循环,促进腺体分泌。服用维生素 A、维生素 B_2、维生素 C、维生素 E,可促进黏膜上皮增长。

六、中医辨证治疗

（一）辨证要点

1. 辨虚实 慢喉痹以虚证为主,可分为阴虚、阳虚、气虚。阴虚者,常因急喉痹反复发作,余邪留恋,迁延日久,或因燥热之邪侵袭,损耗津液,导致肺阴虚;或房劳过度,或久病失养,而致肾阴亏虚。阳虚者,多因用药寒凉,攻伐太过,或操劳过度,或泄泻伤及脾肾阳气,命门火衰,以致火不归原,上熏咽喉而为病。气虚者,多因饮食不节,思虑过度,损伤脾胃,可致脾气虚弱,咽喉失养。虚实夹杂证主要为素体气虚,或久病损气,气虚帅血无力,气血运行不畅,瘀滞于咽喉而为病;或饮食不节,脾胃虚弱,无力运化水湿,聚湿生痰,脉络痹阻而为病。实证者,多为过食肥甘厚味,滋腻碍胃,郁滞气机,或情志不遂,肝失疏泄,致气滞血瘀而为此病。

2. 辨阴阳 虚证分阴虚与阳虚,阴虚者,多为肺肾阴虚与肝肾阴虚。津液耗伤,阴津亏虚,咽喉失于濡养,故而有咽干不适、痰少而稠;阴虚而生内热,虚火上灼咽喉,故可有痰中带血,盗汗颧红,五心烦热等。阳虚者,多为脾肾阳虚,命门火衰,以致火不归原,上熏咽喉,故可见痰涎稀白,面色苍白,形寒肢冷,腰膝冷痛,腹胀纳呆,下利清谷,舌质淡胖,苔白,脉沉细弱。

3. 辨脏腑 脏腑虚证有肺肾阴虚、肝肾阴虚、脾胃虚弱、脾肾阳虚之异。肺肾阴虚者,症见干咳痰少而稠,或痰中带血,午后潮热,盗汗颧红,手足心热,舌红少津,脉细数;肝肾阴虚者,症见腰膝酸软,头目眩晕,健忘耳鸣,五心烦热,舌红少苔,脉细数;脾胃虚弱者,症见平素容易感冒,倦怠乏力,短气懒言,动则汗出,胃纳欠佳,或腹胀,大便不调,舌质淡红边有齿印,苔薄白,脉细弱;脾肾阳虚者,症见痰涎稀白,面色苍白,形寒肢冷,腰膝冷痛,腹胀纳呆,下利清谷,舌质淡嫩,舌体胖,苔白,脉沉细弱。

（二）治疗原则

若久病不愈，反复发作，则因体质不同，可有阴虚、气虚、阳虚等不同证型。肺肾阴虚耗伤肺肾阴液，使咽喉失于滋养，加之阴虚则虚火亢盛，上炎而灼于咽喉，发为喉痹，治以滋养阴液，降火利咽。因思虑过度，劳伤脾胃，或饮食不节，或久病伤脾，致脾胃受损，水谷精微生化不足，津不上承，咽喉失养，发为喉痹，治以益气健脾，升清利咽。因于房劳过度，或操劳过甚，或久病误治，或过用寒凉之品，以至脾肾阳虚，肾阳虚则虚阳浮越，上扰咽喉；或脾肾阳气亏损，失去温运固摄功能，寒邪凝闭，阳气无以上布咽喉而为病，治以补益脾肾，温阳利咽。饮食不节，损伤脾胃，运化失常，水湿停聚为痰，凝结咽喉；或喉痹反复发作，余邪滞留于咽喉，久则经脉瘀滞，咽喉气血壅滞而为病。治以化痰散结，祛瘀利咽。

（三）分型论治

1. 肺肾阴虚，虚火灼咽证

主要证候：咽部干燥、灼热、疼痛，午后较重，或咽部梗梗不利，干咳痰少而稠。咽部黏膜暗红、微肿，或黏膜干燥、萎缩变薄发亮。伴有头晕眼花，腰膝酸软，手足心热。舌红少苔，脉细数。

证候分析：阴虚津少，虚火上炎，故咽中不适，微痛、干痒、灼热感、异物感。午后阳明经气旺，阴分受克制，症状更重。肺阴不足，肃降失职，肺气上逆，则干咳痰少而稠；虚火久灼，气血瘀滞，故咽部暗红；肺肾阴虚，咽喉失于濡养，故黏膜干燥而萎缩。阴虚火旺则潮热盗汗，颧红，手足心热；舌红少苔，脉细数为阴虚火旺之象。

治法：养阴清热，生津利咽。

代表方：肺阴虚为主者，宜养阴清肺，选用养阴清肺汤（《重楼玉钥》）。肾阴虚为主者，宜滋阴降火，清利咽窍，可用六味地黄汤（《景岳全书》）。

养阴清肺汤中重用大生地甘寒入肾，滋阴壮水，清热凉血，为君药。玄参滋阴降火，解毒利咽；麦冬养阴清肺，共为臣药。佐以丹皮清热凉血，散瘀消肿；白芍敛阴和营泄热；贝母清热润肺，化痰散结；少量薄荷辛凉散邪，清热利咽。生甘草清热，解毒利咽，并调和诸药，用为佐使。诸药配伍，共奏养阴清肺，解毒利咽之功。六味地黄汤中熟地黄滋阴补肾，填精益髓，为君药。山萸肉补养肝肾，并能涩精，取"肝肾同源"之意；山药补益脾阴，亦能固肾，共为臣药。三药配合，肾、肝、脾三阴并补，是为"三补"，但熟地黄用量是山萸肉与山药之和，故仍以补肾为主。泽泻利湿而泄肾浊，并能减熟地黄之滋腻；茯苓淡渗脾湿，并助山药之健运，与泽泻共泄肾浊，助真阴得复其位；丹皮清泄虚热，并制山萸肉之温涩。三药称为"三泻"，均为佐药。六味合用，三补三泻，其中补药用量重于泻药，是以补为主；肝、脾、肾三阴并补，以补肾阴为主，这是本方的配伍特点。

2. 脾胃虚弱，咽失濡养证

主要证候：咽部微干、微痒、微痛，有异物梗阻感或痰黏着感，易恶心。若疲倦、多言、受凉则症状加重。咽黏膜淡红或微肿，咽后壁淋巴滤泡增生，或融合成片，或有少许分泌物附着。伴有面色无华或萎黄，倦怠乏力，少气懒言，胃纳欠佳，腹胀便溏。舌淡或有齿痕，苔薄白，脉缓弱。

证候分析：脾胃虚弱，运化失职，津液不能上达于咽，咽部脉络失其濡养，气血运行不畅，则咽喉梗梗不利，咽燥微痛，口干而不欲饮或喜热饮。脾胃气虚，水湿不运，聚而生痰，阻滞咽部，则咽部有痰黏着感、黏膜淡红或微肿、喉底颗粒较多。气机失调，胃气上逆，故恶心、呃逆泛酸。脾胃虚弱，运化失职，则胃纳欠佳，腹胀，大便溏薄；脾胃虚弱，气血化生不足，则倦怠乏力，少气懒言；舌质淡红，边有齿印，苔白，脉细弱，为气虚之象。

治法：益气健脾，升清利咽。

代表方：补中益气汤（《内外伤辨惑论》）。

常用药：黄芪、人参、炙甘草、白术、当归、陈皮、升麻、柴胡。

方中黄芪味甘微温，入脾、肺经，补中益气，升阳固表，故为君药。配伍人参、炙甘草、白术，补气健脾，为臣药。当归养血和营，协人参、黄芪补气养血；陈皮理气和胃，使诸药补而不滞，共为佐药。少量升麻、柴胡升阳举陷，协助君药以升提下陷之中气，共为佐使。炙甘草调和诸药，为使药。

3. 痰凝血瘀，结聚咽窍证

主要证候：咽部异物感、痰黏着感，咽干灼热，微痛或刺痛，痰黏难咯，易恶心呕吐。咽部黏膜暗红，咽后壁淋巴滤泡增生或融合成片，咽侧索肥厚。伴有咽干不欲饮，胸闷不适。舌质暗红，或有瘀斑、瘀点，苔白或微黄腻，脉弦滑。

证候分析：痰凝血瘀，结于咽喉，则咽异物感，咽黏着感、微痛不适，易恶心呕吐，喉底颗粒增多，咽侧索肥厚；痰瘀交阻，气机不畅，则胸闷不适；舌质暗红，或有瘀斑、瘀点为内有瘀血之象，脉弦滑为痰湿之象。

治法：祛痰化瘀，散结利咽。

代表方：贝母瓜蒌散（《医学心悟》）。

常用药：贝母、瓜蒌、天花粉、橘红、茯苓、桔梗。

方中贝母为君，主入肺经，有清热化痰、润肺止咳之功；配伍甘寒而润的瓜蒌，功善清热涤痰，利气润燥，与贝母相须为用，增强清润化痰而止咳之力，为臣药。佐以天花粉清肺生津，润燥化痰。痰因脾虚而生，因气滞而凝，故用茯苓健脾渗湿，以杜生痰之源；橘红理气化痰，使气顺痰消；再以桔梗宣利肺气，化痰止咳，使肺宣降有权，均为佐药。合而成方，清润与宣利并用，以润肺为主，且润而不碍化痰，化痰而不伤津，使肺得清润而燥痰自化，宣降有权而咳逆自平。

（四）特色疗法

1. 中成药治疗

（1）杞菊地黄丸：口服，大蜜丸每次1丸，每日2次。适用于肝肾阴虚型慢喉痹。

（2）补中益气颗粒：口服，每次3g，每日2～3次。适用于脾胃虚弱型慢喉痹。

2. 针灸疗法

（1）体针：主要选用手太阴肺经、足少阴肾经的穴位。常用穴位有合谷、内关、尺泽、太溪、曲池、足三里、肺俞、照海、复溜、人迎及天突等，以补法为主，每日1次，留针30分钟。

（2）耳针：选穴咽喉、肺、肾、肾上腺、内分泌、神门，用耳针刺或用王不留行籽、六神丸贴压，每日按压数次。

（3）皮内针：人迎穴皮内针刺，向喉结方向刺入；璇玑穴皮内针刺，向天突方向平刺。

（4）穴位注射：取廉泉、人迎、天突、合谷、大椎、三阴交穴，选用曲安奈德或地塞米松与利多卡因混合穴位注射。

3. 其他疗法

（1）吹药法：吹药以散剂为主，多将具有清润作用的芳香药物，研为细末，密闭封存。使用时，用竹管或鹅毛管等管状物将药末少许吹喷入咽喉。

（2）噙化法：以丸剂为主，方药多由养阴清热利咽的药物组成。所用药物研制为末后，用蜜或优质醋为丸，使用时取丸入口中噙化，徐徐咽下，使药物缓慢而持久地发挥作用，每日数次。

（3）含漱法：将具有养阴清热利咽功效的药物煎汤含漱。如玄参、麦冬、桑叶、菊花、胖大海、石斛、桔梗等煎汤。

（4）中药雾化吸入法：可用具有养阴清热利咽功效的中药煎水，如玄参、菊花、桑叶、麦冬、百合等，每次用 20～30ml 作蒸汽雾化，每日 1～2 次，使药物直接作用于咽部患处。

（5）割治法：用镰状刀对患者咽后壁黏膜、淋巴滤泡及咽侧索行割治，每次 3～5 点，深2mm，长度 3mm 左右，令患者吐出恶血。

（6）灸法：可将当归粉做成药饼，敷于天突穴，隔当归饼灸天突穴治疗慢喉痹。

（7）穴位敷贴：把药物研成细末，用水、醋、酒、凡士林等制成软膏、丸剂或饼剂，直接贴敷穴位，通过药物直接刺激穴位达到治疗目的。如《外治心悟》将吴茱萸、生附子、麝香研为细末，加大蒜汁调匀，贴敷涌泉穴治疗喉痹引起的咽喉肿痛。亦可用药物敷贴天突穴、大椎穴、廉泉穴、涌泉穴等治疗慢喉痹。

七、康复治疗

（一）心理治疗

慢性咽炎患者临床上治疗效果较差，易反复发作，给患者造成很大的精神负担。病程较长的患者常伴有多疑、焦虑、紧张等精神症状和心理压力。造成部分患者的异常心理及行为致慢性咽炎迁延不愈的影响。这时患者可以参与一些愉快轻松的事情，来放松精神，如看电影、听音乐等，同时家属及朋友应给予患者关心与帮助，疏导患者的情绪，帮助其排除焦虑不安的因素，从而促进疾病尽快康复[2]。

（二）饮食疗法

饮食宜清淡，以易消化的食物为主，多饮水。对于慢性咽炎患者来说，可以食用富含胶原蛋白的食物，如猪蹄、猪皮；进食富含 B 族维生素的食物，如动物肝脏、新鲜水果、蔬菜。少吃或不吃煎炸及油腻食物，能够缓解咽喉不适[3]。

（三）日常护理

慢性咽炎治疗周期较长，日常护理尤为重要，患者平时要注意不要大声说话，减少对嗓子的伤害，饭后用温盐水漱口，可清除口腔细菌。居家可放置加湿器，提高空气湿度，缓解咽喉干燥。保持室内合适的温度和湿度，空气新鲜，是防治慢性咽炎的有效措施[3]。

（四）起居调节

保持充足的睡眠，以免出现肝火旺盛的情况，引发咽喉上火，导致咽炎复发。在天气出现变化，如暴寒、暴热时，要注意冷暖，避免感受外邪。同时，改善工作环境，尽量消除有害的气体和粉尘，避免大声喊叫，少作长时间谈话，并控制、调节不良情绪。每日晨起用淡盐水漱口和坚持早、晚刷牙，以防咽周围组织病灶的扩展。可以根据自身体质，进行快走、游泳等有氧运动，增强自身抵抗力和免疫力[2]。

八、预防与调护

（1）少食煎炒和辛辣刺激性食物。

（2）少或避免长时间过度用声等。

（3）改善工作和生活环境，避免粉尘和有害气体刺激。

（4）进食富有营养和具有清润作用的食物，改善消化功能，保持大便通畅。

参 考 文 献

[1] 陈其冰，王燕，李芬，等. 慢性咽炎病因和发病机制研究进展 [J]. 听力学及言语疾病杂志，2019，27（2）：224-228.

[2] 黄河银，何恒胜，吴小娟. 慢性咽炎患者的心理障碍及相关因素分析 [J]. 临床耳鼻咽喉头颈外科杂志，2015，29（17）：1541-1544.

[3] 范少希，黄书花，谷红霞，等. 饮食习惯与老年慢性咽喉炎患者中医证型的相关性 [J]. 中国老年学杂志，2020，40（19）：4205-4207.

（汪婧怡）

第三节　急性扁桃体炎

急性扁桃体炎（acute tonsillitis），多为实热证，好发于春秋两季。病程迁延、反复发作者，多为虚证或虚实相兼证。临床中部分患者的急性扁桃体炎常反复发作，极易引起相关并发症，如风湿热、肾炎、心肌炎等，甚至也有因扁桃体肿大而造成呼吸困难，引起呼吸暂停而危及生命者，而且急性扁桃体炎反复发作会导致慢性扁桃体炎，这种慢性的炎症感染灶常会成为呼吸道感染的诱发因素，影响患者的正常生活和健康[1]。

急性扁桃体炎为腭扁桃体的急性非特异性炎症，常伴有不同程度的咽黏膜和淋巴组织炎症。是一种常见的咽部疾病。多见于儿童和青年人。春秋季节气温变化时容易发病。

本病相当于中医学"急乳蛾""风热乳蛾"范畴。

一、病因病机

（一）西医病因病理

1.病因 乙型溶血性链球菌为主要致病菌，其次为非溶血性链球菌、葡萄球菌、肺炎双球菌、流感杆菌，也可以是腺病毒或鼻病毒等感染。细菌与病毒混合感染者不少见。平素咽部黏膜与扁桃体隐窝内常存留某些共生性细菌，一般情况下不会致病。当某些诱因致机体抵抗力降低时，则可引发急性炎症。受凉、过度疲劳、烟酒过度、有害气体刺激、上呼吸道慢性病灶等，均可作为诱因。急性扁桃体炎时，病原体可通过飞沫或直接接触而传染，潜伏期为 2～4 日。

2.病理

（1）急性卡他性扁桃体炎（acute catarrhal tonsillitis）：病变较轻，炎症仅限于黏膜表面，扁桃体实质无明显炎症改变，多由病毒引起。

（2）急性滤泡性扁桃体炎（acute follicular tonsillitis）：炎症侵及扁桃体实质的淋巴滤泡，表现为充血、肿胀，甚至化脓，隐窝口之间黏膜下呈现黄白点状外观。

（3）急性隐窝性扁桃体炎（acute lacunar tonsillitis）：炎症侵犯扁桃体隐窝上皮。扁桃体充血、肿胀，隐窝内充盈之渗出物包含脱落上皮、纤维蛋白、脓细胞、细菌等，液化成脓，自隐窝口排出，可形成假膜，易拭去。

（二）中医病因病机

临床证候多为阳热亢盛之证，其潜在的中医体质为失调质偏热型，可兼夹偏湿及偏瘀型。

1.风热外侵，肺经有热 风热邪毒自口鼻入侵肺系，咽喉首当其冲，或风热外侵，肺气不宣，风热循经上犯，邪毒搏结于喉核，使脉络受阻，肌膜受灼而成乳蛾。

2.邪热传里，肺胃热盛 外邪壅盛，乘势传里，肺胃受之，肺胃热盛，火热上蒸，搏结于喉核；或多食炙煿，过饮醇酒，以致脾胃蕴热，热毒上攻，搏结于喉核，以致脉络受阻，肌膜受灼而为病。

二、临床表现

（一）症状

1.全身症状 轻重不等，可有畏寒、高热、头痛、食欲下降、乏力、周身不适等。小儿可因高热而抽搐、呕吐、昏睡。

2.局部症状

（1）咽痛：急性卡他型者疼痛感较轻，急性化脓型者，咽痛剧烈且常放射至耳部。

（2）吞咽困难：急性发作时，咽部剧烈疼痛，局部黏膜充血肿胀明显，通常伴有吞咽困难。

（3）呼吸困难：扁桃体肿大较显著时，幼儿可表现为呼吸困难。

（二）体征

急性卡他型者，检查可见扁桃体及腭舌弓黏膜充血肿胀，扁桃体实质无明显肿大，表面无渗出物。急性化脓型者，见咽部黏膜充血，腭舌弓、腭咽弓充血肿胀，扁桃体红肿突起，隐窝口之间黏膜下或隐窝口有黄白色渗出物，可连成片状假膜，但不超出扁桃体范围，易于拭去，黏膜表面上皮无坏死，可伴有下颌角淋巴结肿大、压痛。

（三）并发症

炎症直接波及邻近组织，最常见者为扁桃体周脓肿，或引起急性中耳炎、急性鼻炎、鼻窦炎、急性喉炎、急性淋巴结炎及咽旁脓肿等。全身并发症：风湿热、急性关节炎、心肌炎、急性肾炎等，系靶器官与病原菌之间存在共同抗原，对链球菌所诱生的变态反应有交叉反应。

三、诊　断

（一）病史

本病患者有咽痛、发热外感病史。

（二）症状

局部症状主要为剧烈咽痛，多伴有吞咽痛，疼痛常放射至耳部。因颌下淋巴结肿大，有时感到转头不便，由于口咽部黏膜肿胀，故说话声弱。还可有发热、头痛、周身不适等全身症状，甚则引发各种并发症。

（三）检查

1. 喉镜检查　咽部黏膜充血，腭舌弓、腭咽弓充血肿胀，扁桃体红肿突起，隐窝口之间黏膜下或隐窝口有黄白色渗出物，可连成片状假膜，但不超出扁桃体范围，易于拭去。

2. 血常规　白细胞增多，中性粒细胞数增多。

3. 咽部分泌物涂片检查　可见链球菌、葡萄球菌、肺炎球菌等病原菌。

四、鉴 别 诊 断

1. 咽白喉　咽痛较轻，灰白色假膜常超出扁桃体的范围，假膜坚韧不易擦去，强行剥离易出血；颈淋巴结有时肿大呈"牛颈"状；全身表现为精神萎靡不振、低热、面色苍白、脉搏微弱，呈现中毒症状。实验室检查咽分泌物涂片发现白喉杆菌；血常规检查白细胞一般无变化。

2. 樊尚咽峡炎　表现为单侧咽痛，一侧扁桃体覆有灰色或黄色假膜，擦去后可见下面有溃疡，牙龈常见类似病变；患侧淋巴结有时肿大；全身症状较轻。咽分泌物涂片可见菱形杆菌及樊尚螺旋体；血常规检查白细胞稍有增多。

3. 单核细胞增多症性咽峡炎　咽痛轻，咽部检查可见扁桃体红肿，有时覆有白色假膜，易擦去；全身淋巴结多发性肿大，有"腺性热"之称；常有高热、头痛等急性病容，有时出现皮疹，肝脾肿大等。实验室检查咽分泌物涂片常为呼吸道常见菌群或阴性；血液检查异常淋巴细胞、单核细胞增多，可占50%以上；血清嗜异性凝集试验（+）。

4. 粒细胞缺乏症性咽峡炎 咽痛程度不一，咽部见坏死性溃疡，上面覆有深褐色假膜，周围组织苍白、缺血；软腭、牙龈有同样病变；颈部淋巴结无肿大；脓毒性弛张热，全身情况迅速衰竭。实验室检查咽分泌物涂片阴性或查到一般细菌；血液检查白细胞显著减少，中性粒细胞锐减或消失。

5. 白血病性咽峡炎 一般无咽痛，咽部早期为一侧扁桃体浸润肿大，继而表面坏死，覆有灰白色假膜，常伴有口腔黏膜肿胀、溃疡或坏死，牙龈肿胀、苍白；全身淋巴结肿大；急性期体温升高，早期出现全身性出血，全身衰竭。实验室检查咽分泌物涂片阴性或查到一般细菌；血液检查白细胞增多，分类以原始白细胞和幼稚白细胞为主。

五、西 医 治 疗

本病以溶血性链球菌感染为主，以口服解热镇痛药，规范的抗生素治疗为主要原则。对于快速缓解症状、减少各种并发症，具有很好疗效。同时，应适当隔离，注意休息，进流质易消化饮食，多饮水，保持大便通畅。

（一）药物治疗

抗生素疗法，首选青霉素，肌内注射或静脉给药。用药2～3日病情无好转者，应改用其他广谱抗生素，或酌用激素，如地塞米松、甲泼尼龙等，针对致病菌不同，可用抗病毒药如磷酸奥司他韦等。

（二）局部治疗

局部可用复方硼砂溶液、复方氯己定含漱液或1∶5000呋喃西林液漱口。

（三）手术治疗

如反复发作，特别是已有并发症者，应在急性炎症消退后施行扁桃体切除术。

六、中医辨证论治

（一）辨证要点

1. 辨缓急 急乳蛾起病较急，病程较短，有发热，检查可见扁桃体充血呈鲜红或深红色肿大，表面有脓点，严重者有小脓肿；反复发作则转化为慢乳蛾，病程较长，不发热或有低热，检查见扁桃体肿大，充血呈暗红色，或不充血，表面有脓点，或挤压后有少许脓液溢出。临证时应注意疾病的传变与转化。

2. 辨脏腑 肺经伏热证，可见咽喉干燥灼热、疼痛，全身伴头痛、发热、微恶风、咳嗽等，舌质红，苔薄白，脉浮数。肺胃热盛证，可见咽痛剧烈、连及耳根，全身症状见高热、口渴引饮、咳嗽痰黄稠、口臭、腹胀、便秘溲黄，舌质红，苔黄厚，脉洪大而数等。

3. 辨表里 病初起，火热不甚，喉核表面黄白色腐物不多；发热、微恶风、头痛、咳嗽、舌质红、苔薄黄、脉浮数为风热在表之证。邪热传里，胃腑热盛，则发热、口臭、腹胀；热盛伤津，则口渴引饮、痰稠而黄；热结于下，则大便秘结、小便黄赤；舌质红、苔黄厚、脉洪数为热势传里之象。

4. 辨虚实 乳蛾发作，急性期以邪实为主，慢性期以本虚标实为多。乳蛾由于致病因素不同、发病原因不同、病程长短不一，其病情演变亦有虚实之分。急乳蛾多为风热外侵、肺胃热盛、内外邪热相搏，一派热象，是谓实证。久病失治，邪热伤阴，或温热病后阴液不足，虚火上扰，致使出现慢性乳蛾，为正虚邪恋，是谓虚证。实证多为新病，咽部红肿疼痛，吞咽时重，或有黄白色脓点附着，高热烦渴，便秘溲黄，脉数有力等。因此，在临证时要注意急慢性的辨病及辨证相结合以辨别虚实。

（二）治疗原则

乳蛾当分虚实、寒热、表里辨证论治，但总不离解毒利咽之法。急性乳蛾一证，总属火毒，所以清热解毒、利咽消肿为基本治疗法则。热有内外轻重之分，证有表里兼夹之辨，本病发病急骤，多为实证、热证。但热有表里之别，每多内外相引为患，故以辛凉解表和清热解毒为主，或表里同治。若风热为患，治以辛凉透表为主，以疏散风热之邪，佐以利咽消肿；若积热偏重，当重用清热解毒之品以清泄里热，如有肠腑不通者，可配伍通下泻火药，助清除积热，并佐以利咽消肿；若积热与风热并重则宜表里两清并重，两法同用，必取药到病除之效。临证用药，全在审机辨证，详察主客，故随立法，对证用药，方能应予取效。

（三）分型论治

1. 风热外侵，肺经有热证

主要证候：病初起，咽部干燥灼热，疼痛逐渐加剧，吞咽时疼痛尤剧。扁桃体红肿。伴有发热恶风，头痛，咳嗽。舌淡红，苔薄黄，脉浮数。

证候分析：风热邪毒搏结咽喉，蒸灼喉核，气血壅滞，脉络不畅，故咽喉干燥、灼热、发痒、疼痛、喉核红肿；病初起，火热不甚，故喉核表面黄白色腐物不多；发热、微恶风、头痛、咳嗽、舌质红、苔薄黄、脉浮数为风热在表之象。

治法：疏风清热，消肿利咽。

代表方：疏风清热汤（《中医喉科学讲义》）。

方中金银花、连翘、赤芍清热解毒，玄参、大贝、天花粉、桑白皮清热化痰；牛蒡子、桔梗、甘草散结解毒，清利咽喉。

2. 邪热传里，肺胃热盛证

主要证候：咽部疼痛剧烈，痛连耳根，吞咽困难，痰涎多。扁桃体红肿，有黄白色脓点，或连成假膜。下颌角淋巴结肿大、压痛。舌红，苔黄，脉洪数。

证候分析：肺胃热盛，火毒上攻咽喉，则见喉核红肿，咽部疼痛剧烈，连及耳根，吞咽困难；火毒灼伤，化腐成脓，则有黄白色脓点，甚至腐脓成片；热灼津液成痰，痰火郁结，故痰涎多、颌下有臖核；邪热传里，胃腑热盛，则发热、口臭、腹胀；热盛伤津，则口渴引饮，痰稠而黄；热结于下，则大便秘结、小便黄赤；舌质红、苔黄厚、脉洪数为肺胃热盛之象。

治法：清泻肺胃，消肿利咽。

代表方：清咽利膈汤（《证治准绳·幼科》）。

方中黄芩、山栀、连翘清热解毒利咽，防风疏风解表，牛蒡子、桔梗、玄参疏邪清热利咽，为其配伍特点。

（四）特色疗法

1. 中成药治疗

（1）银黄颗粒：温开水冲服，一次 1～2 袋，一日 2 次。清热解毒，消肿止痛，用于肺经伏热型乳蛾。

（2）清开灵口服液：口服，一次 20～30ml，一日 2 次。清热解毒，用于急性扁桃体炎高热不退者。

（3）牛黄解毒片：口服，一次 3 片，一日 2～3 次。泄热解毒，用于急性扁桃体炎大便干结者。

（4）六神丸：口服，一日 3 次，温开水吞服；成年每次服 10 粒。清热解毒，利咽止痛，用于急性扁桃体炎。

2. 其他疗法

（1）含漱：分冷漱和热漱。冷漱的作用是清凉止痛，解热收敛。热漱是将药液趁热含漱，一方面使药液直接作用于患处，另一方面借温热之气行气活血，有清热解毒消肿的作用。用金银花、甘草、桔梗各适量，或荆芥、菊花各适量煎水含漱，每日数次。

（2）雾化吸入：取清热解毒利咽的中草药煎水，用超声雾化机将药液雾化吸入口中，每日 1～2 次。

（3）刺血法：喉核红肿疼痛、高热者，可点刺扁桃体、耳尖等耳穴或耳背静脉放血，亦可点刺少商或商阳放血，每穴放血数滴，每日 1 次，以泻热消肿。

（4）穴位注射：实热证者，选脾俞、肩井内五分、曲池、天突、曲池、孔最等，每次取一侧的 1～3 穴，每穴注射柴胡注射液或鱼腥草注射液 2ml。

（5）擒拿法：实热证而见咽痛剧烈、吞咽困难、汤水难下者，可用擒拿法以泻热消肿止痛，以利吞咽。

1）单侧擒拿法：患者正坐，单手侧平举，拇指在上，小指在下。术者站于患者举手之正侧面，用与患者同侧手的食、中、无名指，紧按患者鱼际背部（相当于合谷穴处），小指扣于腕部，拇指与患者拇指螺纹面相对，并用力向前压紧，另一手拇指按住患者术侧锁骨上缘肩关节处（相当于肩髃穴处），食、中、无名指紧握腋窝处，并用力向外拉开。如此反复多次，此时患者咽喉疼痛明显减轻，助手则将汤药或稀粥喂给患者缓缓咽下。

2）双侧擒拿法：患者坐在没有靠背的凳上，术者站在患者背后，用两手从患者腋下伸向胸前，并以食、中、无名指按住锁骨上缘，两肘臂压住患者胁肋，术者胸前紧贴患者背部。位置固定好后，两手用力向左右两侧拉开（沿锁骨到肩胛），两肘臂和胸部将患者胁肋及背部压紧，三方面同时用力，以使患者咽喉部放松，便于吞咽，助手则可将汤药或稀粥喂给患者缓缓咽下。

七、康复治疗

（一）心理疗法

急性扁桃体炎发病时疼痛感严重影响生活质量，治疗过程中，药物治疗并不是唯一的，情绪是一个很重要的因素。患者心态积极，即正性情绪[2]时，可以增强免疫力，所以病程缩短；消极心态，即负性情绪时，免疫力下降，所以病程延长。当负性情绪占主导时，急性扁桃体炎更容易转为慢性扁桃体炎，所以积极的心态，在治疗中也起着至关重要的作用。调整心理状态，可以通过看书、听音乐的方式去缓解焦虑情绪，与家人与朋友沟通，释放不安心理状态，从而使正性情绪作为主导情绪，帮助疾病尽快康复[2]。

（二）饮食疗法

急性扁桃体炎患者尽量吃温凉的流食，常见的有稀粥、面条、鸡蛋糕、汤、蔬菜、果汁之类，便于患者下咽而且有丰富的营养，能提供蛋白质和维生素，满足身体的需要。维生素类能提高免疫力。水果能提供钾、钠、镁等微量元素，避免因为咽痛不能进食而出现低血钾、低血糖等相关的变化。急性扁桃体炎患者不能吃容易上火的水果，如荔枝等。进食甜食后容易在扁桃体表面滋生细菌，导致感染加重。扁桃体炎患者不要吃硬、烫的食物，硬的食物容易划伤伤口导致局部出血、感染加重，烫的食物容易导致局部充血；也不要吃凉的等刺激性的食物，刺激性食物容易诱发扁桃体炎加重。临床上扁桃体炎患者的饮食是一个很重要的方面，更重要的方面是需要进行抗炎等综合的对症治疗处理[3]。

（三）日常护理

急性扁桃体炎作为常见耳鼻喉科疾病，给患者带来很多严重不适感，所以一定要患者做好日常护理。首先，治疗扁桃体炎的过程中一定要注意病情变化，很多患者会出现发热、脉搏改变，在医生的指导下，可以通过物理降温来缓解身体不适，同时也要预防并发症，如心肌炎、风湿热、肾炎等，如发生相关症状一定要及时就医[3]。

（四）起居调节

急性扁桃体炎通常是局部受细菌或细菌与病毒混合感染，而机体过于疲劳、着凉，抵抗力骤然下降而发病。因此，平时应加强体育锻炼，增强体质，避免着凉或过于疲劳。发病期间要注意休息，保证足够的睡眠，并用淡盐水漱口。天冷时，要适当开一会儿窗户；天气暖和时，应打开窗户，以保持室内空气新鲜，在开窗户时要注意自身保暖[4]。

八、预防与调护

（1）注意口腔卫生，及时治疗邻近组织疾病。
（2）避免过食辛辣、肥腻、刺激食物。
（3）注意保暖，防止受凉、感冒。

参 考 文 献

[1] 樊长征，苗青，张琼，等. 中医药防治成人急性扁桃体炎的优势与证据［J］. 中国中药杂志，2017，
    42（8）：1430-1438.
[2] 付丽. 心理因素对急性化脓性扁桃体炎儿童转归的影响［J］. 中国误诊学杂志，2010，10（31）：7615-7616.
[3] 李清文. 健康教育在小儿急性化脓性扁桃体炎护理中应用分析［J］. 全科口腔医学电子杂志，2018，5（36）：
    102，110.
[4] 李卫华. 急性扁桃体炎的中医护理［J］. 重庆中医药杂志，1989（3）：28.

（汪婧怡）

第四节　慢性扁桃体炎

慢性扁桃体炎（chronic tonsillitis）是耳鼻咽喉科的常见病、多发病。尤以儿童多见，发病率为 22.04%[1]。慢性扁桃体炎是扁桃体的慢性非特异性炎症，多因急性扁桃体炎反复发作，或因扁桃体隐窝引流不畅，隐窝内感染演变为慢性炎症所致。

本病相当于中医学"慢乳蛾""虚火乳蛾"范畴。

一、病 因 病 机

（一）西医病因病理

1. 病因　常见病原菌为链球菌及葡萄球菌，多因急性扁桃体炎反复发作，使隐窝内上皮坏死，炎性渗出物积聚其中，隐窝引流不畅，感染演变为慢性过程而成为本病。也可继发于猩红热、麻疹、流感、白喉、鼻腔及鼻窦感染。

2. 病理

（1）增生型：因炎症反复刺激，淋巴组织与结缔组织增生，扁桃体显著肥大而质软，突出于腭弓之外。

（2）纤维型：淋巴组织和滤泡变性萎缩，间质内纤维组织增生，因瘢痕收缩，扁桃体变小而坚韧。常与腭弓及扁桃体周围组织粘连。

（3）隐窝型：扁桃体隐窝内积留大量脱落上皮细胞及淋巴细胞、中性粒细胞和细菌，聚集而形成脓栓，或由于炎性瘢痕粘连而致隐窝口狭窄，隐窝内容物不能排出，形成脓栓性感染灶。

（二）中医病因病机

本病常因患者素体虚弱，或久病损耗正气，抗邪无力迁延而成。其慢性炎症过程的体质病理学基础多表现虚实夹杂证型，主要为虚弱质，可兼夹所有的失调体质，即偏热型、偏寒型、偏湿型及偏瘀型。

1. 肺肾阴虚，虚火上炎　邪毒滞留，耗伤阴津，或温热病后，肺肾阴虚，津液不足，咽窍

失养，阴虚内热，虚火上炎，结于喉核而为病。

2.脾胃虚弱，喉核失养　素体脾胃虚弱，气血生化不足，喉核失养，或脾不化湿，湿浊内生，结于喉核而为病。

3.痰瘀互结，凝聚喉核　余邪滞留，日久不去，气机阻滞，痰浊内生，气滞血瘀，痰瘀互结喉核，脉络闭阻而为病。

二、临 床 表 现

（一）症状

本病主要表现为频发咽痛，易"感冒"。平时自觉症状较少，有咽部不适、咽干、咽痒、异物感、刺激性咳嗽、口臭等症状。小儿扁桃体过度肥大，可致呼吸不畅，出现打鼾、言语含混不清、吞咽不利等症状。由于经常被咽下的脓性分泌物刺激胃肠，或因隐窝内感染性坏死物分解而产生的毒素被吸收，可引起消化不良、头痛、乏力、低热等全身症状。

（二）体征

腭扁桃体和腭舌弓慢性充血呈暗红色，隐窝口可见黄白色脓点，挤压时可见干酪样物渗出。扁桃体大小不一。在青少年多肥大，在成人则较小，但有瘢痕形成，表面凹凸不平，常与腭舌弓及腭咽弓粘连。下颌角淋巴结常有肿大。

（三）并发症

慢性扁桃体炎可经变态反应引发风湿性关节炎、心肌炎、肾炎等，常被视为全身性感染病灶之一。临床上应综合考虑相关因素，尤其是扁桃体感染"病灶"反复急性发作史与肾炎等继发病病情的波动关系以准确识别。

三、诊 　 断

（一）病史

本病患者常有急性扁桃体炎反复发作史，且发病时间在2个月以上。

（二）症状

1.局部症状　有咽部不适、咽干、咽痒、异物感、刺激性咳嗽、口臭等症状。小儿扁桃体过度肥大，可致呼吸不畅，出现打鼾、言语含混不清、吞咽不利等症状。

2.全身症状　因隐窝内感染性坏死物分解而产生的毒素被吸收，可引起消化不良、头痛、乏力、低热等全身症状。

（三）检查

1.喉镜检查　腭扁桃体和腭舌弓慢性充血呈暗红色，隐窝口可见黄白色脓点。

2. 实验室检查 血常规通常可无改变，涉及并发症时，尿中红细胞数量、尿蛋白改变，血沉、抗链球菌溶血素"O"、血清黏蛋白、心电图等出现变化。

四、鉴别诊断

1. 扁桃体生理性肥大 多见于小儿和青少年，无自觉症状，扁桃体光滑、呈淡红色，隐窝口结构清晰，无分泌物潴留，与周围组织无粘连，触之柔软，无反复急性炎症发作病史。

2. 扁桃体角化症 常易误诊为慢性扁桃体炎。角化症为扁桃体隐窝口上皮过度角化，出现白色尖形砂粒样物，触之坚硬，附着牢固，不易擦拭掉。如用力擦除，则遗留出血创面，类似角化物也可见于咽喉壁和舌根等处。

3. 扁桃体肿瘤 良性肿瘤以乳头状瘤多见，恶性肿瘤以鳞状细胞癌、淋巴肉瘤或非霍奇金淋巴瘤较常见。局部表现为单侧扁桃体肿大，伴有溃烂，并可累及腭弓或软腭，常伴有同侧颈淋巴结肿大。诊断需依靠组织病理学检查。

五、西医治疗

合理饮食，注意生活规律，预防上呼吸道感染，避免接触变应原。

（一）药物治疗

合理应用各种增强免疫力的药物，如转移因子、脾氨肽口服 1 个月，可增强体质。

（二）手术治疗

在保守治疗无效的情况下，可进行扁桃体切除术，常见的术式有扁桃体剥离法、扁桃体挤切法、低温等离子、超声刀，或施以激光、微波、射频等方法，但应注意预防手术并发症。

六、中医辨证论治

（一）辨证要点

1. 辨缓急 乳蛾，病生喉核，有缓急之别。急乳蛾起病较急，病程较短，有发热，检查可见扁桃体充血呈鲜红或深红色肿大，表面有脓点，严重者有小脓肿；反复发作则转化为慢乳蛾，病程较长，不发热或有低热，检查见扁桃体肿大、充血呈暗红色，或不充血，表面有脓点，或挤压后有少许脓液溢出。临证时应注意疾病的传变与转化。

2. 辨扁桃体形态色泽 扁桃体肿大暗红或干瘪，表面不平，或有细白星点，扁桃体被挤压时，有黄白色腐物自隐窝口内溢出，多属肺肾阴虚；扁桃体淡红或淡暗、肥大，溢脓白黏，多属脾胃虚弱；咽部黏膜暗红，扁桃体肥大质韧，表面凹凸不平，多属痰瘀互结。

3. 辨脏腑 肺肾阴虚证，见咽部干燥、微痒微痛、梗梗不利，全身可伴午后颧红、手足心热、失眠多梦，或干咳痰少而黏、耳鸣眼花、腰膝酸软，舌质干红少苔、脉细数。脾胃虚弱证，可见咽干痒不适、异物梗阻感，咳嗽痰白，胸脘痞闷，易恶心呕吐，口渴不欲饮，大便不实，舌质淡，苔白腻，脉缓弱等。

4.辨虚实 乳蛾发作，急性期以邪实为主，慢性期以本虚标实为多。乳蛾由于致病因素不同、发病原因不同、病程长短不一，其病情演变亦有虚实之分。急乳蛾多为风热外侵、肺胃热盛、内外邪热相搏，一派热象，是谓实证。久病失治，邪热伤阴，或温热病后阴液不足，虚火上扰，致使出现慢性乳蛾，为正虚邪恋，是谓虚证或虚实夹杂证。虚证多为久病，红肿始退，身热已平，咽部干痒不适，异物梗阻感，手足心热，倦怠乏力，懒动少言，脉细弱，体质虚弱；虚实夹杂证可见喉关暗红，喉核肥大，表面凹凸不平，痰黏难咯，舌质暗有瘀点，苔白腻，脉细涩等。本病既可由虚而成本虚标实之证；亦可由实致虚而成实中夹虚之证；或由实致实而成痰气交结，或气滞血瘀等证。因此，在临证时要注意急慢性的辨病及辨证相结合以辨别虚实。

（二）治疗原则

慢乳蛾偏于本虚，然余邪尚存，亦见虚实夹杂。虚证有气虚、血虚和阴虚，而尤以阴虚为多。实证，有热毒、气滞、血瘀和痰浊，又尤以血瘀和气滞为多见。凡治虚证，须先审明病因，辨清病位，以定病之所由起，再辨证之兼夹。偏于肺阴虚者，宜养阴清肺，生津润燥；偏于肾阴虚者，宜滋阴降火，清咽利喉；脾胃虚弱者，宜健脾和胃，祛湿利咽。病因与病位相结合，方能获得良效。又因阴虚生热，热极生燥或热盛动风而成种种变证，治宜滋阴与降火，或润燥、息风并治，或在主治方中加入清热降火、润燥、息风之品，随证治之。凡治实证，应以理气行滞，活血化瘀为主，随证再加入清热、降火、化痰和燥湿之品。虚实兼夹之治最宜斟酌，若一味补虚则碍邪，一味攻邪则伤正，因此治宜攻补并用。具体应用，当仔细辨别病之虚实孰轻孰重，随证治之，方能取效。

（三）分型论治

1.肺肾阴虚，虚火上炎证

主要证候：咽部不适，微痒微痛，灼热干燥，午后症状加重。扁桃体肥大或萎缩，表面不平，色暗红，或有黄白色脓点；扁桃体被挤压时，有干酪样物溢出。伴有咳嗽少痰，午后颧红，手足心热，耳鸣眼花，口干舌燥，腰膝酸软，大便干等症状。舌红少苔，脉细数。

证候分析：肺肾阴虚，津不上乘，咽喉失于濡养，加之虚火上扰，故见咽喉干燥、微痒微痛，梗梗不利；阳明经气旺，阴分受克制，故午后症状加重；虚火灼腐喉核，气血不畅，故见喉核肿大暗红或干瘪，隐窝口有黄白色腐物，喉关亦暗红肥厚；阴虚火旺，故午后颧红、手足心热、失眠多梦、大便干；肺阴虚则干咳痰少而黏；肾阴虚则腰膝酸软；舌红少苔、脉细数为阴虚之象。

治法：滋养肺肾，清利咽喉。

代表方：百合固金汤（《医方集解》）。

方中百合甘苦微寒，滋阴清热，润肺止咳；生地黄、熟地黄并用，滋肾壮水，其中生地黄兼能凉血止血。三药相伍，为润肺滋肾，金水并补的常用组合，共为君药。麦冬甘寒，协百合以滋阴清热，润肺止咳；玄参咸寒，助二地滋阴壮水，以清虚火，兼利咽喉，共为臣药。当归治咳逆上气，伍白芍以养血和血；贝母清热润肺，化痰止咳，俱为佐药；桔梗宣肺利咽，化痰散结，并载药上行；生甘草清热泻火，调和诸药，共为佐使药。

2. 脾胃虚弱,喉核失养证

主要证候:咽部不适,微痒微干,异物梗阻感。扁桃体肥大,色淡红或微暗,挤压扁桃体时有白黏脓溢出。伴有咳嗽痰白,倦怠纳呆,胸脘痞闷,口淡不渴,易恶心呕吐,大便时溏。舌质淡,苔白腻,脉缓弱。

证候分析:脾气虚,清阳不升,喉核失养,故咽部干痒不适;浊阴不降,气机不利,故有异物阻塞感,易恶心呕吐;脾虚湿困,则见喉核淡红或淡暗肥大,溢脓白黏;脾胃虚弱,运化失职,则纳呆便溏,口淡不渴;脾胃虚弱,运化失职,则纳呆便溏,口淡不渴;脾虚气血生化不足,则神疲乏力;舌淡苔白,脉缓弱为脾虚之象。

治法:益气健脾,和胃利咽。

代表方:六君子汤(《医学正传》)。

方中人参为君,甘温益气,健脾养胃。臣以苦温之白术,健脾燥湿,加强益气助运之力;佐以甘淡之茯苓,健脾渗湿,苓、术相配,则健脾祛湿之功益著。使以炙甘草,益气和中,调和诸药。四药配伍,配伍半夏、陈皮燥湿化痰,六药配伍,共奏益气健脾之功。

3. 痰瘀互结,凝聚喉核证

主要证候:咽干不利,或刺痛胀痛,异物梗阻感,迁延不愈。扁桃体肥大质硬,表面凹凸不平,色暗红,下颌角淋巴结肿大。舌质暗有瘀点,苔白腻,脉细涩。

证候分析:痰瘀互结于喉核,气机不畅,故咽干涩不利、刺痛、胀痛,喉关暗红,喉核肥大质韧,表面凹凸不平;痰湿阻滞,肺气不得宣降,则咳嗽痰白,痰黏难咳,胸脘痞闷;舌暗,苔薄白,脉细涩为内有痰瘀之象。

治法:活血化瘀,祛痰利咽。

代表方:会厌逐瘀汤(《医林改错》)合二陈汤《太平惠民和剂局方》。

方解:会厌逐瘀汤中桃仁、红花为行血破血之要药,为君药;玄参、桔梗、生地黄养阴清热,解毒利咽,为臣药。赤芍、当归、柴胡、枳壳活血通络,行气解郁,为佐药。桔梗、甘草二药配伍,共为使药,解毒利咽,桔梗载药上行,直达会厌;甘草调和诸药。二陈汤中半夏辛温性燥,善能燥湿化痰,且又和胃降逆,为君药。橘红为臣,既可理气行滞,又能燥湿化痰。佐以茯苓健脾渗湿,渗湿以助化痰之力,健脾以杜生痰之源。橘红、茯苓是针对痰因气滞和生痰之源而设,煎加生姜,既能制半夏之毒,又能协助半夏化痰降逆、和胃止呕;复用少许乌梅,收敛肺气,与半夏、橘红相伍,散中兼收,防其燥散伤正之虞,均为佐药。以甘草为佐使,健脾和中,调和诸药。二方合用增强活血化瘀,祛痰利咽之功。

(四)特色疗法

1. 中成药治疗

(1)金嗓利咽丸:水蜜丸,口服,一次 60~120 丸,一日 2 次。健脾化痰,利咽清喉,用于脾胃虚弱型乳蛾。

(2)健民咽喉片:含服,一次 2~4 片,每隔 1 小时 1 次。清咽利喉,用于慢性扁桃体炎。

(3)开喉剑喷雾剂:喷患处,一次适量,一日数次。清热解毒,消肿止痛,用于小儿急慢性扁桃体炎。

(4)桂林西瓜霜喷剂:喷(吹)敷患处,一次适量,一日数次。清热解毒,消炎止痛,用于慢性扁桃体炎。

2. 针灸疗法

（1）体针：选太溪、鱼际、三阴交、足三里，针刺，平补平泻，留针 20～30 分钟，每日 1 次。

（2）耳针疗法：取咽喉、肾上腺、皮质下、脾、肾等穴埋针，每日以中强度按压 2～3 次。亦可用王不留行籽贴压，每日以中强度按压 3～4 次，以加强刺激。

3. 按摩法　颈部，沿喉结旁开 1 寸、2 寸处，取纵向平行线；项部，自第一颈椎棘突至第七颈椎棘突，旁开 1 寸、2 寸、3 寸，取纵向平行线。施以揉按点压的手法，以达到疏通经络，通畅气血，散结消肿的作用。

4. 其他疗法

（1）含漱：用金银花、菊花各适量煎水含漱，每日数次。

（2）吹药：扁桃体隐窝有脓点者，可选用珠黄散、双料喉风散等直接吹于患处，每日数次。

（3）含药：可选用铁笛丸、西瓜霜含片、新癀片等含服以清热解毒利咽。

（4）雾化吸入：可用清热解毒利咽的中草药煎水，蒸气吸入，或双黄连粉针剂雾化吸入，每日 1～2 次。

七、康 复 治 疗

（一）心理治疗

情绪对身心健康有着积极的作用，应对患者的思想情况做好了解。慢性扁桃体炎易反复发作，给患者造成很大的精神负担，对疾病存在恐惧及疑虑。病程较长的患者常伴有多疑、焦虑、紧张等精神症状和心理压力。异常心理及行为对慢性咽炎迁延不愈有影响，这时患者可以参与一些愉快轻松的事情，来放松精神，同时家属及朋友应给予患者关心与帮助，疏导患者的情绪，帮助患者排除焦虑不安的因素，从而促进疾病尽快康复[2]。

（二）饮食疗法

多食清润之品，不食辛辣、刺激性食物，或较硬、过热、酸性、油炸性食物等，以免刺激咽部引起不适，加重扁桃体充血。应多饮水，增加排泄。注意休息，少喝碳酸饮料，多喝水，最好是淡盐水，多吃流食，如粥之类的。注意不要感冒或上火，多刷牙漱口，保持口腔清洁。可以通过一些食谱起辅助治疗作用，比如百合炖香蕉、百合羹、枸杞炖猪肉等，都是有效的。可以多吃清爽下火、柔嫩多汁的食品，如橘子、广柑、菠萝、甘蔗、橄榄、鸭梨、苹果等。对于扁桃体手术后的患者，可以在术后适当进食流质食物，既能补充能量，还可镇痛。

（三）日常护理

对于患病儿童，一般 3～10 岁时扁桃体最大，10 岁以后逐渐萎缩，应养成不挑食的良好习惯。儿童时期的扁桃体炎是防治的重点。成人戒除烟酒，是预防慢性扁桃体炎的重要一点。注意保持口腔清洁，饭后勤漱口，早晚刷牙；温盐水漱口有助于缓解咽喉疼痛等不适症状。慢性扁桃体炎或扁桃体肥大患者在保守治疗无效的情况下可以行扁桃体切除术。平时注意预防流感等传染病的发生，谨防转为扁桃体炎急性发作[3]。

（四）起居调节

慢性扁桃体炎迁延难愈究其根本还是不健康的起居习惯，免疫力下降。这也是为什么儿童容易患病的原因。需要通过饮食和运动来改善体质，增强机体免疫力。冬天时更要加强锻炼，多参与户外活动，这样能够增强身体对寒冷的适应能力，减少扁桃体发炎的机会。空气干燥可能加重咽部不适，天气干燥时可使用空气加湿器适当增加周围的环境湿度。建议充分休息，规律作息，避免熬夜和过劳，保证睡眠时间充裕。加强个人卫生管理，确诊扁桃体炎后及时换牙刷[4]。

八、预防与调护

（1）彻底治愈急性扁桃体炎，以免迁延为慢性扁桃体炎。

（2）对于慢性扁桃体炎反复发作者，应积极治疗，以免形成并发症。

（3）注意口腔卫生，及时治疗邻近组织疾病。

参 考 文 献

[1] 冷辉，孙海波，吕洪，等. 中医烙法治疗慢性扁桃体炎临床研究 [J]. 辽宁中医杂志，2008（9）：1346-1349.

[2] 付丽. 心理因素对急性化脓性扁桃体炎儿童转归的影响 [J]. 中国误诊学杂志，2010，10（31）：7615-7616.

[3] 王文娟，叶琳，娄小平，等. 1 例慢性扁桃体炎合并 IgA 肾病患者行扁桃体切除术的护理 [J]. 中华护理教育，2019，16（1）：67-69.

[4] 黄明愉，李一纯，林伟兰，等. 推拿治疗肺胃热盛证小儿慢性扁桃体炎 26 例 [J]. 中国针灸，2020，40（11）：1203-1204.

（郭　岩　汪婧怡）

第五节　腺样体肥大

腺样体因炎症的反复刺激发生病理性增生，称腺样体肥大（adenoid vegetation）。腺样体又称咽扁桃体，位于鼻咽顶后壁中线处，为咽淋巴内环的组成部分。腺样体出生后即存在，一般儿童的腺样体都比较大，尤其是 5 岁左右时，如不影响鼻呼吸，属生理性肥大。8～10 岁以后，腺样体逐渐萎缩。腺样体肥大主要见于儿童，在寒冷、潮湿、气候多变地区较多见。腺样体肥大者，往往合并有腭扁桃体肥大。

中医古代无相应病名，但《灵枢·忧恚无言》有"颃颡者，分气之所泄也……人之鼻洞涕出不收者，颃颡不开，分气失也"的记载，其特点与本病类似。故有人称之为"颃颡不开症"，或"颃颡闭塞症"。

一、病因病机

（一）西医病因病理

1.病因 鼻咽部炎症刺激，或患鼻炎、鼻窦炎时脓性分泌物长期刺激，使腺样体发生慢性炎症反应，逐渐增生肥大。肥大的腺样体堵塞后鼻孔，又可加重鼻及鼻窦炎症，对腺样体的刺激加剧，形成恶性循环。

2.病理 肥大的腺样体表面黏膜由纤毛柱状上皮化生为鳞状上皮，淋巴组织增生，嗜酸性粒细胞增多，淋巴细胞浸润，血管壁增厚，纤维结构肿胀。

（二）中医病因病机

1.气虚痰凝 小儿先天不足，后天失养，久病耗伤肺气，致肺脾气虚，反复感受外邪，痰浊与邪毒结滞，阻于颃颡。

2.气血瘀阻 久病失治，迁延不愈，致邪浊阻于颃颡脉络，壅遏气血，血行不畅，渐致成瘀。

二、临床表现

（一）症状

1.局部症状

（1）鼻部症状：鼻阻塞为主要症状，可有张口呼吸、闭塞性鼻音等。

（2）咽、喉及下呼吸道症状：因肥大的腺样体阻碍鼻呼吸，患儿常张口呼吸，睡眠不安，鼾声明显。由于分泌物的刺激，致咽部不适，声音改变，阵咳或呈支气管炎样表现。

（3）耳部症状：咽鼓管咽口受压而阻塞，可并发分泌性中耳炎、化脓性中耳炎，出现听力减退、耳鸣、耳闷、耳流脓、鼓室积液征等。

（4）腺样体面容：由于长期张口呼吸，影响颌及面颅骨发育，致上颌骨狭长，腭骨高拱变窄，牙列不齐，咬合不良，上下唇不闭合呈半张口状，表情淡漠，面容呆板，即所谓"腺样体面容"。

2.全身症状 可有厌食，呕吐，消化不良，发育差，鸡胸，或出现贫血，消瘦，低热，反应迟钝，注意力不集中，头痛，夜惊，磨牙，遗尿等症状。

（二）体征

咽部黏膜充血，咽后壁可附有脓性分泌物。鼻咽顶及后壁有明显增生的肥厚分叶状淋巴组织，形如半个剥了皮的橘子。鼻咽部指诊，可扪及柔软块状物。鼻镜检查可见肿大的腺样体下垂，与软腭背面相接触或接近，其间仅有少许空隙。

三、诊　断

（一）病史

本病患者可有急慢性鼻-鼻窦炎、变应性鼻炎、鼻咽炎、感冒、慢性扁桃体炎等反复发作史。

（二）症状

1. 主要症状　鼻塞、打鼾、张口呼吸。

2. 伴随症状

（1）局部症状：耳鸣、听力下降、耳痛、耳胀闷；流涕、闭塞性鼻音；咽喉不适、咳嗽、支气管炎样表现。

（2）全身症状：营养发育不良、反应迟钝、注意力不集中、夜惊、磨牙、遗尿等症状。

（三）检查

鼻内镜或纤维鼻咽镜检查可见鼻咽部红色块状隆起，超过咽腔 1/2；鼻咽部 X 线侧位片、CT 提示腺样体增生肥大或 A/N 值＞0.6。

四、鉴别诊断

1. 慢性鼻窦炎　为鼻窦的慢性化脓性炎症。临床常表现为鼻塞、鼻流脓涕，鼻塞可于擤净鼻涕后暂时减轻，常伴有头痛、嗅觉减退。鼻腔检查示鼻甲肥大，鼻道可见脓性分泌物附着。鼻窦 CT 检查窦腔内可见密度增高影，常提示窦腔黏膜增厚或有液平，腺样体不大。但有时两者可以同时存在，互为因果。

2. 慢性鼻炎　是鼻黏膜及黏膜下层的慢性炎症，可分为慢性单纯性鼻炎和慢性肥厚性鼻炎，前者是以鼻黏膜肿胀、分泌物增多为特征的鼻黏膜慢性炎症，后者是以黏膜、黏膜下层甚至骨质的局限性或弥漫性增生肥厚为特点的鼻腔慢性炎症。临床表现为间歇性或持续性鼻塞，张口呼吸，活动后减轻。鼻腔检查可见黏液样分泌物，鼻甲充血肿胀或增生肥厚。腺样体不大。

3. 慢性扁桃体炎　急性扁桃体炎反复发作或因隐窝引流不畅，窝内细菌、病毒滋生感染而演变为慢性炎症。慢性扁桃体炎伴随增生肥大时，会出现张口呼吸、打鼾、鼻塞等腺样体肥大症状，但除此之外，此病还有咽痛、发热、咽部异物感等症状，常反复发作。咽部检查可见腭扁桃体充血，或可见肥大，超出咽腭弓甚或中线，挤压扁桃体可见隐窝口有黄白色干酪样物溢出，扁桃体表面可见瘢痕，与周围组织粘连。腺样体不大。本病临床上常与腺样体肥大同时发病，儿童常见。

4. 扁桃体生理性肥大　3～5 岁儿童多见，检查扁桃体可肿大至Ⅲ度，虽有打鼾、呼吸困难、吞咽困难等症状，但无鼻塞、流涕及其他症状。

腺样体肥大常与上述疾病并发，临床上不易绝对区分。

五、西 医 治 疗

（一）保守治疗

注意营养，预防感冒，提高机体免疫力，积极治疗原发病。随着年龄的增长，腺样体将逐渐萎缩，病情可能得到缓解或症状完全消失。

（二）药物治疗

鼻塞严重时可适当短时间应用低浓度麻黄素滴鼻液、盐酸赛洛唑啉鼻喷剂鼻腔给药，以缓解鼻塞症状。以鼻用糖皮质激素喷鼻，有助于减轻症状，缩小腺样体体积，降低手术概率。

（三）手术治疗

如保守治疗无效，应尽早手术切除腺样体，常同扁桃体切除术同时进行，如果扁桃体不大且很少发炎则可单独行腺样体切除。

六、中医辨证论治

（一）辨证要点

1. 辨虚实 腺样体肥大之因有虚、有实。素体多病，发育障碍，头痛健忘，形体瘦弱，神疲乏力，面色㿠白，脉细无力者多属虚证；形体壮实，呼吸气粗，鼾声有力，腺样体硬实，舌暗红，或有瘀斑者多属实证。实者，多责之气血瘀阻或痰湿凝结；虚者，则多归咎于肺肾阴虚或脾肺气虚。一般而言，病程短，年龄小者，以虚火上炎居多；病程长，年龄偏大者，则以痰湿困结居多；发病久远，屡屡反复者，又以气血瘀阻居多。在病程不断迁延变化中，以上情况也常互相转化或互相兼夹为病。肺肾阴虚者，虚火灼烁血脉日久，血脉涩滞，变生阴虚血瘀之证；虚火灼津为痰，亦可变生阴虚痰结之候；肺脾气虚，日久不复，则无力推动血行，渐成气虚血瘀证。

2. 辨腺样体形态色泽 腺样体肿大色红或暗红，触之不硬，分泌物为黄白色，量不多者，多属肺肾阴虚；腺样体肿大色淡，触之柔软，分泌物色白量多者，多属肺脾气虚；腺样体肿大暗红，上布血丝，触之较硬实者，多属气血瘀阻。

3. 辨脏腑 本病病位主要在肺，与脾、肾相关。常见肺肾阴虚或肺脾气虚。肺肾阴虚者，症见涕黄白，量不多，口咽干燥，夜间打鼾，形体消瘦，少寐多梦，腺样体肿大红色或暗红，触之不硬；肺脾气虚者，症见涕黏白或清稀，睡眠时有鼾声，咯痰色白，肢体倦怠，纳少腹胀，大便溏泄，表情淡漠，颜面色白，腺样体肿大色淡，触之柔弱。

（二）治疗原则

古人认为肺窍不利，肺气闭绝，气滞血瘀为引起鼾眠的一个重要原因，故治当宣通肺气，散结化瘀，以使气血调和。《黄帝内经太素》言："喉咙上孔名颃颡。"可见颃颡即指现在的腺样体。张景岳认为颃颡之窍不开，清气不行，致气滞湿停而"浊液聚"，日久聚湿生痰。故当治以行气化痰。概而言之，腺样体肥大的病理因素主要为痰浊、气滞、血瘀，当分别予以化痰、行气、活血治法。然而小儿形气未充，肺脾常不足，肾常虚。在治法上当健脾补肺以杜生痰之源，肾阴虚当滋肾填精，阳虚当补肾助阳。

（三）分型论治

1. 气虚痰凝颃颡证

主要证候：鼻塞，流涕，张口呼吸。咳嗽，易感冒，注意力不易集中，鼾眠，夜惊，磨牙，消瘦，纳差，便溏。鼻咽部见腺样体肥大。舌苔薄白或腻。

治法：益气健脾，化痰散结。

代表方：六君子汤（《医学正传》）合消瘰丸（《医学心悟》）。

常用药：人参、白术、茯苓、炙甘草、陈皮、半夏、生牡蛎、玄参、贝母。

方中四君子汤健脾益气，为主药。半夏、陈皮化痰降逆止呕，为辅药。炙甘草兼为使药，调和诸药。全方补脾气，化痰湿，扶脾治本中兼化痰湿，标本两顾。玄参清热滋阴，凉血散结；牡蛎软坚散结；贝母清热化痰。三药合用，可使阴复热除，痰化结散，瘰疬自消。

2. 气血瘀阻颃颡证

主要证候：鼻塞，流涕，张口呼吸，讲话鼻音重，耳鸣，耳堵塞感，精神萎靡，注意力不集中，智力迟钝，鼾眠，遗尿。检查见腺样体过度肥大或呈"腺样体面容"。舌质暗淡，有瘀点，苔薄白。

治法：活血化瘀，散结开窍。

代表方：会厌逐瘀汤（《医林改错》）。

常用药：桃仁、红花、生地黄、当归、赤芍、枳壳、桔梗、柴胡、玄参、甘草。

方中桃仁、红花、当归活血化瘀；玄参、生地黄、桔梗、甘草养阴生津，化痰，清热解毒，开宣肺气；柴胡、赤芍、枳壳疏肝理气解郁；上药合用，使气滞得解，瘀血得除，痰浊得化，咽喉得润，散结消肿开音，其症自愈。

（四）特色疗法

1. 中成药治疗

（1）小儿咽扁颗粒：适用于咽部不适较明显的腺样体肥大者。

（2）鼻渊通窍颗粒或利鼻消炎丸（黑龙江中医药大学附属第一医院院内制剂）：适用于鼻塞症状较重的腺样体肥大者。

2. 啄治法

是一种中医外治疗法。患者取坐位，头部放在有靠背的椅子上，儿童需家长抱扶固定头部，张口。医生面对患者，左手持压舌板压持舌前1/3，暴露腭扁桃体，不用任何麻醉，用一次性扁桃体手术弯刀，在扁桃体隐窝口及周围做点刺、挑割动作，每刀深度为2～3mm，每侧4～5下，伴少量出血，以吐2～3口血为适度。每周1～2次，5次为1个疗程，一般不超过2个疗程。一般腺样体肥大伴有慢性扁桃体炎患者适用，此种疗法可控制全身炎性反应，并能提高咽部及鼻咽部的免疫功能，从而减小肥大的腺样体组织。

3. 针灸疗法

（1）针刺疗法：以取肺、肾、脾、胃经穴位为主。如肺经的尺泽、孔最、列缺、鱼际；胃经的足三里、丰隆、内庭、厉兑；脾经的三阴交、阴陵泉；肾经的太溪、照海；亦可选膀胱经的肺俞、胃俞、脾俞、肾俞等。临床辨证取穴。

（2）耳针疗法：各证型均可应用。可取肺、肾、脾、胃、咽喉、内鼻、内分泌、皮质下、肾上腺等穴，每次选 2～3 穴，埋针，或以王不留行籽贴压耳穴，令患者每日自行揉按 1～2 次。

4. 推拿按摩法

（1）开天门，推坎宫，揉太阳，按揉耳后高骨，配合擦鼻翼两侧，热透为度来预防外感。

（2）肺热伤阴型，需要用滋阴的手法：清肺经 300 次，以手指轻轻按揉合谷穴 1～2 分钟。清天河水 200 次，如果容易便秘则加清大肠 200 次、推下七节骨 300 次、顺时针摩腹 3～5 分钟。点按太溪、涌泉穴各 1 分钟，二马穴按揉 1～2 分钟，可滋阴清火。

（3）患者取俯卧位，医生以掌根直推脊柱及脊柱两侧的肌肉，再擦热肩胛骨内侧的肺俞穴，擦热腰骶部，以热为度，配合捏脊 5～10 遍，三捏一提 2 遍，双手搓热，然后温热肾俞；捏背 10 次，擦脊背“工字型”100 次，热透为度，按揉双侧足三里 1～2 分钟。可补益气血，增强体质。

5. 中药超声雾化　金银花 25g、鱼腥草 25g、野菊花 20g、黄芩 20g、薄荷 10g。制成中药制剂超声雾化治疗。

七、康复治疗

（一）饮食疗法

合理的饮食结构对腺样体肥大有一定的帮助。腺样体肥大可能与机体免疫功能低下密切相关，因此调整饮食结构，增加机体免疫力对防治腺样体肥大可能有一定帮助。增加食物多样性，以摄取多元化营养；多食新鲜蔬菜、水果，原因是其中富含不同抗氧化、调节免疫力的物质；适当地增加脂肪酸可降低体内发炎因子细胞激素的生成，改善免疫功能。

（二）生活习惯调理

通过运动、调整作息时间、保证食物中维生素及微量元素的摄取，合理饮食：多吃含钙食物，增强机体抗病能力。研究发现，腺样体肥大患者可能与过敏体质相关，因此，对于过敏体质者，要注意使患者远离相关过敏原以免引发免疫反应。

（三）微波治疗

使用耳鼻喉科微波多功能治疗仪，功率根据患者的年龄、体质量、疾病的程度应用；部位应为与下鼻甲、中鼻甲、中鼻道、嗅裂相对应的外鼻部位；两侧下颌角下方 1/2，相比邻的颈部 1/2；颏下 1/2，相邻的颈部 1/2，1 个疗程为 20 小时，平均治疗 5～8 个疗程[1]。

八、预防与调护

（1）鼻塞严重，鼻涕较多时，不可强行擤鼻，以免鼻涕窜入耳窍，引发或加重耳闭、脓耳；

或使鼻涕窜入窦腔，引发鼻渊。

（2）积极彻底治疗鼻窒、鼻渊、伤风鼻塞、乳蛾等鼻咽部疾病，以防病情迁延，邪毒滞留。

（3）饮食宜清淡而富营养，忌生冷、肥甘、辛辣等刺激性食物；忌过饱过饥。

（4）小儿当加强营养及日常生活调护，增强机体抗病能力。

（5）慎起居，避免外邪侵袭。

参 考 文 献

[1] 林虹. 微波治疗对于小儿腺样体肥大的影响 [J]. 中国医药指南，2018，16（14）：153-154.

（李　岩）

第六节　　急性会厌炎

急性会厌炎又称急性声门上喉炎，是一种危及生命的严重感染性疾病，可引起喉阻塞而窒息死亡。男性发病率较高。成人、儿童均可患本病，但小儿患者病情较重。本病全年均可发生，以冬春季节较多见。

急性会厌炎属于中医学"喉痈"范畴，因发生部位在会厌，所以称"会厌痈"。

一、病 因 病 机

（一）西医病因病理

1. 病因

（1）感染：为最主要的病因。常见的致病菌为流感嗜血杆菌、溶血性链球菌、葡萄球菌、肺炎双球菌等，也可与病毒混合感染而发病，多经呼吸道途径而感染。

（2）变态反应：可继发于全身或局部变态反应发作期。可因细菌、病毒感染后继发，也可由单纯变态反应性炎症引起，导致会厌迅速水肿，由此引起喉阻塞的概率远高于感染因素。

（3）其他因素：误咽化学物质、吸入有害气体、颈部及喉部创伤及放射线损伤等均可引起会厌的急性炎症。也可因外伤或邻近组织感染（如急性扁桃体炎、舌扁桃体炎、口底炎等）所致。

2. 病理　　会厌舌面及杓会厌襞黏膜较疏松，声门上区的淋巴管极为丰富。因而会厌一旦发生感染，极易出现水肿，甚至发生急性喉阻塞而窒息死亡。

（1）急性卡他型：会厌黏膜急性弥漫性充血、肿胀，大量白细胞浸润。

（2）急性水肿型：会厌的变态反应性炎症以黏膜水肿为主，发病极为迅速，会厌肿胀呈球形。此型易引起喉阻塞。

（3）急性溃疡型：较少见，但病情较重，发展迅速，炎症波及黏膜下层及腺体组织，可有局部黏膜溃疡，或出血。

（二）中医病因病机

本病多因平素肺脾蕴热，复感风热之邪，或创伤染毒，使风热搏结于外，火毒炽盛于内，风痰火毒壅结会厌所致。

1. 风热侵袭，热毒搏结 风热之邪侵袭，最易客犯咽喉，攻于会厌。或平素肺脾蕴热，复感风热之邪，风热邪毒搏结会厌，气道受阻，开合不利。

2. 热毒壅盛，痰火结聚 热毒壅盛，郁滞化火，火动痰生，结聚咽喉，灼腐成脓。火毒痰涎壅滞，故咽喉肿痛，声音难出，汤水难下，呼吸困难。

3. 气阴耗损，余邪未清 热邪毒久灼咽喉，又因咽痛饮食难进，加之清解攻伐，气阴两伤，余邪未清。

二、临床表现

本病起病急骤，咽喉剧痛，吞咽时加重，严重时唾液也难以咽下，讲话言语含糊不清。会厌高度肿胀时可引起吸气性呼吸困难，甚至窒息。

1. 局部症状 咽喉疼痛较剧，吞咽时加重，咽下困难，口涎外溢，言语含混不清。局部症状虽较重，但因声带多无受累，故很少有声音嘶哑。

2. 全身症状 起病急，有畏寒发热，表现为急性痛苦面容。儿童及老年人症状多较严重，体温在38～39℃。

三、诊 断

（一）病史

本病患者可有外感、异物吸入、创伤或邻近器官急性炎症史。

（二）症状

本病起病急骤，咽喉剧痛，吞咽时加重，严重时唾液也难以咽下，讲话言语含糊不清。会厌高度肿胀时可引起吸气性呼吸困难，甚至窒息。

（三）检查

患者呈急性病容，严重时可有呼吸困难。口咽部检查多无明显改变，间接喉镜检查，可见会厌明显充血、肿胀，严重时呈球形。如会厌脓肿形成，红肿黏膜表面可见黄白色脓点。实验室检查：血常规示白细胞总数显著增加，中性粒细胞比例增加。电子喉镜检查可明确诊断。喉部X线侧位片检查，可见到肿大的会厌。

四、鉴别诊断

1. 喉异物 常有异物吸入史，较大的异物可致失声、剧烈咳嗽、呼吸困难、发绀，甚至窒息，严重者可于数分钟内窒息死亡；较小的异物则常致声嘶、喉喘鸣、阵发性剧烈咳嗽。若喉黏膜为尖锐异物刺伤，则有喉痛、发热、吞咽痛或呼吸困难等症状。依据喉异物吸入史，喉镜检查发现异物，喉前后位和侧位 X 线片、喉部 CT 扫描多可确诊。

2. 急性喉气管支气管炎 多见于 3 岁以内的婴幼儿，常先有轻微咳嗽，随后出现哮吼性干咳、喘鸣、声音嘶哑及吸气性呼吸困难。检查可见声带黏膜充血，会厌正常。直接喉镜或支气管镜检查可见声门下及气管黏膜亦显著充血肿胀。

3. 白喉 起病较缓慢，全身中毒症状较重，咳嗽剧烈，呼吸困难发展缓慢，声嘶或失声。喉部检查有成片状灰白色白膜，不易擦去，强行剥离易出血。喉部拭子涂片及培养可找到白喉杆菌。

4. 会厌囊肿 病情缓慢，无全身症状，检查会厌无炎症或水肿表现，会厌可见囊性肿物，多见于会厌舌面。会厌囊肿合并感染时，局部有脓囊肿表现，宜切开排脓治疗。

五、西 医 治 疗

本病治疗以抗感染，防止喉阻塞为基本原则。可给予足量抗生素和糖皮质激素治疗，同时进行中医辨证论治，应严密关注患者的呼吸状态，如呼吸困难严重，应及时行气管切开术。

（一）一般治疗

应卧床休息，减少活动，保持安静，发热明显者应及时降温，保持大便通畅。

（二）抗生素疗法

全身应用足量抗生素，如青霉素类。病情严重及有耐药菌问题者，可联合应用足量头孢类抗生素静脉滴注。

（三）糖皮质激素的应用

糖皮质激素是消除局部水肿最迅速而有效的药物，一般宜早期与抗生素联合应用。成人可予以氢化可的松 100～200mg/d 或地塞米松 5～10mg/d 静脉滴注，儿童用量酌减。

（四）保持气道畅通

气道畅通是成功救治本病患者的关键。密切观察病情变化，对婴幼儿及年老体弱者尤宜加强观察。如为轻度呼吸困难，可给予吸氧、雾化治疗。若病情急重，宜行气管切开术。

（五）会厌脓肿的处理

会厌脓肿一般会自行破溃，无须特殊处理。但脓肿较大者，可在表麻下切开排脓。儿童患者取仰卧头悬垂位，经直达喉镜下切开，用吸引器吸脓，以防脓液误入气管引起窒息。

六、中医辨证论治

（一）辨证要点

1. 辨虚实　本病多为实证，日久虚实夹杂。酝酿期、成脓期以邪实为主，溃脓期以正虚邪存为主。邪实主要以热毒内伏、外邪侵袭、痰火相搏、气血壅盛、结聚不散等为主。实证多为新病，表现为咽喉红肿疼痛，吞咽不利，恶寒高热，呼吸困难，脉数有力等症状。末期偏于本虚，然余邪尚存，属虚实夹杂，多呈气阴两虚，由肺及脾，虚证多为久病，表现为红肿始退，身热已平，倦怠乏力，懒动少言，咽干口渴，脉细而数，体质虚弱。

2. 辨脏腑　肺经伏热证见咽痛、口干、咳嗽痰多、发热恶寒、头痛等，舌质红，苔薄黄，脉浮数。胃腑热盛证可见咽痛剧烈、高热、口臭口干、大便秘结、小便黄赤、舌质红、苔黄厚、脉洪数有力等。脾气虚弱者可见食少纳呆、倦怠乏力、懒动少言、脉细等症。

3. 辨阴阳　临床辨证，要谨守病机，各司其属，调和阴阳，以平为期。阳盛者，其症见咽痛剧烈、高热、口干烦渴、大便秘结、小便短赤、舌质红、苔黄厚、脉洪数有力等。阴虚者，可见精神萎靡、倦怠乏力、懒动少言、舌淡、脉细数等症。

（二）治疗原则

会厌痈一证，总属热毒，但火有内火、外火之分，病有初、中、末三期之辨。察其病因及证变规律与一般外疡阳证相同，而论治大法也多一致。病在初期，若因从外来，当治以疏散风热为主；因从内起，应治以清热泻火为主；在其基础之上加以清热解毒，以顿挫病势，迅速缓解病情，总体治则贵在消散。中期，以解毒排脓为主，应尽早排尽脓液，速求生机。末期，先以扶正固本为主，辅以清解余邪，促进早日康复，贵在治本除根，不留病患。总之要辨证审因，详察病机，各司其属，随证治之。有风邪者宜疏解，有热者宜清热或泻火，正虚者宜扶正。但证有兼夹轻重之分，治有主次缓急之别，配伍有主次之药，各随所宜，随证治之。因此，脓未成者以消散为主；已成者以托毒排脓与切开引流相结合，促其快速痊愈。

（三）分型论治

1. 外邪侵袭，热毒搏结证

主要证候：喉痈初期，咽痛逐渐加重，吞咽不利，吞咽时疼痛尤甚。检查可见患处黏膜色红漫肿或颌下肿胀，触之稍硬。发热恶寒，头痛，周身不适，口干，咳嗽痰多，小便黄。舌质红，苔薄黄，脉浮数。

证候分析：咽喉为肺胃所属，风热邪毒乘虚侵袭，循口鼻入肺系，咽喉首当其冲，邪毒与气血搏结不散，导致气血壅聚而为病。肺经伏热证见咽痛、口干、咳嗽痰多、发热恶寒、头痛等全身其他症状，舌质红，苔薄黄，脉浮数。

治法：清热解毒，消肿止痛。

代表方：五味消毒饮（《医宗金鉴》）。

常用药：金银花、野菊花、蒲公英、紫花地丁、紫背天葵。

方中重用金银花清热解毒，消散痈疮疔肿为君药，野菊花、蒲公英、紫花地丁、紫背天葵四药共为臣药，其中野菊花辛散苦降，苦寒之性尤甚，长于清热泻火，解毒消痈，疮痈疔毒肿痛多用之；紫花地丁和蒲公英二者均为治疗痈、疮、疔、毒之要药，其中紫花地丁味苦、性寒，具有凉血解毒之功效；蒲公英性寒、味甘，既能清解火热毒邪，又能泄降滞气，二者配合以消会厌之痈毒；紫背天葵清热解毒、散瘀消肿，善治外感高热、痈肿疮毒。诸药合用，功专力宏，共奏清热解毒之效。

2. 热毒困结，化腐成脓证

主要证候：咽痛剧烈，胀痛或跳痛，痛引耳窍，吞咽困难，口涎外溢，或张口困难，言语不清，如口中含物，或咽喉阻塞，吸气难入。检查可见患处红肿高突，或隆起顶部红里泛白，触之有波动感，穿刺可抽出脓液。颌下有臖核。高热，头痛，口臭口干，便结溲黄。舌质红，苔黄厚，脉洪数有力。

证候分析：外邪不解，入里化火，引动胃腑积热上攻，内外火热邪毒搏结于咽喉，热毒流窜困于一处，灼腐血肉而化为脓。胃腑热盛证可见咽痛剧烈、高热、口臭口干、大便秘结、小便黄赤、舌质红、苔黄厚、脉洪数有力等。

治法：泻热解毒，消肿排脓。

代表方：仙方活命饮（《校注妇人良方》）。

常用药：金银花、当归尾、赤芍、乳香、没药、陈皮、白芷、防风、贝母、天花粉、穿山甲、皂角刺、甘草。

方中金银花性味甘寒，最善清热解毒疗疮，前人称之"疮疡圣药"，故重用为君；然单用清热解毒，则气滞血瘀难消，肿结不散，又以当归尾、赤芍、乳香、没药、陈皮行气活血通络，消肿止痛，共为臣药；疮疡初起，其邪多羁留于肌肤腠理之间，更用辛散的白芷、防风相配，通滞而散其结，使热毒从外透解；气机阻滞每可导致液聚成痰，故配用贝母、花粉清热化痰散结，可使脓未成即消；穿山甲、皂角刺通行经络，透脓溃坚，可使脓成即溃，均为佐药；甘草清热解毒，并调和诸药；煎药加酒者，借其通瘀而行周身，助药力直达病所，共为使药。诸药合用，共奏清热解毒，消肿溃坚，活血止痛之功。

3. 气阴耗损，余邪未清证

主要证候：咽痛逐渐减轻，身热已平，红肿始退。检查见患处红肿突起已平复，黏膜色红欠润，或溃口未愈合。咽干口渴，倦怠乏力，懒动少言。舌红或淡红，苔薄黄而干，脉细数。

证候分析：末期偏于本虚，然余邪尚存，属虚实夹杂。多呈气阴两虚，由肺及脾。虚证者多为久病，红肿始退，身热已平，倦怠乏力，懒动少言，咽干口渴，脉细而数，体质虚弱。

治法：益气养阴，清解余毒。

代表方：托里消毒散（《校注妇人良方》）。

常用药：人参、黄芪、白术、茯苓、陈皮、川芎、当归、芍药、金银花、连翘、白芷、甘草。

方中人参大补元气，益脾生津；黄芪甘温，善入脾胃，为补中益气要药，不仅有补气健脾之功，还有托毒生肌之效；白术入脾、胃经，为补气健脾第一要药，芪、参、术共用，正气来复，气血充足；茯苓健脾利湿，陈皮理气调中，共同调补脾胃，使脾胃健运，纳谷旺盛，从而促进气血生化的来源；川芎乃血中之气药，可通达气血，当归补血活血，芍药养血敛阴，三药配合共使气血恢复运行；金银花、连翘清热解毒，白芷消肿排毒，共达祛邪外出；甘草一可调和脾胃，助人参补气健脾，二可调和诸药药性，使各药协同发挥作用，相辅相成，三可解毒。

诸药合用，共奏补益气血、托毒生肌、清解余毒之功效。

（四）特色疗法

1.中成药治疗

（1）银翘解毒片、蒲地蓝口服液、防风通圣丸、开喉剑喷雾剂：清热解毒，消肿止痛，用于外邪侵袭，热毒搏结者。

（2）牛黄解毒片、牛黄利咽丸、六神丸、一清胶囊：泄热解毒，化瘀消肿，用于热毒困结，化腐成脓者。

（3）清咽甘露丸、生脉饮：养阴润燥，降火利咽，用于气阴耗损，余邪未清者。

2.排脓法　脓成之后，应及时排脓。在保持气道通畅的情况下，可行穿刺抽脓或切开排脓，并在做好抽吸痰液及气管切开器械的准备下进行，以防脓肿突然破裂，脓液涌入气道，导致窒息。

3.蒸汽吸入法　可用清热解毒、消肿止痛的中药，如金银花、紫花地丁、蒲公英、板蓝根、牡丹皮、赤芍等煎水，每次用 20～30ml，每日 1～2 次。

4.针刺疗法

（1）体针：咽喉肿痛甚者，针刺合谷、内庭、太冲等穴以消肿止痛，用泻法，每日 1 次。张口困难者，针刺患侧颊车、地仓穴，以使牙关开张。

（2）刺血：痈肿未成脓时，可酌情用三棱针于局部黏膜浅刺 5～6 次，或用尖刀轻轻划痕使其出血，以泻热消肿止痛。高热者，用三棱针刺少商、商阳或耳尖，每穴放血数滴，以泻热解毒。

5.穴位注射　取肺俞、胃俞、曲池，每穴注射双黄连注射液或清开灵注射液 1ml，每日 1 次。

6.擒拿法　实热证而见咽痛剧烈、吞咽困难、汤水难下者，可用擒拿法以泻热消肿止痛，以利吞咽。

（1）单侧擒拿法：患者正坐，单手侧平举，拇指在上，小指在下。术者站于患者举手之正侧面，用与患者同侧手的食、中、无名指，紧按患者鱼际背部（相当于合谷穴处），小指扣于腕部，拇指与患者拇指螺纹面相对，并用力向前压紧，另一手拇指按住患者术侧锁骨上缘肩关节处（相当于肩髃穴处），食、中、无名指紧握腋窝处，并用力向外拉开。如此反复多次，此时患者咽喉疼痛明显减轻，助手则将汤药或稀粥喂给患者缓缓咽下。

（2）双侧擒拿法：患者坐在没有靠背的凳子上，术者站在患者背后，用两手从患者腋下伸向胸前，并以食、中、无名指按住锁骨上缘，两肘臂压住患者胁肋，术者胸前紧贴患者背部。位置固定好后，两手用力向左右两侧拉开（沿锁骨到肩胛），两肘臂和胸部将患者胁肋及背部压紧，三方面同时用力，以使患者咽喉部放松，便于吞咽，助手则可将汤药或稀粥喂给患者缓缓咽下。

七、康复治疗

（一）心理治疗

由于患者缺乏本病的基本知识，存在焦虑、紧张等心理反应，且病情较重的患者大多因呼吸困难、窒息感而紧张、恐惧[1]。因此，医者不但要沉着、冷静、迅速、准确地执行医嘱，而且要留守患者身旁，增加其安全感，减轻其心理上的压力。禁声是最有效的治疗措施，要让患者保持安静，避免烦躁以减少氧气的消耗，给予患者精神安慰，使其情绪稳定，积极配合治疗护理。

（二）饮食疗法

患者饮食宜清淡，选择营养丰富，含高维生素、高蛋白的温凉流质或半流质食物，忌烟酒和辛辣、粗硬食物。如伴有高热者，要及时给予物理降温及药物降温，并观察用药效果[2]。

（三）日常护理

患者取半卧位，低流量吸氧，保持呼吸道通畅，鼓励患者轻轻咳出咽部及呼吸道分泌物[3]。保持口腔卫生，进餐前后给予生理盐水或朵贝氏液漱口。嘱患者卧床休息，尽量减少活动，减轻耗氧量及心脏负担。鼓励患者进流食或半流食，提高机体耐受力。保持室内通气，调节适宜的室内温度及湿度。

（四）起居调节

保持病房环境舒适、空气新鲜、整洁与安静，室内温度控制在 20～22℃，空气湿度保持在 60%～70%。床旁放置加湿器，每日 3 次，每次持续 30 分钟。开窗通风，每日 2 次，保持空气清洁。让患者了解治疗环境对气管切开患者的重要性，提高患者依从性，尽量减少病房内的人员流动[4]。

八、预防与调护

（1）锻炼身体，增强体质，预防感冒。

（2）注意饮食起居及保持口腔卫生。

（3）忌食辛辣炙煿、醇酒厚味，以防内热蕴结上灼。

（4）注意劳逸结合，保持心情舒畅，防止过度疲劳和情志刺激。

（5）积极治疗咽喉部急慢性疾病，防止局部炎症扩散。

（6）患病时要适当多饮水，注意休息，保持二便通畅。吞咽困难者，宜进半流质或全流质饮食，以养护胃气。

（7）发病后要积极治疗，严密观察病情变化。脓已成者应及时切开排脓，保持引流通畅，排尽脓液。有呼吸困难者，应做好气管切开的准备。

参 考 文 献

[1] 刘延芳. 急性会厌炎行气管切开抢救护理 [J]. 中日友好医院学报，2000，14（4）：216.

[2] 急性会厌炎病人的护理 [C]. 河南省护理学会. 河南省五官科专科护士培养及岗位管理学术会议论文集，郑州，2013：2.

[3] 刘玉珍. 急性会厌炎的治疗及护理 [J]. 护理研究，2009，23（增刊1）：42.

[4] 唐玉. 气管切开术后的护理体会 [J]. 中外健康文摘，2013，10（6）：306.

（高雪娇）

第七节　急性喉炎

急性喉炎（acute laryngitis）是喉黏膜的急性弥漫性卡他性炎症，以声音嘶哑，声带红肿为主要临床表现。本病占耳鼻咽喉科疾病的 1%～2%，无显著性别差异。冬春季发病率较高。成人患者症状较轻，且很快恢复；儿童患者症状则较重，易导致声门下喉炎和急性喉阻塞。

中医学称本病为"暴暗""急喉瘖"。

一、病因病机

（一）西医病因病理

1. 病因

（1）感染：本病常继发于急性鼻炎、急性咽炎，或与上述两病同时发生。常见的病菌有流感病毒、柯萨奇病毒及肺炎球菌、链球菌、金黄色葡萄球菌等。受凉、疲劳等致机体抵抗力低下为常见诱因。

（2）过度用声：不当用声，如发声过高或过久，剧烈咳嗽等均可引发本病。

（3）其他因素：粉尘、有害气体刺激、烟酒过度、外伤、喉部手术等，均可诱发本病。

2. 病理　喉黏膜弥漫性充血，多形核白细胞及淋巴细胞浸润。随着组织间隙内渗出液的聚集，喉黏膜发生水肿，以声带、室带、杓状软骨处显著，甚至可波及声门下腔。由于黏液腺分泌增加，声带表面可有稀薄的黏液附着。随着炎症的加重，分泌物可变为黏脓样。

（二）中医病因病机

本病多由外感风寒或风热之邪，致肺失清肃，肺气壅塞，气机阻滞，声户肿胀，开合不利造成。肺为华盖之府，乃为"娇脏"，易受外邪侵袭，司呼吸，主皮毛主表；喉为肺之所系，为呼吸必经之窍道，主发音。肺和则气充，气充则窍有所养，肺气宣畅则声音出，故感受外邪，肺失清肃，或邪客咽喉，致声嘶失音。

1. 外感风寒　风寒外袭，先伤皮毛，肺卫失宣，寒邪凝聚于喉咙，导致脉络壅阻，气血凝滞，声门开合不利而瘖。《灵枢·忧恚无言》提出："寒气客于厌，则厌不能发，发不能下至，其开阖不致，故无音。"

2. 外感风热　风热袭肺，肺失宣降，热毒循经上蒸于喉窍，与气血搏结，致气血壅滞，肺络痹阻，喉部肌膜红肿，声门开合不利而为瘖。《圣济总录》说："风邪壅热，客于脾肺之经，邪热随经，上搏于咽喉，则血脉壅遏，故令喉间肿痛，甚则气道窒塞，语声不出也。"

3. 肺胃热盛　平素肺胃积热，复感风热之邪，致肺胃火热炽盛，蒸灼咽喉，声门不利。

二、临 床 表 现

（一）症状

1. 局部症状 声嘶是急性喉炎的主要症状。初起时咽喉痒，微痛，异物感，很快出现声音低沉，逐渐加重，可致声嘶或失音。可伴有咳嗽、咳痰，但一般不严重，如伴有声门下喉炎或气管炎，则咳嗽、咳痰加重。可有喉部不适或喉部微痛，不影响吞咽。

2. 全身症状 较轻，可有周身不适或发热、畏寒等症状，并伴有流涕等上呼吸道感染症状。

（二）体征

喉黏膜弥漫性充血，尤以声带明显，声带由白色变成粉红色或红色。有时可见声带黏膜下出血。声带因肿胀而变厚，两侧声带运动正常，但可有闭合不全。

三、诊 断

（一）病史

本病患者多有受凉感冒或过度用声史。

（二）症状

本病症状表现为声音嘶哑或者失音、喉部疼痛、咳嗽、呼吸困难等。小儿急性喉炎起病较急，主要表现为声嘶、犬吠样咳嗽、吸气性喉喘鸣、吸气性呼吸困难。

（三）检查

1. 间接喉镜检查 可见喉部黏膜弥漫性充血、肿胀，颜色鲜红，声带充血水肿，闭合不严，表面常有分泌物黏附。喉室带、杓会厌襞也显著充血肿胀。必要时可行纤维喉镜、电子喉镜检查。

2. 实验室检查 血常规：初起可无变化，继之可见白细胞总数略有增高。

四、鉴 别 诊 断

1. 白喉 是指以咽喉间起白腐为特征的急性传染病，属时行疫证之一。为燥热疫毒之邪搏结于咽喉，耗伤阴液所致。患者多为小儿，声嘶显著，咳嗽呈犬吠样，饮水反呛，吞咽困难，或见吸气性呼吸困难，喘鸣，甚则心悸怔忡。全身中毒症状明显，可见发热，头痛，神情萎靡，面色苍白，烦躁不安，倦怠无力，食欲减退等。易发生喉梗阻，咽部检查发现有不易剥落的白膜，颌下及颈部可触及肿大之臀核。

2. 功能性失声 是情绪因素而致的突然失语，或只能发耳语，但咳嗽时声音正常，声带无红肿变化。多见于青年妇女，发病突然，也可突然恢复。

3. 急性声门下喉炎　多见于 5 岁以下儿童。声嘶较轻，具有典型的"空—空—"样咳嗽，以声门下充血肿胀为主，可伴有发热及呼吸困难，全身症状较重。

4. 过敏性喉水肿　起病急，发病快，可因水肿部位的不同而出现声嘶、咽痛或呼吸困难等症状。可见声带水肿，黏膜色淡。患者多有过敏史，或有致敏原接触史。白细胞计数多正常，但嗜酸性粒细胞增加。

五、西 医 治 疗

以抗炎、及时消除声带水肿为本病主要治疗原则，可予抗生素和糖皮质激素。

（一）一般治疗

禁声而使声带得到休息。多饮水，禁烟、酒刺激，保持大便通畅。

（二）抗生素及糖皮质激素的应用

可根据病情，选用合适的抗生素。如声带充血肿胀较重，可予糖皮质激素口服。小儿急性喉炎病情较重且变化快，易引起呼吸困难，可给予地塞米松适量肌内注射。

六、中医辨证论治

（一）辨证要点

辨寒热　本病以外邪侵袭多见，属表实之证，所谓"金实不鸣"，但在实证表证之中，又有寒热之分，邪气当辨风寒、风热的不同。病因于风寒，表现为卒然声音不扬，甚则嘶哑，或兼有咽喉微痛，吞咽不利，咽喉痒，咳嗽不爽，咽喉的症状及体征较风热侵袭证为轻，以恶寒发热，头痛，无汗，口不渴，鼻塞流清涕，舌苔薄白，脉浮紧为辨证要点。检查见咽部多无红肿，喉部微红肿，声带淡白或淡红，声门闭合不全。病源于风热，病之初起，喉内不适，干痒而咳，音低而粗，声嘶或失音，或喉内有灼热疼痛感觉，以发热恶寒，头痛，体倦骨痛，舌边微红，苔薄白或薄黄，脉浮数为辨证要点。检查见咽部黏膜红肿不明显，但见喉部红肿，声带淡红。若邪热传里，胃腑热盛，则症状加重，声嘶，甚则失音难言，喉痛增剧，吞咽困难，身壮热，口渴引饮，口臭腹胀，痰黄稠，小便黄赤，大便秘结，舌质红，苔黄厚，脉洪大而数。喉部亦红肿明显，声带鲜红，或有黄白色点状分泌物附于其上，声门闭合欠佳。

（二）治疗原则

当以疏风宣肺为本病治疗大法，或疏风清热，或疏风散寒。在治疗方法上，则宜内外兼治。在初中期可以给予保守治疗，本病转变较快，应注意观察病情变化，一旦出现呼吸困难，病情危重，发展为急喉风，应立即考虑手术治疗，以免耽误病情。

（三）分型论治

1. 风寒外袭证

主要证候：卒然声音不扬，甚则嘶哑，或兼有咽喉微痛，吞咽不利，咽喉痒，咳嗽不爽，检查见咽部多无红肿，喉部黏膜微红肿，声带淡白或淡红，闭合欠佳，或披裂肿胀。鼻塞流清涕，恶寒，发热，头痛，无汗，口不渴。舌苔薄白，脉浮紧。

证候分析：风寒袭肺，脉络受阻，风寒之邪犯肺，阻滞脉络，致使声门开合不利，发为喉瘖，遂见卒然声音不扬，甚则嘶哑，咽喉微痛，吞咽不利。风寒为阴邪，滞而不发，故见舌苔薄白，脉浮紧。

治法：疏散风寒，宣肺开音。

代表方：三拗汤（《太平惠民和剂局方》）。

常用药：麻黄、杏仁、甘草。

方中用麻黄发汗散寒，其不去根节，为发中有收，使不过于汗；用杏仁宣肺降气，止咳化痰，其不去皮尖，为散中有涩，使不过于宣；甘草不炙，乃取其清热解毒，协同麻黄、杏仁利气祛痰。三药相配，共奏疏散风寒，宣肺止咳之功。

2. 风热犯肺证

主要证候：病之初起，喉内不适，干痒而咳，音低而粗，声嘶或失音，或喉内有灼热疼痛感觉，检查见咽部黏膜红肿不明显，但见喉部黏膜红肿，声带充血，闭合不全，披裂充血、肿胀。发热，恶寒，头痛，鼻塞，体倦骨痛等。舌边微红，苔薄白或薄黄，脉浮数。

证候分析：病源于风热，病之初起，喉内不适，干痒而咳，音低而粗，声嘶或失音，或喉内有灼热疼痛感觉，以发热恶寒，头痛，体倦骨痛，舌边微红，苔薄白或薄黄，脉浮数为辨证要点。检查见咽部黏膜红肿不明显，但见喉部红肿，声带淡红。

治法：疏风清热，宣肺开音。

代表方：疏风清热汤（《中医耳鼻咽喉科学》）。

常用药：黄芩、桑白皮、荆芥、防风、金银花、连翘、牛蒡子、桔梗、浙贝母、玄参、天花粉、赤芍、甘草。

方中以黄芩、桑白皮清泄肺中蕴热；荆芥、防风疏风解表；金银花、连翘、牛蒡子清热解毒利咽；桔梗、浙贝母化痰开音；玄参、天花粉、赤芍清利咽喉；甘草调和诸药，全方共奏疏风清热，宣肺开音之效。

3. 肺胃热盛证

主要证候：声嘶渐重，甚则语言难出，喉痛增剧，吞咽困难，喉部黏膜红肿明显，声带鲜红，或有黄白色点状分泌物附于其上，声门闭合不全。身壮热，口渴引饮，口臭腹胀，痰黄稠，小便黄赤，大便秘结。舌质红，苔黄厚，脉洪数或滑数。

证候分析：若邪热传里，胃腑热盛，则症状加重，声嘶，甚则失音难言，喉痛增剧，吞咽困难，身壮热，口渴引饮，口臭腹胀，痰黄稠，小便黄赤，大便秘结，舌质红，苔黄厚，脉洪大而数。喉部亦红肿明显，声带鲜红，或有黄白色点状分泌物附于其上，声门闭合欠佳。

治法：泻热解毒，利喉开音。

代表方：清咽利膈汤（《经验喉科紫珍集》）。

常用药：荆芥、防风、薄荷、牛蒡子、黄芩、黄连、栀子、金银花、连翘、桔梗、玄参、大黄、玄明粉。

方中以荆芥、防风、薄荷、牛蒡子疏风散热；黄芩、黄连、栀子泻热解毒；金银花、连翘清热解毒；桔梗、玄参、大黄、玄明粉解毒消肿，利喉开音。

（四）特色疗法

1. 中成药治疗

（1）喉症丸、六神丸：清热解毒，消肿止痛，适用于风热侵袭型。

（2）新雪丹颗粒或牛黄利咽丹（黑龙江中医药大学附属第一医院院内制剂）：清热解毒，泻火凉血，活血消肿，适用于肺胃热盛型。

（3）冰硼散：吹喉，以清热解毒，消肿利咽。

2. 针灸疗法

（1）体针：常用穴为阳明经、手太阴经、任脉及局部取穴。主穴：人迎、水突、合谷、尺泽、天突。风热外袭型配少商、鱼际、曲池；风寒外袭型配风府、风池、外关。每日针刺 1 次，每次选取主穴、配穴各1～2穴，留针20～30分钟，留针期间行针2～3次。针刺综合治疗小儿急性喉炎，选穴：少商、合谷、足三里、涌泉、隐白、三间、尺泽、中冲、内庭、商阳、外关、液门，以前五个穴位多用，认为改善呼吸困难效果好。

（2）耳针：主要取相应脏腑的穴位，如肺、咽喉、大肠、皮质下、心穴等。主穴：咽喉、气管、肾上腺、神门。配穴：头痛者加皮质下；发热、咽喉痛者加耳尖、耳垂。每日治疗 1 次，每次选取主穴、配穴各1～2穴，留针15～20分钟。亦可在相应的脏腑穴位上贴压王不留行籽，每日自行按压3～4次，保留3～5日。

3. 穴位贴敷

处方：白芥子、冰片各20g，肉桂、木香、干姜、吴茱萸、白胡椒、延胡索、细辛各10g。

用法：将上药研为细末，用60%的二甲基亚砜调成糊膏状，分三份摊于特制硫酸纸上备用。取适量均匀敷于合谷、鱼际、天突穴上，外用胶布固定。2 日换药 1 次，直至痊愈为止。

4. 中药蒸汽吸入或雾化吸入

（1）风寒袭肺者，用藿香、荆芥穗、防风、苏叶、佩兰、蝉蜕等各适量，水煎，乘热吸入热蒸汽或将药液过滤后作雾化吸入，以疏风散邪，消肿开音。

（2）风热犯肺者，用薄荷、藿香、佩兰、金银花、菊花、黄芩、蝉蜕各适量，水煎，乘热吸入热蒸汽或将药过滤后作雾化吸入，以疏风清热，清利咽喉。

七、康 复 治 疗

（一）心理治疗

患者咽痛、声音嘶哑，伴发热，住院后主管医生告知病情后，患者会产生焦虑、恐惧的心理。护理人员应及时、主动讲解疾病相关专业知识，介绍成功病例，关心患者，使其树立战胜疾病的信心[1]。

（二）饮食疗法

饮食宜清淡，选择营养丰富，含高维生素、高蛋白的温凉流质或半流质食物。如伴有高热者，要及时给予物理降温及药物降温，并观察用药效果[2]。指导正确饮食，可进食温软易消化饮食，多食新鲜果蔬，多饮水，禁烟酒，禁食辛辣刺激及生冷、粗糙类食物。以免吞咽时加重喉部疼痛。

（三）日常护理

对于咳嗽严重者应控制咳嗽引起的声带剧烈震动，应用止咳药物。痰液较多者应用黏液促排剂等。咽喉疼痛者可适当应用润喉片及局部喷雾治疗。如出现呼吸困难可取半卧位或端坐位，保持呼吸道通畅。及时口服或静脉应用糖皮质激素，迅速消除喉部黏膜水肿，减轻声音嘶哑的程度。对于声门下型喉炎者，吸氧和严密观察呼吸情况，及时静脉应用糖皮质激素，以防呼吸困难的加重。或者用含有类固醇激素的抗生素溶液进行经口雾化吸入治疗，可使雾状药物直接作用于喉部，有利于消炎消肿，稀化喉部分泌物，减轻喉部疼痛感。如严重呼吸困难引起窒息必要时行气管切开。

（四）起居调节

保持室内空气流通、湿润，避免寒冷及高热气温刺激，保证充足的睡眠和休息，调整身体状态和增强抵抗力。进行适当的体育锻炼，保持健康规律的作息，调整身体状态和良好的心态，从而提高自身整体免疫力，避免感冒。在感冒流行期间，尽量减少外出，以防传染。

八、预防与调护

（1）平时加强户外活动，多晒太阳，锻炼身体，增强体质，提高抗病能力。

（2）对职业用嗓者应指导其正确发声。

（3）注意气候变化，及时增减衣服，避免感寒受热。在感冒流行期间，尽量减少外出，以防传染。对已感冒患者应及时治疗，预防细菌继发感染，而形成急性喉炎。

（4）生活要有规律，饮食有节，起居有常，夜卧早起，避免着凉。睡眠时，避免吹对流风。

（5）保持口腔卫生，养成晨起、饭后和睡前刷牙漱口的习惯。

（6）多饮水，适当多吃梨、生萝卜、话梅等，以增强对咽喉的保养作用。

（7）积极治疗鼻窦炎、咽炎、扁桃体炎等疾病。

（8）密切观察病情变化，特别对于重症患者、小儿、过敏者，要密切观察咳嗽、痰喘及呼吸情况，并做好应急准备。

参 考 文 献

[1] 万晓英，陈永让，张建萍，等. 扁周脓肿的治疗及护理体会 [J]. 中国医学文摘（耳鼻咽喉科学），2019，34（5）：371-372，363.

[2]急性会厌炎病人的护理［C］.河南省护理学会.河南省五官科专科护士培养及岗位管理学术会议论文集，郑州，2013：2.

（高雪娇）

第八节 慢性喉炎

慢性喉炎（chronic laryngitis）是喉黏膜的非特异性慢性炎症，以声音嘶哑，讲话费力，日久不愈为主要临床表现，是喉科常见的慢性疾病。多由急性喉炎等治疗不彻底发展而成，亦可因长期不良因素刺激而发。成人及职业用声者多发。

本病与中医学的"慢喉瘖"类似。

一、病 因 病 机

（一）西医病因病理

1. 病因 本病病因尚不十分明了，可能与下列因素有关。

（1）急性喉炎治疗不当，或反复发作迁延而成。

（2）长期用声过度或发声不当，如教师、演员等职业用声者，以及长期在嘈杂环境中工作而需高声用语者，易发本病。

（3）吸烟、饮酒过度，以及粉尘、有害气体的长期刺激。

（4）邻近器官的慢性炎症，如鼻腔、鼻窦或咽部慢性炎症，慢性支气管炎等，均可直接或间接波及喉腔黏膜。

2. 病理 喉腔黏膜毛细血管扩张充血，炎细胞浸润，细胞间质水肿，黏液腺分泌增加。黏膜肥厚，多数病变向喉内肌层延展，使声带的振动与闭合受到影响，形成慢性单纯性喉炎。病变进一步发展，出现喉黏膜增厚，纤维组织增生，声带发生肥厚性改变。少数患者喉黏膜及黏膜下层纤维变性，柱状纤毛上皮渐变为复层扁平上皮，腺体发生萎缩，形成慢性萎缩性喉炎。

（二）中医病因病机

本病常由急喉瘖迁延不愈或反复发作而致，起病较慢。春秋干燥季节多发，或冬月久咳不愈而发。多属虚证，所谓"金破不鸣"；亦有虚中夹实，所谓"金实不鸣"。虚为本，实为标。本虚包括气虚、阴虚；标实包括气滞血瘀、痰瘀交阻等。有时虚实可以相互兼夹。气虚多易夹杂痰湿，血瘀日久必致血亏等。

1. 脏器虚损 肺主气，肺为气之源，肾为气之根，即声音出于肺而源于脾，根于肾。所以本病多由肺、脾、肾虚损所致。素体虚弱，劳累太过或久病失养，致肺肾阴亏不能润泽咽喉，而致金破不鸣；又因阴虚生内热，虚火上炎，致声门失健而成瘖。过度发音，耗伤肺气，或久病失调，肺脾气虚，气虚则无力鼓动声门而成瘖。妊娠后期出现声音嘶哑，谓子瘖，亦为肺肾阴虚而致。

2. 气滞血瘀痰凝 急喉瘖病后余邪未清，结聚于喉，或发音不当，耗气伤阴，均可致局部脉络受损，气滞血瘀痰凝，导致声带肿胀，甚至形成小结或息肉而为瘖。

二、临床表现

本病以不同程度的声音嘶哑为主要症状，初期为间歇性，一般用嗓越多，则声嘶越重，逐渐发展为持续性声嘶。自觉喉内有痰液黏附，因而常清嗓。常有喉部不适，如异物感、咽喉灼热、干燥、发声时疼痛等。

三、诊　断

（一）病史

本病患者多有用声过度，发声不当史。

（二）症状

本病症状表现为慢性声音嘶哑，发声疼痛，喉部不适，有清嗓习惯。

（三）检查

本病按病变性质可分为三种类型。

1. 慢性单纯性喉炎 喉部黏膜弥漫性充血，轻度肿胀，声带由白色变为淡红色，黏膜表面常有黏液附着，声带运动、闭合尚可。

2. 慢性肥厚性喉炎 喉黏膜肥厚，以室带增厚更为明显，常遮盖部分声带；声带肥厚，边缘变钝，声门闭合不良。

3. 萎缩性喉炎 喉黏膜干燥萎缩，黏膜变薄，喉腔宽敞，光亮如涂蜡状；常有黄绿色痂皮附于声带后端及杓间区；声带变薄，张力减弱，声门闭合时常有梭形裂隙。

四、鉴别诊断

1. 喉癌 为喉部常见的恶性肿瘤，表现为进行性声嘶，喉痛，血痰，呼吸困难。喉镜检查可见菜花状、溃疡状、结节状或包块状新生物于声带、室带、会厌处。喉 CT 或 MRI 扫描可以判断癌肿的部位与范围，喉部活检可确诊。

2. 喉结核 多表现为低热咳嗽，咽喉疼痛，吞咽加剧，声嘶无力。喉部黏膜弥漫性苍白水肿，有边缘不整齐的浅溃疡，黏附黄白色伪膜或黏脓性分泌物。X 线检查肺部有结核灶，结核菌及活组织检查可诊断。

3. 喉梅毒 表现为声嘶粗而有力，喉痛轻，重者有呼吸困难。病变多累及喉前部，黏膜红肿，常有隆起的梅毒结节和较深溃疡，组织破坏较重，愈合后遗留瘢痕畸形。血清学检查和喉活检可确诊。

五、西 医 治 疗

消除致病因素，避免不良刺激，注意声带休息为本病主要治疗原则。中医中药应为首选治疗方法，对于减轻黏膜炎症，改善发声具有明显优势，配合局部治疗，可进一步提高疗效。

（一）一般治疗

积极治疗邻近器官的炎症，如鼻炎、鼻窦炎、咽炎、气管炎等，改善工作环境，戒除生活中的不良习惯，避免过度用声，增强机体免疫力以减少急性发作。

（二）抗生素及糖皮质激素的应用

慢性喉炎急性发作时可适当加用抗生素、糖皮质激素，以促使炎症尽早吸收。

六、中医辨证论治

（一）辨证要点

1. 辨虚实　慢喉瘖虽然以虚证居多，但是仍然有一部分为虚实夹杂之证，因此临证时应注意虚实病证之不同。声音毛沙不清亮，常欲清嗓，伴喉部干涩者常为肺肾阴虚，伴语不持久，多属中气不足，气血失和；声音嘶哑，伴有漏气，多属肺肾阴虚，日久不愈则为痰浊结聚，或日久不愈且症状固定，多数夹有瘀血；声音低沉，时轻时重多为痰湿阻滞；声音低弱，说话费力，语多渐无声者，多为气虚。

2. 辨脏腑　本病病位在肺、脾、肾，病程缠绵。声嘶日久，咽喉干燥，喉痒，干咳，痰少而黏，或伴腰膝酸软，手足心热，此为肺肾阴虚，虚火上灼喉窍所致；声嘶日久，语音低微，讲话费力，发音不能持久，易疲劳，此为肺脾气虚，气虚不足，喉窍失养，声户运动无力，功能失司所致。

（二）治疗原则

本病在治疗上，当先分清虚实，虚者或以滋阴为主，或以益气为要；实者则行气活血化痰，但具体到每位患者应有所侧重。另外，在治疗方法上，尤须灵活选用，阴虚、气虚者以内服药物为主；气滞血瘀痰凝者，宜内外兼施。

（三）分型论治

1. 肺肾阴虚证

主要证候：声音嘶哑日久，咽喉干涩微痛，喉痒干咳，痰少而黏，时时清嗓，症状以下午明显。检查见声带微红肿，边缘增厚，咽喉黏膜干燥暗红，或有少许黏痰附着，声门闭合不全。颧红唇赤，头晕耳鸣，虚烦少寐，腰膝酸软，手足心热。舌红少苔，脉细数。

证候分析：素体虚弱，燥热伤肺，过劳伤肾，或久病失养，以致肺肾阴亏，肺津无以上布，肾阴无以上承，故颧红唇赤，头晕耳鸣，虚烦少寐，腰膝酸软，手足心热。舌红少苔，脉细数；又因阴虚生内热，虚火上炎，蒸灼于喉，致声门失健，开合不利，故声音嘶哑日久，咽喉干涩，痰少而黏。

治法：滋养肺肾，降火清音。

代表方：百合固金汤（《医方集解》）。

常用药：百合、生地黄、熟地黄、麦冬、玄参、当归、白芍、贝母、桔梗、生甘草。

方中百合甘苦微寒，滋阴清热，润肺止咳；生地黄、熟地黄并用，滋肾壮水。三药相伍，为润肺滋肾，金水并补的常用组合，共为君药。麦冬甘寒，协百合以滋阴清热，润肺止咳；玄参咸寒，助二地滋阴壮水，以清虚火，兼利咽喉，共为臣药。当归、白芍养血和阴；贝母清热润肺，化痰止咳，俱为佐药；桔梗宣肺利咽，化痰散结，并载药上行；生甘草清热泻火，调和诸药，共为佐使药。

2. 肺脾气虚证

主要证候：声嘶日久，遇劳益甚，上午明显，语音低沉，气短懒言，语不持久，讲话费力。检查见咽喉黏膜色淡，声带肿胀不红；或松弛无力，闭合不全。面色淡白或萎黄，倦怠乏力，易感冒，口淡不渴，纳呆便溏。舌质淡胖苔白，脉细弱。

证候分析：素体虚弱，过度用嗓，气耗太甚，加之久病失调，故遇劳益甚，上午明显，语音低沉，气短懒言，语不持久，讲话费力。肺脾气虚，故见面色淡白或萎黄，倦怠乏力，易感冒，口淡不渴，纳呆便溏。

治法：补益肺脾，益气开音。

代表方：补中益气汤（《内外伤辨惑论》）。

常用药：黄芪、人参、炙甘草、白术、当归、陈皮、升麻、柴胡、炙甘草。

方中黄芪味甘微温，入脾、肺经，补中益气，升阳固表，为君药。配伍人参、炙甘草、白术补气健脾，为臣药。当归养血和营，协人参、黄芪补气养血；陈皮理气和胃，使诸药补而不滞；少量升麻、柴胡升阳举陷，协助君药以升提下陷之中气，共为佐药。炙甘草调和诸药，为使药。

3. 气滞血瘀证

主要证候：声嘶日久，咳嗽痰少，多言后喉中觉痛，痛处不移。检查见声带肥厚，色泽暗红，边缘增厚，或声带肥厚，或有小节，或有息肉，声门闭合不全。胸胁脘腹胀闷不舒，或咽干而不引饮。舌质紫暗或有瘀点，脉涩。

证候分析：急喉瘖病后余邪未清，结聚于喉故多言后喉中觉痛，痛处不移，或发音不当，耗气伤阴，故声嘶日久，咳嗽痰少，局部脉络受损，气滞血瘀，声带肥厚，色泽暗红，舌质紫暗或有瘀点，脉涩。

治法：理气活血，化痰开音。

代表方：会厌逐瘀汤（《医林改错》）。

常用药：当归、赤芍、红花、桃仁、生地黄、枳壳、柴胡、桔梗、甘草、玄参。

方中以当归、赤芍、红花、桃仁、生地黄活血祛瘀；枳壳、柴胡疏肝理气，气行则血行，血行则瘀散；桔梗、甘草、玄参宣肺化痰，利喉开音。本方由《伤寒论》四逆散以枳壳易枳实，合桃红四物汤去川芎加玄参、桔梗而成。四逆散能调气血，利升降；桃红四物汤为养血活血方。

去川芎者，因其辛温性燥，恐伤阴津；增入玄参，意在助生地黄以滋养柔润；桔梗乃利咽圣药，能升降肺气，并佐柴胡、枳壳升降气机，引活血祛瘀药上达病所。

4. 痰浊凝聚证

主要证候：声音粗浊，发声费力，喉中痰多，痰白而黏，咯吐不爽。检查见声带肥厚，声门闭合不全，或有小结，或有息肉，色灰白。胸脘痞闷，舌质淡，苔白腻，脉滑。

证候分析：患病日久，正气虚损，不能抗邪外出，邪毒结聚于喉，脉络阻塞，故声音粗浊，发声费力；用声过度，耗伤气阴，气血运行不畅，血瘀痰凝，致声带肥厚，声门开合受限而为病。

治法：祛痰化浊，散结开音。

代表方：导痰汤（《校注妇人良方》）。

常用药：半夏、橘红、茯苓、枳实、天南星、甘草。

方中以半夏、天南星燥湿化痰；橘红、枳实行气解郁；茯苓利水渗湿，健脾祛痰；甘草调和诸药。

（四）特色疗法

1. 中成药治疗

（1）清咽甘露丸（黑龙江中医药大学附属第一医院院内制剂）：润肺生津，养阴清热。用于喉痹、声哑、失音。

（2）知柏地黄丸、杞菊地黄丸：滋补肺肾，利喉开音，用于肺肾虚之慢喉瘖。

（3）补中益气丸：补中益气，利喉开音，用于肺脾气虚之慢喉瘖。

（4）西洋参胶囊（或西洋参茶）：益气生津，用于气阴两虚之慢喉瘖。

（5）润喉丸：益气生津，软坚散结，用于慢喉瘖见咽喉干燥梗阻、微痛声哑者，可含化吞服。

（6）黄氏响声丸：清肺化痰，滋养肺肾，行气活血，利喉开音，适用于慢性喉炎（包括声带小结、息肉）诸疾，特别是肺热痰结、肺肾阴虚、血瘀气滞者。

（7）金嗓灵系列中成药（包括金嗓散结丸、金嗓利咽丸、金嗓开音丸和金嗓清音丸等）：对慢性喉炎，声带小结，初期声带息肉，小结、息肉手术后瘢痕，室带肥厚，声带黏膜下充血均有良好的疗效。

2. 针灸疗法

（1）体针：以循经取穴法及局部取穴法为原则，取手太阴、手足阳明、任脉等经穴为主。主穴：合谷、少商、天容、扶突。肺肾阴虚型配鱼际、太溪、照海；肺脾气虚型配气海、足三里；气滞血瘀痰凝型配太冲、三阴交、丰隆。每日针刺1次，每次选取主穴、配穴各1～2穴，留针20～30分钟，留针期间行针2～3次。

（2）耳针：取穴分为两组，第一组取一侧的扁桃体、咽喉、肺、肾；第二组取另一侧的神门、耳尖、轮1～轮4、肾上腺。两组同时取用，双侧耳穴交替使用。每日治疗1次，留针15～20分钟。亦可在相应的脏腑穴位上贴压王不留行籽，每日自行按压3～4次，隔日更换1次，双侧耳穴交替使用。

3. 穴位注射　取增音、廉泉、人迎、足三里、照海，每次选2～3穴，每穴注射当归注射液1～2ml。

4. 按摩疗法 用拇指掌面在患者甲状软骨后下缘，上、下、前、后柔和按、推、揉，以患者自觉喉部温热为度，每日 1 次，10 次为 1 个疗程。

5. 穴位贴敷 细辛、生附子、生吴茱萸各 15g，大黄 6g。将上药研为细末，用米醋调成糊膏状，取药糊适量均匀敷于双足心涌泉穴上，外用胶布固定。每日换药 1 次。

七、康复治疗

（一）心理治疗

目前慢性咽喉炎的治疗方法有雾化吸入、中药、针灸[1-3]等，但因疾病特点，治疗效果没有定论，且长期反复发作会加重患者心理负担。慢性咽喉炎及咽异感症患者的心理障碍发生率较高，在治疗中应采用积极的心理干预措施，通过心理暗示、行为干预、家庭支持及系统化健康教育，让患者认识疾病并接受疾病，家庭的支持可以让患者有良好的心理状态，不断给予心理疏导、心理支持，使其正确对待疾病，树立战胜疾病的自信心，从而取得良好的治疗效果[4]。陈晓洁等[5]提出的治疗方案有明显的治疗效果，而且能提高患者治疗依从性。李慧[6]的研究结果显示慢性咽炎患者多数存在一定程度的不良心理特征，心理干预治疗在慢性咽炎患者中具有较高的应用价值，可促进患者咽部异物感等疾病症状的改善，缓解其不良心理状态，从而促进慢性咽炎患者生活质量的提高。

（二）饮食疗法

在生活中，慢性咽炎患者要尽量多食用一些清淡的、易消化的食物，同时也要保证饮食营养，食用一些具有去火功效的食物，如鸭梨、柚子、菠萝等水果都具有去火的作用。患者还要多饮水。需要特别注意的是，不要食用辛辣刺激的食物，不要喝酒，不食用油炸的食物等。可以适当食用一些富含丰富蛋白质的食品和豆类食品，对于慢性咽炎患者的病情恢复具有良好的作用，能够有效修复咽部损伤。另外，多吃蔬菜可以帮助患者补充维生素，消除咽部炎症，保证呼吸顺畅，缓解咽炎的症状[7]。

（三）日常护理

在日常生活中，要想做好慢性咽炎的护理，就要让患者养成良好的生活习惯，在患有感冒时做好防护，在咳嗽和打喷嚏时，要用纸巾将自己的口鼻遮挡住，这样可以有效防止病毒传播；用餐后，最好用盐水漱口，清除口腔中的有害物质；保证房间的温度和湿度，防止咽部发炎导致咽炎的复发和恶化[7]。

（四）起居调节

在日常生活中，要想做好慢性咽炎患者的护理，就要注意患者居住环境的温湿度，定时通风，保证空气通畅，防止房间过于干燥，造成咽部干燥，因为太热或者太干的环境，都会影响慢性咽炎患者病情的恢复，影响咽部黏膜的功能，引起咽喉部位的炎症。患者在生活中要养成良好的生活习惯，勤洗手，多刷牙，尤其是饭后更要记得刷牙，及时清洁口腔。另外也要防止口鼻疾病的发生，口鼻疾病会在一定程度上引发咽炎。慢性咽炎也会引起反复的咳嗽和头痛，所以需要患者积极地进行药物干预，做好饮食结构的干预，降低慢性咽炎的发生概率[7]。

八、预防与调护

（1）平时加强户外活动，多晒太阳，锻炼身体，增强体质，提高抗病能力。

（2）注意声带休息，减少发音，避免用声过度，防止加重病情。

（3）本病多由急性喉炎反复发作或治疗不彻底而致，故及早防治急性喉炎是预防本病的关键。

（4）生活要有规律，饮食有节，起居有常，夜卧早起，避免着凉。

（5）对在有害气体环境中工作的人员，注意加强劳动保护，预防长期吸入有害气体致慢性喉炎。

（6）注意饮食调理，多饮水，适当多吃梨、生萝卜、话梅等，以增强对咽喉的保养作用。

（7）彻底治疗鼻、口腔、咽及下呼吸道的炎症，以免影响喉部。

参 考 文 献

[1] 李红娟，夏久芝，李超，等. 咽速康气雾剂治疗慢性咽喉炎100例[J]. 中国中西结合耳鼻咽喉科杂志，2003，11（4）：179-180.

[2] 陈婉兰. 半夏厚朴汤加减治疗慢性咽喉炎的临床观察[J]. 北方药学，2016，12（1）：81.

[3] 迮景媛，钟顺章. 雾化吸入在急慢性咽喉炎治疗中的应用效果[J]. 大医生，2018，3（9）：105-106.

[4] 张智霖，王怡，张海珍，等. 慢性咽炎患者的个性特征及心理干预治疗的应用[J]. 全科护理，2012，9（20）：12-13.

[5] 陈晓洁，周宿迪. 针药并用联合心理疗法治疗慢性咽炎的临床观察[J]. 中国临床研究，2017，30（8）：1128-1130.

[6] 李慧. 慢性咽炎患者的个性特征及心理干预治疗体会[J]. 心理医生，2018，24（8）：194-195.

[7] 贺琴. 慢性咽炎患者的日常护理[N]. 大众健康报，2021-01-20.

（李　亮　刘洪涛　高雪娇）

第九节　声 带 小 结

声带小结（vocal nodules）又称歌者小结、教师小结、声带结节，发生于儿童者又称喊叫小结（screamer's nodules），是一种微小的纤维结节性病变，是声带的慢性疾病之一，常发生于职业用声者，也可由慢性喉炎发展而来。

声带小结属于中医学"喉瘤"范畴，历代医家亦有"久嗽声哑""音有疾""暴喑""疾言""久无音"等名称。

一、病 因 病 机

（一）西医病因病理

1. 病因

（1）长期发声不当：用声过度或骤然高声喊叫，造成声带损伤，血管扩张、通透性增加，导致局部水肿。发声时的声带振动又进一步加重创伤，反复创伤导致小结或息肉的形成。

（2）上呼吸道病变：在有上呼吸道炎症存在的基础上（如感冒、急性喉炎、鼻炎等），滥用声带，容易诱发声带小结和息肉。

（3）变态反应：可使喉腔、声带黏膜发生水肿、渗出。若反复发作，日久可形成声带息肉。

（4）其他学说：有人认为声带息肉的发生与局部解剖因素有关，如舌短、舌背拱起及会厌功能差者，可使共鸣及构语功能受影响，导致声带损伤。此外，还有血管神经障碍学说、内分泌功能紊乱及先天遗传学说等。

2. 病理 早期为上皮下层发生水肿，血管扩张，血浆渗出，毛细血管增生，纤维蛋白沉着；晚期则为黏膜表面增厚，纤维组织增生或玻璃样变。从病理组织学来看，两者属同一病变发展过程中两个不同阶段的表现。

（二）中医病因病机

本病属于本虚标实或虚实夹杂之证。本虚主要指肺脾气虚，其原因多为用声过度，耗气伤津，咽喉失养；标实则为多种原因所致之热邪、痰湿、血瘀结聚喉窍；又因正气虚不能抗邪外出，致气血痰湿久聚不散而为患。

1. 肺经蕴热 素嗜辛辣炙煿之品，致肺胃积热，或急喉瘖治之不当，热邪留滞，内外邪热互结，蕴结于肺，耗伤阴津，炼津生痰，痰热随经上犯喉窍，结于声带，聚而不散，形成结节。

2. 气虚湿聚 素体虚弱，或久病失养，或过度用声，致肺脾气虚，宣运无力，升降失调，痰湿结聚，上犯声门，留滞声带，日久不散，发为本病。

3. 血瘀痰凝 喉瘖日久，余邪未清，或发音不当，或怒而高喊，伤及喉部，脉络受阻，经气运行不畅，气血痰湿凝结，瘤结声带，日久不消而生小结、息肉。

二、临 床 表 现

（一）症状

本病早期主要表现为发声易疲劳，讲话不能持久，间歇性声嘶，逐渐发展成持续性嘶哑，发高音时更为明显。

（二）体征

本病表现为声带游离缘前、中 1/3 交界处声带黏膜不同程度隆起，一般呈对称结节状，表面光滑，可有分泌物黏附。亦有声带小结呈广基梭形增厚者，致使声门闭合较差。

三、诊　　断

诊断要点是声嘶持久，声带边缘前中 1/3 交界处有对称性结节样突起，或一侧声带有带蒂或广基样半透明样赘生物，声门闭合不全。间接喉镜检查不易合作或暴露不清者，可行电子喉镜或动态喉镜检查。

四、鉴 别 诊 断

1. 喉乳头状瘤　多发于儿童，声嘶呈渐进性加重，随瘤体增大而声哑加剧，还可出现喘鸣和呼吸困难。喉镜检查时，见喉内肿瘤多发或单发，呈乳头状，粗糙不平滑，色苍白或淡红色。活检可以确诊。

2. 喉癌　多发于中年以上男性，声嘶呈渐进性加重，可有痰中带血，肿瘤堵塞声门可引起呼吸困难。喉镜检查见肿瘤多呈菜花样或结节状，可发于声带、室带或会厌等处，易引起声带固定。活检可以确诊。

五、西 医 治 疗

声带小结早期，应适当注意声带休息，矫正发声方法或行语言训练，局部理疗；声带息肉和声带小结纤维化比较明显，或其体积过大者，则以手术摘除为主，术后辅以激素、抗生素、辨证论治及超声雾化吸入治疗。

（一）一般治疗

早期声带小结，经过适当的声带休息，常可变小甚至消失；对于较大的小结，其声音亦可改善。若声带休息 2～3 周后，小结仍未明显变小，应采取其他治疗措施，因声带肌长期不活动反而对发声功能不利。

（二）发声训练

在专家指导下进行正规发声训练，矫正明显的不正当发声后，小结可能消失。发声训练的目的，主要是改变错误的发声习惯，减轻声带疲劳与创伤。

（三）抗炎治疗

声带小结与息肉早期，可适当选用抗生素和糖皮质激素口服治疗。一般用药 1～2 周。

六、中医辨证论治

（一）辨证要点

在临证时要注意全身及局部辨证相结合以辨别虚实。

实证者，久病入络，余邪结聚咽喉，阻滞脉络，致喉部痰凝血瘀，声带积聚成结，声门开合不利。表现为声嘶日久，喉内有痰黏着感，舌质暗红或有瘀点，苔薄白或薄黄，脉细涩。

虚证者，用嗓过度，耗气伤阴，气虚脉络不畅，致声带肿胀，妨碍声门开合，则久喑不愈。表现为声嘶，讲话费力，喉内异物感，舌质色暗，苔薄白，脉虚、细。

（二）治疗原则

本病在治疗上，当先分清虚实，虚者或以滋阴为主，或以益气为要；实者则行气活血化痰，但具体到每位患者应有所侧重。另外，在治疗方法上，尤须灵活选用，阴虚、气虚者以内服药物为主；气滞血瘀痰凝者，宜内外兼施。

（三）分型论治

1. 肺经蕴热证

主要证候：声出不扬或声音嘶哑，日久不愈，喉部微痛，常有"吭喀"清嗓动作。喉黏膜、声带微红，边缘有结节样突起，表面附有黏液。伴有咳嗽，痰黏稠难出，心烦失眠。舌质红，苔薄黄或黄腻，脉滑数。

证候分析：风热外袭，则邪热上蒸，壅结于喉，故喉黏膜、声带微红，边缘有结节样突起；肺失清肃，气机不利，咳嗽，痰黏稠难出。

治法：清热化痰，散结开音。

代表方：清气化痰丸（《医方考》）。

常用药：黄芩（酒炙）、瓜蒌仁霜、半夏（制）、胆南星、陈皮、苦杏仁、枳实、茯苓、姜汁。

方中胆南星味苦性凉，清热化痰，善治痰热；瓜蒌仁甘寒，清热化痰，且能导痰热从大便而下，共为君药。半夏燥湿化痰，黄芩清降肺热，二者相配，相辅相成，又相制相成，共为臣药。治痰当须顺气，故以枳实理气宽胸，杏仁肃降肺气以宣上，陈皮理气化痰和中，茯苓益气健脾渗湿以杜绝生痰之源，共为佐药。姜汁化痰开结，为佐使药。诸药配伍，以使肺热得清，痰热得化，气机得畅，则诸症悉平。

2. 气虚湿聚证

主要证候：声嘶日久，语声低沉，讲话费力，不能持久，劳累则加重，喉间有痰，质稀色白。喉内黏膜色淡，声带肿胀，前部边缘有粟粒样结节。全身症状有倦怠乏力，少气懒言，腹胀便溏。舌质淡，苔白或白腻，脉濡滑。

证候分析：素体虚弱，过度用嗓，气耗太甚，故语声低沉，讲话费力，不能持久，加之久病失调，劳累则加重，喉间有痰，质稀色白。劳倦太过，致肺脾气虚，无力鼓动声门，有倦怠乏力，少气懒言，腹胀便溏。

治法：补益肺脾，化痰散结。

代表方：陈夏六君子汤（《医学正传》）。

常用药：陈皮、半夏、人参、茯苓、炒白术、炙甘草、生姜、大枣。

六君子汤乃是四君子汤加陈皮以理气散逆，调理脾胃；再加半夏以燥湿除痰而成。四君子汤以人参甘温大补元气为君药，炒白术苦温燥湿，健脾补气为臣药，茯苓甘淡，渗湿泻热为佐，炙甘草甘平和中益土为使，气足脾胃运化强健。

3. 血瘀痰凝证

主要证候：声音嘶哑，缠绵日久，语声低沉，喉内干涩疼痛。喉黏膜暗淡，声带暗红或增厚，小结紧束质硬。全身症状可有胸中烦闷，颈前有紧束感。舌质暗红，边有瘀点，脉涩。

证候分析：急喉瘖病后余邪未清，结聚于喉故喉内干涩疼痛。喉黏膜暗淡，声带暗红或增厚。局部脉络受损，气滞血瘀，血瘀痰凝，声带暗红或增厚，小结紧束质硬，舌质紫暗或有瘀点，脉涩。

治法：行气活血，化痰散结。

代表方：会厌逐瘀汤（《医林改错》）。

常用药：当归、赤芍、红花、桃仁、生地黄、枳壳、柴胡、桔梗、甘草、玄参。

方中以当归、赤芍、红花、桃仁、生地黄活血祛瘀；枳壳、柴胡以疏肝理气，气行则血行，血行则瘀散；桔梗、甘草、玄参宣肺化痰，利喉开音。本方由《伤寒论》四逆散以枳壳易枳实，合桃红四物汤去川芎加玄参、桔梗而成。四逆散能调气血，利升降；桃红四物汤为养血活血方。去川芎者，因其辛温性燥，恐伤阴津；增入玄参，意在助生地黄以滋养柔润；桔梗乃利咽圣药，能升降肺气，并佐柴胡、枳壳升降气机，引活血祛瘀药上达病所。

（四）特色疗法

1. 中成药治疗 金嗓散结丸：活血化瘀散结，用于血瘀痰凝型喉瘖。

2. 蒸汽或超声雾化吸入 中药水煎，取过滤药液 20ml 做蒸汽吸入或超声雾化吸入，每次 15 分钟，每日 2 次。

3. 离子导入疗法 用红花、橘络、乌梅、绿茶、甘草、薄荷水煎取汁，做喉局部直流电离子导入治疗，每次 20 分钟，每日 1 次。

4. 手术治疗 声带小结长期不愈或严重影响发音者，可手术摘除。

5. 针灸疗法 病初起者，可选合谷、少商、商阳、尺泽，每次 1～2 穴，用泻法；病久者，若肺脾气虚，可取足三里，若肺肾阴虚可取三阴交，用平补平泻法或补法。每日 1 次，留针 20 分钟。

七、康 复 治 疗

（一）心理治疗

国外对发声障碍与心理之间关系的研究认为，心理因素可引起发声器官的紧张，长期不正确地过度牵拉声带可引起声带小结、声带息肉等疾病。其中，Aronson 等认为声带息肉或小结是由发声过度及误用引起，且存在不良心理的人也可伴有发音障碍[1]，因为肌肉紧张度在周期性的感情压力刺激下会较前增加，使得声带闭合更紧，进一步加重对声带黏膜的损伤。Morrison 等[2]则进一步发现，在一些人群中，喉部肌肉误用可能是由能够引起声带损伤（如慢性喉炎）或声带器质性病变（如声带息肉）的心理因素直接作用的结果。应该同患者亲切地交谈，细心倾听患者诉说，让患者把痛苦、怨恨、委屈、焦虑的事由倾诉出来，使情感得到宣泄。在听患者倾诉过程中，应细致观察对方面部表情、身体姿势及与语言密切有关的行为，适时地掌握反馈。帮助患者克服错误的哲学观点，用正确的观点和方法对待、解决周围环境中的人和事。特别是指导患者解除恐癌心理，让患者了解本病与食管癌的根本区别。应用心理咨询能明显解除患者的恐癌心理、缩短病程、稳定情绪。

（二）饮食疗法

下面是有益嗓音的食物及预防嗓音疾病的简易饮食验方，我们可以通过饮食对嗓音起到保健作用。

（1）雪梨：主治干咳口渴，嘶声失音。验方：雪梨1～2个，削皮去核，加冰糖30g顿服。

（2）白萝卜：主治嘶声咽干，咳嗽痰多，急性喉炎，支气管炎。验方：白萝卜300g榨汁，加蜂蜜适量服用。

（3）荠菜：主治小便不畅，咽痛嘶声。验方：荠菜250g，瘦肉100g，加水煮半个小时，加入一个咸鸭蛋，煮熟服用。

（4）橄榄：主治肺热咽痛，痰热咳嗽。验方：生橄榄嚼烂缓慢咽下，每日数个。

（5）杨桃：主治咽痛口干，小便不利。验方：每日生吃杨桃2～3个。

（6）西瓜：主治口干烦躁，口疮喉痹。验方：西瓜皮60g，水煎服。

（7）柠檬：主治咽痛口干，不思饮食。验方：柠檬1个，荸荠10个水煎服。

（8）无花果：主治肺热声嘶，干咳咽痛。验方：无花果150g，水煎加冰糖适量服用[3]。

（三）日常护理

日常生活中避免大声喊叫，不宜学习或演唱曲调过高的歌曲。注意青春期生理卫生，不吸烟，不喝酒，少吃辛辣刺激性和生冷食物。女性注意月经期的嗓音保护，加强身体锻炼，预防感冒。接受正常的发声训练，出现声音嘶哑及时治疗。值得注意的是变声期是一个必须引起注意的时期，顺利地渡过变声期，对好的嗓音有着重大的意义[3]。

（四）起居调节

在日常生活中，要想做好慢性咽炎患者的护理，就要注意患者居住环境的温湿度，定时通风，保证空气通畅，防止房间过于干燥，而造成咽部干燥。因为太热或者太干的环境，都会影响慢性咽炎患者病情的恢复，影响咽部黏膜的功能，引起咽喉部位的炎症。患者在生活中要养成良好的生活习惯，勤洗手，多刷牙，尤其是饭后更要记得刷牙，及时清洁口腔。另外也要防止口鼻疾病的发生，口鼻疾病会在一定程度上引发本病[4]。

八、预防与调护

（1）注意保持口腔卫生和口腔湿润，避免空气中的粉尘污染口腔。

（2）从事用声的职业，如教师、歌手、销售人员要注意正确发声，切勿用声过度或大声喊叫。

（3）禁刺激性食物，如辣椒、生葱、生姜、生蒜等。禁寒凉生冷食物，如冰激凌、海鲜等。禁油腻食物，饮食要以素食为主，肉类少食。

（4）忌烟，忌酒，养成良好的生活习惯和睡眠习惯。

（5）保持所处环境室内空气湿润清洁。远离环境污染。

（6）注意劳逸结合，保持心情舒畅，防止过度疲劳和情志刺激。

（7）预防感冒，定期检查。

参 考 文 献

[1]Aronson AE，Peterson HW，Litin EW. Voice Symptonmatologicin Functional Dysphonia and Aphonia[J]. Speech Hear Disorder，1964，11（29）：67-80.

[2] Morrison MD，Rammage LA. Muscle Misuse Voice Disorders：Description and Classification［J］. Actaotolaryngol，1993，11（3）：428-434.

[3] 郝玮一. 有益嗓音的食物以及嗓音疾病的简易饮食验方［J］. 大众文艺，2010（2）：14.

[4] 贺琴. 慢性咽炎患者的日常护理［N］. 大众健康报，2021-01-20.

（赵明明 郑泽宇 高雪娇）

第十节 咽异感症

咽异感症（abnormal sensation of throat）又称"癔球症""咽神经官能症"，为自觉咽喉部有异物样梗阻感，但客观检查未见器质性病变的咽部功能性疾病。负性精神刺激，如恐癌症，不良的心理状况，如内向焦虑神经质等，均可成为本病的诱因。多发生于中年女性。

中医学对本病的认识较早，将其归属于"梅核气"范畴。

一、病 因 病 机

（一）西医病因病理

1.病因 本病可由局部或全身因素诱发。

（1）局部病变

1）鼻及鼻咽部疾病，如鼻窦炎、鼻咽炎、咽囊炎等。

2）咽部疾病，如咽炎、扁桃体疾病、舌扁桃体肥大、茎突综合征、咽部肿瘤等。

3）喉部疾病，如会厌囊肿、喉部肿瘤、喉软骨膜炎、环咽肌和咽下缩肌痉挛等。

4）食管疾病，如反流性食管炎等。

5）甲状腺疾病，如甲状腺功能亢进症或甲状腺功能减退症。

6）颈椎疾病，如颈椎骨质增生或炎症等。

（2）全身性疾病：缺铁性贫血、自主神经功能失调、更年期内分泌失调等。

（3）神经症：疑病症、神经衰弱、癔病、强迫性神经症等。

2.病理 由于咽部的神经分布极为丰富，除了来自由迷走神经、舌咽神经、副神经分支和颈交感神经的分支构成的咽丛外，尚有三叉神经第二支、舌咽神经的分支支配喉咽、扁桃体区、软腭、舌根等部位的感觉。全身许多器官的疾病，也可使咽部发生感觉异常。此外，由大脑功能失调所引起的咽部功能障碍，亦常导致咽部的感觉异常。所以，产生咽异感症的病因极为复杂，许多有关的生理和病理变化，还有待进一步探讨。

（二）中医病因病机

情志所伤，气郁痰凝是本病最基本的病机。脏腑主要责之肝和脾胃，并涉及肺、肾。本病虽与气、痰有关，但与湿、瘀、虚的关系也十分密切，乃本虚标实之证。胃之和降，并随肺胃之气上逆，结于肺之门户，凝结不散，而久聚成核。气、痰、湿、瘀交结难解，遇诱因而复发或加重。

1. 气郁痰凝证 情志不遂，肝失调达，肝气郁结，气机阻滞，肝气上逆，阻结于咽部，而发为本病。

2. 痰气交阻证 脏腑气机不利，痰气相互搏结。脾主运化，喜燥宜升，为生痰之源；胃主受纳，和降为顺；肺主宣降，为贮痰之器。若肝脾失调，脾失健运，痰湿内生，肝郁气滞，无形之气和有形之痰互结，影响肺之宣发。

3. 气滞血瘀证 肝郁日久，气机失于调畅，气为血之帅，气郁则血行不利，痹阻咽喉部脉络，气血阻滞则咽部梗阻不适。

4. 脾失健运证 若肝脾失调，脾失健运，痰湿内生，饮食劳伤或素体脾虚之人，脾失健运，无以运化水液致痰湿内生发为本病。

二、临 床 表 现

（一）症状

本病的主要特征为咽喉部异物梗塞感，但并无真正吞咽困难。一般在进食时异物感症状反减轻或消失。异物感可表现为团块样阻塞感、虫爬行感、瘙痒感、烧灼感、黏着感等。异物感存在的部位多在咽喉正中或其两旁，常位于环状软骨或甲状软骨平面，少部分在胸骨上区，很少达舌骨水平。

（二）体征

咽喉部各项常规检查均无阳性体征发现。

三、诊 断

根据病史、症状及相关检查，诊断本病不难。

但应该注意，对此类患者，不能轻易做出"咽异感症"的诊断，务必在局部及全身的各项详细检查完成后，经过仔细的鉴别诊断，排除各种可能的器质性疾病，方可做出结论。

（一）病史

本病患者可有焦虑症、各种类型精神病或多种器质性疾病病史，如上呼吸道慢性炎症、茎突过长、反流性食管炎、胃炎、咽肌痉挛等。

（二）症状

本病症状表现为咽部或颈部中线有团块阻塞感、烧灼感、痒感、紧迫感、黏着感等。

（三）检查

1. 一般检查　在引起咽异感症的因素中，器质性病变多于精神性病变，咽喉部因素多于其他部位的因素。所以，首先应考虑器质性因素，以免误诊。应仔细检查鼻咽、口咽和喉咽，观察有无黏膜充血、肿胀、萎缩、淋巴组织增生、瘢痕或肿瘤等。还应注意咽黏膜皱褶之间的微小黏膜糜烂、鼻咽顶部的咽囊开口、咽隐窝内的粘连、黏膜下型鼻咽癌、扁桃体实质内的病变等。除视诊外，扪诊常能发现许多视诊不能发现的问题，可采用下列方法进行：①咽部触诊；②颈部触诊；③一手咽部一手颈部联合触诊。常可发现咽异感所在部位、病变的性质（如黏膜下恶性肿瘤，埋藏性异物，茎突、舌骨、喉软骨、椎体及翼突钩等处的畸形，颈动脉、项肌及颈椎等处的压痛等）。

2. 实验室及其他检查　为对本病做出正确诊断，须进行各项相关检查，以排除各种器质性疾病。

（1）纤维鼻咽喉镜检查：对鼻腔、鼻咽腔、咽腔、喉腔进行详细的有序检查，以排除上呼吸道及上消化道之良恶性肿瘤及特殊炎症等。

（2）颈椎 X 线摄影检查：以排除颈椎骨质增生或炎症等。

（3）食管镜及胃镜检查：以排除下咽病变、反流性食管炎、食管肿瘤及胃部疾病等。

（4）颈部及甲状腺 B 超检查、甲状腺功能检查：以排除甲状腺功能亢进或甲状腺功能低下等疾病。

四、鉴 别 诊 断

根据症状、检查的全部资料进行综合分析后方可做出诊断。一般无须鉴别，诊断中注意区分器质性因素和功能性因素，区分全身性因素和局部因素。

五、西 医 治 疗

（一）病因治疗

针对相关病因进行处理，以根除相关发病因素。

（二）心理治疗

经全面检查排除了器质性疾病之后，从患者的精神、心理等方面查明相关发病诱因，并结合患者所处的社会背景，采用心理咨询的方式同患者热情交谈，树立患者的信心，解除其恐惧及顾虑心理，再配合适当的药物治疗，可给予适量的镇静剂。

六、中医辨证论治

（一）辨证要点

1. 辨脏腑　肝郁气滞者症见咽喉异物感，或如梅核，或如肿物，吞之不下，吐之不出，但不妨碍饮食。时见抑郁多疑，胸胁胀满，心烦郁怒，喜叹息。舌质淡红，苔薄白，脉弦。脾失健运者症见咽喉异物感，或如梅核，或如肿物，吞之不下，吐之不出，面色萎黄，口干不欲饮，或口腻多痰，脘腹胀满，食少纳呆，乏力，大便清稀或先干后溏。舌淡或淡胖，边有齿痕，苔白，脉缓弱、沉迟。肾阳虚寒凝者，症见咽喉异物感，或如梅核，或如肿物，吞之不下，吐之不出，面色苍白，畏寒肢冷，神疲乏力，痰多色白，咳吐无力，下肢尤甚，大便稀溏，或五更泻，尿频清长，夜尿多，舌淡苔白，脉沉细无力等。

2. 辨虚实　现代学者根据梅核气的发病人群、年龄、起病缓急、体质及伴随症状等大致将其分为虚实两方面，实证多见于肝郁气滞、肝火上扰、痰气互结、湿热蕴结或痰瘀互阻等；虚证则多见于气郁阴虚、肾气亏虚、脾胃虚弱或心脾两虚等。在临证时要注意全身及局部辨证相结合以辨别虚实。

3. 辨寒热　病因于寒者，常由素体阳虚或久病口服苦寒药物，损伤阳气，阳虚则阴寒内生，寒则痰凝，聚于咽喉。若肾阳亏虚，则津液蒸腾无力，寒水内停；冲脉下连少阴，肾阳亏虚，固摄失司，则冲气转而上逆，冲气夹寒水上犯，结于咽喉，咽部异物感。并见畏风怕冷或形寒肢冷，肾居下焦则下肢尤甚，面色苍白或无华，尿频清长，夜尿多，大便稀溏或五更泻；舌质淡，苔薄白，脉沉滑或沉弱无力。病因于热者，多见于湿热蕴结之实热证及阴虚火旺证。属实证者，湿热蕴结脾胃，运化失司，气机阻滞，郁阻日久化热，灼津为痰，呈于咽喉，则咽感异物；咽部黏腻感，或干痒；若湿浊困阻脾胃升降之机，则胃脘闷胀，呃逆，嗳气，便溏或便秘；舌质红，舌苔白腻或黄腻，脉浮滑或滑数。阴虚火旺，灼伤咽喉则口咽干燥，或灼伤血络则痰中带血，火灼津伤，炼液成痰，则痰少或痰黄质黏，不易咯出。

（二）治疗原则

"梅核气"的发生多与七情郁结，气机不利有关。其中与肝的关系尤为密切，若只着眼于局部气郁痰结之标而忽略病变之本，则治疗多难收到理想功效。肝属木，性喜条达，体阴而用阳，职司疏泄，为一身阴阳之体、气血调节之枢。若情志不遂则肝失调达，肝气郁结，气机阻滞，肝气上逆，阻结于咽部，而发为"梅核气"。治宜疏肝理气，散结解郁。脏腑气机不利，痰气相互搏结。治以行气导滞，散结除痰。肝郁日久，气机失于调畅，气为血之帅，气郁则血行不利，痹阻咽喉部脉络，气血阻滞则咽部梗阻不适。治宜行气散结，活血祛瘀。痰气为患，导致湿热内郁，治宜利湿化浊，清热解毒。饮食劳伤或素体脾虚之人，脾失健运，无以运化水液致痰湿内生，一则脾为生痰之源，肺为贮痰之器，痰湿上注于肺，循肺经结于咽喉而成梅核气。二则中气不旺，胃气无以息息下行，乘虚上干，致痰涎随逆气上并，结于咽喉。治宜补中益气，调补脾胃。阴虚体质或从事教师、演说等长期高声职业，肺气阴两虚，津液不能上乘，咽喉失于濡养，虚火内生，炼液为痰，痰聚喉中则有堵塞感，日久则咽中如梗；肾为水火之宅，一身阴阳之根，肾阴不足，则诸阴不足，太阴、少阴、厥阴之经均循行于咽喉，阴精亏虚，则咽失濡养，故而出现梅核气。治宜滋养肺肾，利咽散结。肾主水，若肾阳亏虚，无以蒸腾气化，则寒水内停；冲脉下连少阴，肾阳亏虚，固摄失司，则冲气转而上逆，冲气夹寒水上犯，结于咽喉。治宜温阳散寒，化痰利咽。

（三）分型论治

1. 气郁痰凝证

主要证候：咽喉异物感，或如梅核，或如肿物，吞之不下，吐之不出，但不妨碍饮食。抑郁多疑，胸胁胀满，心烦郁怒，喜叹息。舌质淡红，苔薄白，脉弦。

证候分析：肝郁气滞证见咽喉异物感，或如梅核，或如肿物，吞之不下，吐之不出，但不妨碍饮食。肝郁气滞故胸胁胀满，心烦郁怒，喜叹息，见舌质淡红，苔薄白，脉弦。

治法：疏肝理气，散结解郁。

代表方：逍遥散（《太平惠民和剂局方》）。

常用药：柴胡、薄荷、当归、白芍、白术、茯苓、生姜、甘草。

方中柴胡疏肝解郁，薄荷助柴胡疏肝，使肝气得以条达；当归、白芍养血柔肝，与柴胡同用，补肝体而助肝用，使血和则肝和，血充则肝柔；白术健脾、茯苓祛湿；生姜、甘草补益中气，诸药合用共奏理气疏肝，解郁散结之效。

2. 痰气交阻证

主要证候：咽喉异物感，或如梅核，或如肿物，吞之不下，吐之不出，但不妨碍饮食。咽喉多痰，咳吐不爽，或咳嗽痰白。肢倦纳呆，脘腹胀满，嗳气。舌淡红，苔白腻，脉弦滑。

证候分析：痰气为患，导致湿热内郁，见肢倦纳呆，脘腹胀满，嗳气。舌淡红，苔白腻，脉弦滑。中气不旺，胃气无以息息下行，乘虚上干，致痰涎随逆气上并，结于咽喉见多痰，咳吐不爽，或咳嗽痰白。

治法：行气导滞，散结除痰。

代表方：半夏厚朴汤（《金匮要略》）。

常用药：半夏、生姜、厚朴、茯苓、苏叶。

方中半夏、生姜辛温苦燥之品，半夏擅化痰散结，降逆和胃；生姜辛温行气散结；厚朴行气导滞；茯苓渗湿健脾以运湿，使痰无以生；苏叶疏散行气，助厚朴以开郁，且能入肺，宣肺上行以达病所。诸药合用，辛可行气散结，苦能燥湿降逆，共奏散结行滞，化痰降逆之功。

3. 气滞血瘀证

主要证候：咽喉异物感，或如梅核，或如肿物，吞之不下，吐之不出，但不妨碍饮食。胁肋疼痛，面色晦暗，口苦心烦，失眠，或脘腹痞满，纳少呃逆，妇女可见月经不调，痛经。舌暗或有瘀斑、瘀点，苔白或腻，脉涩或弦滑。

证候分析：本证肝郁日久，气机失于调畅，气为血之帅，气郁则血行不利，故胁肋疼痛，面色晦暗，口苦心烦，失眠。痹阻咽喉部脉络，气血阻滞则咽部梗阻不适如梅核，或如肿物，吞之不下，吐之不出。

治法：行气散结，活血祛瘀。

代表方：血府逐瘀汤（《医林改错》）。

常用药：桃仁、当归、红花、赤芍、牛膝、川芎、柴胡、桔梗、枳壳、生地黄。

方以活血祛瘀药为主，桃仁为君，祛瘀通络，当归、红花、赤芍、牛膝、川芎助桃仁活血，牛膝逐瘀通经，引血下行；柴胡疏肝理气，升达清阳；桔梗、枳壳同调气机，一升一降，气行则血行，气血调和则咽部堵闷不适感自消；生地黄养阴、清热、凉血，使邪祛而正不伤。

4. 脾失健运证

主要证候：咽喉异物感，或如梅核，或如肿物，吞之不下，吐之不出，但不妨碍饮食。面色萎黄，口干不欲饮，或口腻多痰，脘腹胀满，食少纳呆，乏力，大便清稀或先干后溏。舌淡或淡胖，边有齿痕，苔白，脉缓或弱、沉迟。

证候分析：饮食劳伤或素体脾虚之人，脾失健运，无以运化水液致痰湿内生，故见口腻多痰，脘腹胀满，食少纳呆，乏力。脾为生痰之源，肺为贮痰之器，痰湿上注于肺，循肺经结于咽喉故口腻多痰，如梅核，或如肿物，吞之不下，吐之不出。

治法：补中益气，调补脾胃。

代表方：补中益气汤（《内外伤辨惑论》）。

常用药：黄芪、人参、白术、炙甘草、当归、陈皮、柴胡、升麻、甘草。

方中黄芪补中益气，升阳举陷；人参、白术助黄芪补气健脾；炙甘草甘温补中，合黄芪补气健脾；当归养血和营；陈皮调理气机，以助升降之复，使清浊之气各行其道，并可理气和胃，使诸药补而不滞。脾为生痰之源，方中用参、芪、术、草补中健脾以绝生痰之源；柴胡疏肝理气，气机运行通畅则湿化；陈皮理气化痰；升麻升清阳降痰浊，方中诸药与本病病机丝丝入扣，方证病机相对应者，用之皆效。

（四）特色疗法

1. 中成药治疗

（1）加味逍遥散、逍遥颗粒：适用于肝气郁滞证。

（2）越鞠丸：适用于痰气交阻证。

（3）四君子丸、陈夏六君子丸、香砂养胃丸：适用于脾失健运证。

（4）金嗓散结丸、健民咽喉片、草珊瑚含片：可用于减轻症状。

2. 针灸疗法

主穴：廉泉、膻中、外关、合谷、太冲。

配穴：痰气互结型，配内关、丰隆、足三里；肝郁气滞型，配阳陵泉、期门；心脾气虚型，配神门、阴陵泉、心俞、脾俞；虚火灼津型，配太溪、复溜、三阴交。

操作：常规皮肤消毒后，选取（28 号）1 或 1.5 寸毫针针刺，以上诸穴均施以平补平泻法，以使患者产生酸、麻、胀、重感为宜，留针 30 分钟，隔日 1 次，10 次为 1 个疗程。

3. 中药敷贴

药品制备：威灵仙 10g，丝瓜络 10g，蔓荆子 10g，川芎 6g，香附 10g，薄荷 3g，冰片 2g，忍冬藤 10g。上药磨成粉末状，混合均匀以鲜姜汁调为膏状，放置容器内避光密封待用。

方法：取天突穴，取一元硬币大小的药饼，常规碘伏皮肤消毒后，用脱敏橡皮膏贴于天突穴。每日贴敷 8 小时，连续 7 日为 1 个疗程，共 3～5 个疗程。

4. 穴位注射

（1）天突穴封闭：2% 利多卡因 0.75ml，维生素 B_6 0.75ml，共计 1.5ml 于天突穴注射。

（2）廉泉穴、天突穴注射：2% 利多卡因 2ml，维生素 B_{12} 0.5mg，当归注射液 2ml 混合液，廉泉穴、天突穴注射，每周 2 次，2 周为 1 个疗程。

方析：廉泉为阴维、任脉之会，功可降逆化痰，又配合吞咽运动，助气机条畅。天突能宽胸和中，理气降逆，为治疗梅核气的经验效穴。

5. 拔罐方法

取穴：肝俞、心俞、脾俞、膻中。

操作：闪火法，留罐10分钟。

6. 耳穴压豆

取穴：主穴取咽喉、食道、肝、脾、三焦、神经系统皮质下；配穴取神门、身心穴、快活穴等。

操作：于操作前用金属探棒进行耳穴探查，找出阳性反应点，并结合患者的咽喉部症状和心理状况，确定主、辅穴位后，用75%乙醇常规消毒耳廓，待干，用镊子夹起中间粘有王不留行籽的小方胶布，贴在相应的耳穴上，每次贴压5～7个穴位，3日更换1次耳贴，左右耳交替使用。按压以略感胀痛为度，每个穴位按压30～60秒，每日按压3～5次以加强刺激。1个月为1个疗程。

七、康 复 治 疗

（一）心理治疗

从心理学角度讲，咽异感症患者多数具有 A 型性格的特点（一是急躁、雄心勃勃、动作快、缺少耐性，总是想在比较短的时间内完成较多工作，生活在紧张的环境里；二是易怒，争强好胜，受不得半点委屈，有的个性偏于社交内向，对外界环境适应能力差）。

具有这种性格特征的人，遭到各种社会因素刺激，如争吵、意外伤害等，首先引起情绪反应，如愤怒、焦虑、悲伤等，剧烈的情绪反应可影响到自主神经中枢、下丘脑，造成自主神经功能失调，主要是交感神经异常兴奋，致末梢血管痉挛或咽喉食管肌肉痉挛，产生咽部团块阻塞感。心理咨询主要是针对咽异感症发病的心理社会因素和恐癌心理，通过同患者亲切地交谈，细心倾听患者诉说，让患者把痛苦、怨恨、委屈、焦虑的事由倾诉出来，使情感得到宣泄。在听患者倾诉过程中，细致观察对方面部表情、身体姿势及与语言密切有关的行为，适时地掌握反馈。帮助患者克服错误的哲学观点，用正确的观点和方法对待、解决周围环境中的人和事。特别是指导患者解除恐癌心理，让患者了解本病与食管癌的根本区别。应用心理咨询能明显解除患者的恐癌心理、缩短病程、稳定情绪[1]。

（二）饮食疗法

由于慢性咽炎引起的咽异感症，患者多嗜烟酒和辛辣刺激性饮食、鼻部炎症阻塞而长期张口呼吸、生活工作环境多尘或接触刺激性气味，经咽炎治疗及改变饮食习惯或工作环境后可有好转，但恢复烟酒、辛辣饮食或其原来环境，以及疲劳、受凉后易复发。因反流性食管炎是由胃、十二指肠内容物反流入食管引起的食管黏膜病变，患者常因咽部不适、烧灼感和梗阻感而就诊，应避免刺激性饮食，进食勿过饱及食后勿平卧、弯腰。对于更年期综合征女性咽异感症的患者，饮食上需适量补充谷维素调节自主神经功能治疗[2]。

（三）日常护理

（1）针对各种病因进行治疗，告知疾病的相关知识、注意事项，正确指导用药方法，并发给健康教育处方。

（2）饮食护理：应予清淡易消化饮食，忌辛、辣、煎炒、烟酒等，适当增加营养。

（3）保持口腔清洁，饭后用淡盐水漱口。勿用嗓过度、接触粉尘和受化学物质刺激等[3]。

（四）起居调节

生活有规律，睡眠要充足，禁忌熬夜，加强锻炼，增强体质，增加机体的免疫能力。精神因素引起的咽异感症，应以亲切和蔼的态度，关心体贴患者，耐心做好解释工作，介绍典型病例，并做暗示治疗。对睡眠欠佳、焦虑、神经衰弱等患者，必要时用地西泮、艾司唑仑（口服）[3]。居室空气应新鲜，避免烟酒刺激。职业用嗓者注意发声保护和发声训练。患者是家庭和社会的一员，指导家庭成员和亲友关心、理解、体贴患者，帮助其解决实际困难，消除其后顾之忧。

八、预防与调护

（1）患者的饮食不宜大寒大热，应戒辛辣刺激，少食煎、炒、炙煿、辛辣食物，禁烟酒。就餐时不要过饱，减少或避免睡前进餐，就寝时适当抬高枕头，注意避免烟、酒、浓茶、咖啡等对咽喉的刺激。

（2）调畅情志，用声有度。

（3）远离粉尘、油烟，少思少欲惜精。

（4）积极治疗诱发本证的疾病，如慢性咽炎、声带小结、咽部划伤、食管炎、扁桃体增殖肥大、鼻炎等。

（5）注意情志护理，针对患者的精神因素，耐心解释，进行心理疏导，解除其心理负担，增强治疗信心。

参 考 文 献

[1] 傅刚. 心理咨询在咽异感症治疗中应用的探讨 [J]. 中国康复，1991（2）：76-77.

[2] 库尔孜拉. 咽异感的临床诊治及分析 [J]. 中国民族民间医药，2009，18（13）：128.

[3] 张淑花，熊竹莲. 咽异感症患者的护理体会 [J]. 中国民间疗法，2009，17（10）：63.

（孙 蕾 郑 岩 高雪娇）

第十一节 嗓音疾病的康复治疗

发声及言语的形成是一个非常复杂的过程，需要言语器官严密配合、协调一致。经言语中枢、神经系统支配，通过呼吸器官（肺、气管、胸廓）、振动器官（声带及喉肌肉、关节）、共鸣器官（鼻、咽、喉）、构音器官（舌、腭、唇、齿）等言语器官的配合协调，最终形成言语。

发音以声带振动为主，各部分协同作用形成，如仅靠喉部声带工作，各部分功能出现失衡，即会引起声带过度挤压、创伤，而导致发音障碍。

嗓音疾病的主要临床表现为声音嘶哑。针对其相关原发疾病的治疗手段实施完毕后，嗓音功能的康复往往需要一个较长期而特殊的过程。因此，后续的嗓音康复治疗非常重要。

嗓音疾病的康复治疗方法主要是嗓音训练或发声训练，是针对发病原因，指导、监督患者逐步改正不良发声习惯，建立合理、科学的发声方法，使发声各环节能够更好地协调配合，减少声带的工作负荷，促进嗓音的恢复。

本病属于中医学"喉瘖"范畴。

一、病因病机

（一）西医病因病理

除一些先天性疾病、肿瘤、外伤外，嗓音疾病的发生多与用声过度和用声不当有关，并多见于教师、演员、销售员等经常用嗓者。

1. 先天性疾病导致发声障碍　如喉软化、喉蹼、腭裂、先天喉气管裂、声带发育不良（声带沟）、先天喉囊肿等，皆可引起声音嘶哑，出生后即有症状表现，常伴有先天性喉喘鸣或呼吸困难。声带沟是最常见的先天性疾病，发病率高，临床常与声带萎缩、声带息肉等相伴，易被忽视。

2. 用声不当所致的发声障碍　最为常见，多见于声带小结、声带息肉、任克间隙水肿等良性增生性病变。常因发音或歌唱时方法不当，喉肌收缩过强，使声带及共鸣腔肌肉过度收缩，声门关闭过紧，共鸣腔变小。或声带前中 1/3 交界处振动过度，引起声带慢性机械性外伤、黏膜增厚。

室带肥厚或室带功能亢进也为发音障碍的原因之一，常为代偿性，又称室性发音障碍。常继发于声带功能或器质性病变后。由于室带振动的频率较低，故其发出的声音低哑，粗糙晦涩，持续时间短，容易疲劳。

3. 炎症、肿瘤、外伤导致发声障碍　炎症包括急性喉炎、慢性喉炎、喉结核等疾病。肿瘤包括咽喉部的一些良、恶性肿瘤。良性肿瘤（如喉乳头状瘤、喉接触性肉芽肿）声嘶发展缓慢；恶性肿瘤声嘶可在短期内进行性加重，最后完全失声，同时可伴有呼吸困难、吞咽困难及相邻器官受累的征象。外伤性指各种外伤、异物、手术等原因使喉部软骨、软组织、关节损伤或移位，引起声音嘶哑。

4. 运动性发声障碍　由中枢神经系统、周围神经系统或肌肉疾患引起的声带麻痹，如单侧或双侧喉返神经麻痹、喉上神经麻痹、言语中枢病变、重症肌无力等疾病，均可出现不同程度的声音嘶哑。

喉上神经麻痹者声音低而粗糙，不能发高音；双侧喉上神经麻痹者可伴有吞咽时食物或唾液误吸入呼吸道引起呛咳。单侧喉返神经麻痹表现为不同程度的声门关闭不全，发音易疲劳、嘶哑、气息声明显，伴有误吸，但经对侧声带代偿后也可无症状；双侧喉返神经麻痹或可伴有不同程度的呼吸困难。

　　痉挛性发音障碍为一种中枢运动神经系统病变，影响神经肌肉接头处神经递质的释放，发声时喉部肌肉非随意运动，导致发音痉挛、震颤。其他如重症肌无力等，累及咽喉部肌肉时也会出现相应的发音嘶哑、发音易疲劳及吞咽障碍等症状。

　　5. 功能性发声障碍　常与神经类型、心理状态、情绪等因素有关。如癔症性失声，患者喉结构正常，多见于女性，常于精神创伤或情绪激动后突发声音嘶哑，但咳嗽、哭笑声正常。声嘶恢复快，可再发。

　　6. 其他因素　如肾炎、肝炎都可能明显地影响声音状况。而贫血、凝血障碍等疾病在引起皮下出血的同时，也可能首先在声带黏膜下出现。激素水平的变化也可以引起声音的改变。而慢性副鼻窦炎、过敏性鼻炎、慢性支气管炎、甲状腺功能低下等，都会影响发声功能。

　　（二）中医病因病机

　　喉瘖有虚实之分。实证多由外邪犯肺，或肺热壅盛，或血瘀痰凝，致声门开合不利而致，即所谓"金实不鸣"；虚证多因脏腑虚损，咽喉失养，声门开合不利而致，即所谓"金破不鸣"。

　　1. 风寒袭肺　风寒外袭，肺气失宣，气机不利，风寒之邪，凝聚于喉，致声门开合不利，发为喉瘖。

　　2. 风热犯肺　风热外袭，肺失清肃，气机不利，邪热上犯于喉，致声门开合不利，发为喉瘖。

　　3. 肺热壅盛　肺胃积热，灼津为痰，痰热壅肺，肺失宣降，致声门开合不利，发为喉瘖。

　　4. 肺肾阴虚　素体阴虚，或久病失养，肺肾阴亏，虚火上炎，蒸灼于喉，致声门失健，开合不利，发为喉瘖。

　　5. 肺脾气虚　素体气虚或劳倦太过，久病失调，或过度用嗓，气耗太甚，致肺脾气虚，无力鼓动声门，发为喉瘖。

　　6. 血瘀痰凝　用嗓太过，耗气伤阴，喉部脉络受阻，经气瘀滞不畅，气滞则血瘀痰凝，致声带肿胀，或形成小结或息肉，妨碍声门开合，发为喉瘖。

二、临床表现

　　嗓音病主要表现为不同程度的声音嘶哑，还有讲话费力、不能持久，高音上不去，出现双音、含薯音、假颤音等多种情况。声音嘶哑的描述带有一定的主观性和经验性，目前尚无客观分类。大致可分为几种类型：毛、闷、沙、哑、轻、粗、尖、紧、痛、气息声等。主观的评分有嗓音障碍 GRBAS 评分系统、患者填写的 VHI（嗓音障碍指数）量表等。此外，还有几种特殊类型的声嘶。

　　（1）假声：发声言语中不自觉地或自觉地走向假声音调。可见于变声期假声、男声女调或声门闭合不全、声带麻痹、肌紧张性发音障碍等患者继发出现的假声。

　　（2）双声：少见，是在语音中有些声音不自觉地成对出现。有两种可能的原因：一种是真假混合，较为常见；另一种可能是真正的双声，震动过程中形成两个共振体，它们发出的频率按一定的相位传出。临床上带蒂的声带息肉可夹在声门当中，有时可出现双声。

　　除以上声带及室带器质或功能性疾病外，还可见唇、齿、舌位置不当的构音障碍。主要表现为口齿不清，多见于齿龈音，来诊者多已过学语期，已为青少年或成人。或者原先能正确发音，但因疾病而失去某种语音的发声能力；或为鼻音障碍，表现为鼻音过重或无鼻音，尤以鼻音过重为多见。该现象又称开放性鼻音，多为软腭位置不当所致，可以是神经麻痹或习惯性动作引起的软腭过多开放。

三、诊 断

嗓音病主要表现为声音嘶哑，轻者仅声音发毛、变调或声音不扬；重者明显声嘶，甚至完全失音。病程可长可短。检查可见喉黏膜及声带充血、肿胀；或声带淡红肥厚，边缘有小结或息肉，声门闭合不全；或喉黏膜及声带干燥、变薄；或声带活动受限，固定；或声带松弛无力。

四、鉴 别 诊 断

嗓音病需与以下几种疾病鉴别。

1. 嗓音病与白喉鉴别 白喉多见于小儿，声嘶显著，咳嗽呈犬吠样，神情萎靡，脸色苍白，全身中毒症状明显，易发生喉梗阻，咽喉部检查可见不易剥脱的白膜，白膜处分泌物涂片或培养可查到白喉杆菌。

2. 嗓音病与喉癣鉴别 喉癣除声嘶外，咽喉干燥疼痛如芒刺，检查见喉部溃疡，多有劳瘵病史。

3. 嗓音病与喉瘤、喉菌鉴别 喉瘤、喉菌检查喉腔可见新生物，或触之易出血，取病变组织病理检查有助于鉴别。

五、西 医 治 疗

嗓音病的规范治疗包括常规治疗和嗓音康复两个方面，结合应用可收到更好的疗效。治疗目的是恢复正常的发声功能，故应特别强调针对病因的积极治疗，主要是针对引发嗓音异常的各种原发性疾病的相关治疗。

（一）雾化吸入疗法与物理治疗

以抗菌消炎中西药及糖皮质激素进行雾化吸入，以利于声带肿胀、早期声带小结和息肉的消退。丹参离子导入治疗、超短波理疗等物理疗法，能改善局部组织的血供，有加速炎症吸收和消退之功效。

（二）嗓音内科治疗

根据病情选择黏液促排剂、抗菌消炎药、抗组胺药等。中药在治疗嗓音疾病方面尤有优势。

（三）嗓音外科治疗

对于声带良性增生性病变，经药物治疗、发声训练疗效不理想者，可行嗓音显微外科手术治疗，但手术时应注意，保护声带被覆体层振动结构，维护嗓音功能是首要原则。至于非良性增生性疾病，特别是恶性肿瘤，手术治疗是重要手段，但须以牺牲部分或全部嗓音功能为代价，因而应谨慎区别对待。尤其是声带癌前病变者，需充分评估病情，并与患者沟通，在消除病变与保护嗓音功能二者之间合理取舍。声带病变手术后，适时指导患者进行发声训练，以利于嗓音功能恢复，防止病变复发。即使喉全切除术后也可训练患者发食管音，利用人工喉及各类发音重建方法以获得"新声"。

六、中医辨证论治

由于造成嗓音问题的原发疾病的治疗往往涉及手术等有创性治疗，以及由此造成的喉部组织损伤，甚至是因为恶性肿瘤之类疾病而承受了放化疗。因此，该阶段的中医基本病机多表现为正气亏损，气血虚弱是其基本环节，或同时存在阴阳两虚及水湿运化不足所致的痰凝之变。此外，气血瘀滞也是康复治疗中需要关注的共同病机之一，该类病机可能贯穿于嗓音康复的全过程。

（一）分型论治

1. 气血虚弱，喉失濡养证

主要证候：语声低怯，不耐久语，话语稍多即见语音变调或声嘶；兼见面色不华，少气乏力，食纳欠佳。喉镜检查可见喉腔黏膜色淡，或见声带松弛。舌淡，苔白，脉虚弱。

证候分析：脾胃虚弱，运化失职，津液不能上达于咽，咽部脉络失其濡养，故语声低怯，不耐久语。脾胃虚弱，气血生化不足，则面色不华，少气乏力，食纳欠佳。舌淡，苔白，脉虚弱，为气虚之象。

治法：补益气血，养喉开音。

代表方：八珍汤加减。

常用药：可酌加诃子、木蝴蝶、胖大海、人参叶等，以利喉开音；加木香、枳壳，以行气导滞；加丹参、牡丹皮，行血活血。

2. 气阴两虚，喉燥失濡证

主要证候：语声不扬，常易变调或声嘶，多语加剧，喉内干燥灼热感；兼见乏力易倦，烦渴喜饮，眠差多梦。喉镜检查可见喉腔黏膜干红，失润，薄而易皱，或覆有干痂。舌淡红，较干而少苔，脉细数且弱。

证候分析：气虚津少，虚火上炎，故语声不扬，常易变调或声嘶，多语加剧，喉内干燥灼热感。气阴两虚，虚火久灼，则见乏力易倦，烦渴喜饮。午后阳明经气旺，阴分受克制，则出现眠差多梦。阴虚致咽喉失于濡养，故见黏膜干红，薄而易破，或覆有干痂。舌淡红，较干而少苔，脉细数且弱，为阴虚火旺之象。

治法：益气养阴，润喉开音。

代表方：益气养阴方加减。

常用药：可加诃子、木蝴蝶、青果、胖大海、蝉蜕等，以利喉开音；加五味子，以敛阴濡喉；加怀山药、太子参，以健脾益气；加川芎、丹参、牡丹皮，以行气活血。虚火旺者，加知母、黄柏，或改用知柏地黄汤加减。

3. 气虚痰凝，喉窍不畅证

主要证候：语声不扬，常易变调或声嘶，时咳嗽咳痰或咳痰不爽；兼见面色萎黄不华，气短乏力，身重易倦，食纳不佳，大便不爽。喉镜检查可见喉部或声带黏膜色淡肿胀，喉腔内分泌物多。舌淡，苔白或腻，脉濡滑。

证候分析：气虚痰凝，结于咽喉，则语声不扬，变调或声嘶，咳嗽咳痰或咳痰不爽。脾胃虚弱，气血生化不足，则见面色萎黄不华，气短乏力，身重易倦，食纳不佳，大便不爽，喉部或声带黏膜色淡肿胀。舌淡，苔白或腻，均为痰湿之象。

治法：健脾燥湿，化痰开音。

代表方：陈夏六君子汤加减。

常用药：可加诃子、木蝴蝶、胖大海、人参叶等，以利喉开音；加怀山药、薏苡仁、太子参，以健脾益气渗湿；加僵蚕、胆南星，以化痰散结；加鸡血藤、川芎、丹参、牡丹皮，以行气活血。

（二）外治疗法

1. 含噙法　选用具有清利咽喉作用的中药制剂含服，有助于消肿止痛开音。

2. 蒸汽吸入　根据不同证型选用不同中药水煎，取过滤药液进行蒸汽吸入。如风寒袭肺者可用紫苏叶、香薷、蝉蜕等；风热犯肺或肺热壅盛者，可用柴胡、葛根、黄芩、生甘草、桔梗、薄荷等；肺肾阴虚者可用乌梅、绿茶、甘草、薄荷等。

3. 离子导入法　用红花、橘络、乌梅、绿茶、甘草、薄荷等中药水煎取汁，进行喉局部直流电离子导入治疗，有利于消肿开音。

4. 推拿疗法　具有疏通经络，流畅气血，促进炎症吸收的作用。故凡发声功能障碍而声哑之症、咽喉部慢性炎症和喉部的保健，皆可行推拿疗法。嗓音病患者经过推拿治疗后，颈部喉外肌肉包括舌骨前下各肌群和环甲、环杓区及喉内肌群得以松弛，声带张力改善，喉关节活动灵便，发声功能容易趋于恢复。常用方法以推、拿、揉、按、点为主，手法要求轻快柔和，避免粗暴用力。常用推拿部位有面部、口底部、喉部、颈部及肩背部，推拿穴位有人迎、水突、廉泉、扬声等，还可在环甲关节和环杓关节进行推拿。

5. 针刺疗法　对一般声带病症，如声带充血、水肿，黏膜下出血、肥厚，声带张力减退，以及喉关节炎所致的声门闭合不良或环杓、环甲关节炎等，针刺疗法均有一定疗效。声带手术前的准备和术后炎症之消退及嗓音功能的恢复等，针刺治疗也有一定效用。气虚者多选用手太阴肺经的鱼际、尺泽，手阳明大肠经的曲池、手三里、合谷、扶突；脾虚者常选用足太阴脾经的三阴交，足阳明胃经的足三里、人迎、内庭；肾虚者常选用足少阴肾经的涌泉、照海，足太阳膀胱经的天柱，手太阳小肠经的天容；肝火旺者选足厥阴肝经的太冲，足少阳胆经的阳陵泉。

七、康 复 治 疗

嗓音保健是嗓音康复治疗的基础和关键。应使患者明确嗓音保健的重要性、长期性及相关措施。

（一）全身保健

如充分休息、多饮温水、戒烟忌酒，避免辛辣等刺激性食物，避免餐后冷饮，远离油烟干燥环境及噪声环境，以减少对声带的刺激，增强体质，预防呼吸道感染，以利嗓音康复治疗。

嗓音病的食疗保健，应注重食用既可养阴润肺，又能清利咽喉；既能疏经通络，又兼益气健脾；既能安神补心，又可化痰开音的食物。一般宜多食清淡且具有润喉、养嗓、开胃之效的食物。

（二）发声休息

在治疗声音嘶哑的过程中，若患者继续频繁用声，往往难以达到满意的疗效。声带因炎症或手术后引起反应性充血、肿胀时，应少说话，使声带得到充分的休息，以利于炎症消退。但要注意，声休是相对的，术后1周应少讲话，而不是绝对的禁声。越来越多的临床经验表明，绝对禁声反而不利于嗓音功能恢复，易致患者因紧张、术后不适而不敢发声，慢慢遗忘发声方法，导致新的发音障碍，国外甚至报道要尽早介入发声训练，帮助患者重塑发声方法及信心。

（三）注意发声方法，重视日常嗓音保健

人体发声器官如同乐器一样，由动力机构、振动结构、共鸣器组成。人的发声动力为呼吸，振动体主要是声带，共鸣器乃发声过程相关的体腔。发声时，由于方法不当，不能掌握好发声技巧，以至于呼吸气流的力学效应和喉部发声结构的功能动作不协调，或用嗓过度，导致声带和咽喉部肌肉负荷过重，就会引起声带充血、水肿，甚至造成声带创伤而形成小结或息肉。用嗓过度是指超过本人能力限度的嗓音滥用。发声能力或特征包括音调（发声的频率范围）、音强（声音强度激发的声带振动幅度）、音时（发声的持续时间）三个方面，各人在此类指标的能力或限度是不同的，超出个人能力限度的发声动作，尤其是频繁如此时，很容易发生声带创伤而转变为声带病变，如声带息肉、声带小结、慢性喉炎等。这类嗓音病变的治疗较为复杂费时，对于嗓音质量要求较高的职业用嗓者尤其如此，即使治疗后一度好转，若不正确的发声习惯得不到纠正，病变仍有可能再次发生。不过，经过系统的正规训练，个人的发声能力会有提高，甚至显著提高。

平素不要滥用嗓音，避免大声叫嚷。说话不要太快或太长，音调不宜过高。一旦出现声音嘶哑，应及时诊治。男性青春期的变声期、女性月经期，尤其要注意减少发声。男孩在16～18岁时嗓音变得粗而低沉，这是生理发育引起的发声器官的正常变化，称为"变声期"；女性月经期间声带轻度充血，也应注意声带休息，在此时期，容易促生声带病变。

纠正清嗓习惯。清嗓动作可使声带瞬间异常拉紧，长期频繁的这类效应，容易造成声带损伤。如果这样的动作是由于上呼吸道病理因素的影响，特别是鼻腔与鼻窦病变所引起，宜积极治疗该类病变，以消除频繁清嗓的病因。若是个人不良习惯所造成的过多清嗓动作，则务必戒除之，以减轻声带负荷，在职业用嗓者尤宜注意。

总之，使用嗓音不宜过度，以用嗓后不感到喉肌过于疲劳为宜，否则提示用嗓已超过负荷，或者表明发声方法不当。

（四）发声训练，矫治错误发声方法

发声方法不正确，是造成嗓音问题的基础性病理因素，对于职业用声者尤其如此。这个问题涉及许多嗓音专业技术的应用，而且还是一个带有普遍意义的临床问题。

（1）对于喉肌功能过强如男声女调，男性青春期变声异常而致语调高尖者，应引导其在发声时使喉肌放松，语调降低。可以采用发声时同时做咀嚼动作的训练方法，还可以应用咳嗽声

音启动正常发声的方法。采用上述方法，通过反复练习，直至发出正确的声音。练习时从单个字开始，然后练习双字词组及短句，再训练读短文，最后练习对话。

（2）对于喉肌功能过弱者，经常练习屏气动作，使声带紧闭，胸腔固定，结合发声练习。经过反复练习，有助于增加声带张力。

（3）对于某些声带息肉、声带小结患者，需要对其进行呼吸训练、放松训练和发声训练。放松训练时，让患者有意识地逐步放松，并通过腹式呼吸方式感觉规律而缓慢的呼吸节律。呼吸训练时，让患者调节呼吸，改胸式呼吸为胸腹式混合呼吸，强化吸气能力，控制呼气运动，努力使呼气过程慢而均匀，尽可能延长呼气期。发声训练时，通过练习a、i、u等单音体会并改进、掌握正确的发声方法。

（五）精神-心理治疗

对于功能性发音障碍等疾病，在应用嗓音及言语矫治的同时配合心理治疗，如暗示疗法，会获得更为良好的疗效。

八、预防与调护

（1）患病期间少讲话，注意声带休息。
（2）职业用声应注意发声方法，避免用声过度。
（3）注意起居有常，增强体质，预防感冒。
（4）避免粉尘及有害化学气体的刺激。
（5）注意饮食有节，节制肥甘厚味及生冷寒凉之品，戒烟酒。

（李　岩）